Inhalt

Vorwort

Alles – einfach alles – hängt davon ab, ob wir genügend Energie haben. Ja, Kompetenz, Talent, Charakterstärke und Durchhaltekraft sind wichtig. Schön, wenn genügend finanzielle Ressourcen und funktionierende soziale Netzwerke vorhanden sind. Aber wenn es an Energie mangelt, an Überschuss-Energie genauer gesagt, dann versagen auch alle anderen grundsätzlich so wichtigen Bereiche. Wir schalten dann auf *Überleben* um. Das kann bei einigen kraftvollen Naturen immer noch so aussehen, als ob es *Leben* wäre. Zutiefst aber spüren auch sie: Mein inneres Feuer verlöscht, meine Leidenschaft versandet, dieser herrliche Strom des Lebens versiegt: Burnout!

Dies ist ein Buch für eine kleine und besondere Leserschaft. Demjenigen, dem sein gegenwärtiger Burnout-Zustand *zugestoßen* ist, und der ihn gerne wieder loswerden will, kann ich dieses Buch nicht empfehlen. Er wird enttäuscht sein. Hat er sich nicht schon genügend, nein: viel zu viel hat er sich angestrengt. Und nun kommt ihm noch jemand mit der aberwitzigen Idee,»Training«,»Verlernen und Neulernen«,»Aktives Entspannen« und gar »Wertorientierung an Prinzipien« üben zu sollen. Aus dieser Sicht kann das nur absurd erscheinen.

Anderen – vermutlich nur etwa fünf Prozent der Betroffenen – wird es unmittelbar einleuchten, dass der Schlüssel zum Aufrichten aus der Burnout-Falle in uns selber liegt. Dass Überschuss-Energie zu haben kein gott-, ersatzweise institutionsgegebener Zustand ist, mit dessen Mangel man sich schicksalsergeben abfinden muss. Und dass die Vorstellung» »die Batterien einfach wieder aufladen« zu können, dem Reich des reinen Wunschdenkens entspringt, auch wenn diese untaugliche Metapher, gebetsmühlenartig wiederholt, mit ihrer Vorspiegelung, einfach machbar zu sein, noch so einleuchtend klingen mag.

Dies ist ein Buch für jene, die spüren, dass »Vertikalspannung«, ein von dem Philosophen und Kulturwissenschaftler PETER SLOTERDIJK geprägter Terminus, Zentrum und Quelle unseres zur Selbstüberwindung strebenden Menschseins ist. Und es wendet sich an diejenigen, die es ernst meinen damit, *aufzustehen*, neue Spielräume auch in aussichtslosen Situationen zu suchen, selbstverantwortlich zu sein und als ganzer Mensch authentisch handeln zu wollen.

Ich habe in meinem Leben das große Glück gehabt, Menschen – manchmal direkt, manchmal nur über ihre Werke – zu begegnen, an denen ich etwas vom Archetypus, vom Potenzial des Menschen erleben konnte, der individuell, ethisch, empathisch und mit weiser Vernunft handelt. Einige von ihnen waren und sind meine Patienten. Ich spüre einen tiefen Dank für ihre Bereitschaft, sich auf einen so unkonventionellen Coach/Therapeuten einzulassen, und hege ehrliche Bewunderung für die Schritte, die sie gegangen sind und von denen sie so liebenswürdig waren, mir zu berichten.

Das Team des Eridanos-Zentrums, mit dem ich arbeite, trägt mich. Mein inniger Dank gilt einem jeden Einzelnen von ihnen, die sie das Ideotop (das Biotop eines Individuums) bereiten, in dem unsere Arbeit auf eine solch fruchtbare Weise gedeihen kann.

Die erste Manuskriptfassung dieses Buches wurde gesprochen, nicht geschrieben. Das macht seine Stärken und seine Schwächen aus. Sollten seine Stärken überwiegen, dann deshalb, weil es aus dem dialogischen Raum heraus entstand, der sich immer wieder zwischen mir und der Gefährtin aufspannt, mit der ich Ehe und Elternschaft dreier Kinder teile.

Dr. med. Fritz Helmut Hemmerich, La Florida im Frühling 2011

Einleitung

Der Begriff Burnout

»Sie dürfen ab jetzt krank sein!« schrieb ein menschenfreundlicher und sachkundiger Facharzt für Psychiatrie auf ein Rezept für seine völlig erschöpfte 72-jährige Patientin, die ihn mit Symptomen von posttraumatischem Burnout und einer Major-Depression aufgesucht hatte. Dies allein erwies sich bereits als entscheidender Schritt und große Erlösung für die Patientin, sich für ihren Zustand nicht mehr schuldig fühlen zu müssen.

Der Begriff Burnout lässt die Menschen im Allgemeinen nicht kalt. Während die einen abwinken mit dem Hinweis, dies sei auch wieder nur so ein Modebegriff, sind die davon Betroffenen meist erlöst, wenn ihr dumpf-lähmender Zustand nachlassender Lebensfreude endlich eine Bezeichnung gefunden hat. Und vorausgesetzt, der Begriff sei angemessen gewählt, verspricht die Tatsache, dass sich der Zustand benennen lässt, zumindest die Möglichkeit, ihn auch angehen zu können. Diejenigen hingegen, die – zuweilen ungefragt – über Burnout und seine »Opfer« lästern, lassen nicht selten etwas von der Haltung mitschwingen, die im sozialen Umgang zu einem wesentlichen Bedingungsfaktor für Burnout werden kann: Man solle sich nicht so anstellen und mit genügend kräftiger Anstrengung sei so ein Zustand allemal zu überwinden.

Burnout ist ein junger Begriff.

Anfang der 1970er Jahre tauchten zwei neue Begriffe in den Sozialwissenschaften auf: Burnout und Resilienz. Seit den 1980ern ist Burnout auch in Deutschland weit verbreitet; die Akzeptanz des Resilienz-Begriffes ist hier – ziemlich verzögert durch den vor allem psychoanalytisch begründeten Einwand mangelnder Tiefe – gerade erst im Gange.

Der deutsch-amerikanische Psychoanalytiker HERBERT J. FREUDENBER-
GER beschrieb 1974 als Erster in einem Aufsatz mit dem Begriff »Staff
Burn-out« einen Zustand, mit dem ehrenamtliche soziale Helfer behaftet waren und der sich in chronischer körperlicher und emotionaler Erschöpfung, Motivationsverlust und Leistungsunzufriedenheit äußerte.
Spätere Untersuchungen (MASLACH und JACKSON) fügten noch Deper-
sonalisationserscheinungen als weiteres Erkrankungskennzeichen hinzu.
Mittlerweile werden im deutschsprachigen Raum von Arbeitsmedizi-
nern bei 40 Prozent der Pflegekräfte, 35 Prozent der Lehrer und 15 bis
30 Prozent der Ärzte Anzeichen von Burnout gefunden. 1971, ein Jahr
vor FREUDENBERGER, beschrieb die US-amerikanische Entwicklungspsy-
chologin EMMY WERNER in einer Studie an 700 Kindern, die von der ha-
waiianischen Insel Kauai stammten, den Komplex von Fähigkeiten, sich
aus widrigen, belastenden, überfordernden und traumatischen Situationen selbst wieder aufrichten zu können, als Resilienz. Der französische
Neurologe, Psychiater und Ethologe BORIS CYRULNIK machte mit »Die
Kraft, die im Unglück liegt« den Resilienz-Begriff populär.
Heute bezeichnet man damit die Kompetenz, Lebenskrisen so zu über-
stehen, dass sie zu positiven Entwicklungsimpulsen werden. Resilienz
führt dazu, dass ein Individuum die belastenden Erfahrungen benutzt,
um seinen Standpunkt (Überzeugungs- und Wertesystem) zu wandeln,
ungeeignete Bilder zu zerschlagen und/oder überkommene soziale
Bindungen zu lösen – Brechen mit einer fremdbestimmenden Vergangenheit – und nach einer in den meisten Fällen kreativen Phase seinen
ureigenen Weg zu gehen und seine Eigenart als Andersartigkeit positiv
herauszustreichen.
Es ist wichtig zu verstehen, dass Resilienz nicht angeboren ist. Sie wird
erlernt, kann verlernt und eben auch wieder neu erlernt werden. Resilienz-Training – Fallen und Wiederaufstehen zu lernen – hat sich für uns
als das Zentrum eines sinnvollen Behandlungsansatzes herausgestellt.
In tiefen Burnout-Stadien gehen diesem Behandlungsansatz immer
supportiv-hüllegebende Heilverfahren voraus. Der gesamte Wandlungs-
prozess wird begleitet von biografisch-orientierenden, kreativ-imagina-
tiven sowie leibgerichteten Übungsmethoden.

Streng genommen ist Burnout eine Metapher: Vor dem Erscheinen des initialen Artikels von Herbert J. Freudenberger war »Burnout« ein in der Ingenieurs-Technik gut eingeführter Begriff. Er beschrieb den Zustand, wenn Kernbrennstäbe in Kraftwerken keine Leistung mehr erbrachten und wenn Raketenstufen all ihren Treibstoff verbraucht hatten. Soweit die Symbolsprache der Medizin zurückreicht, waren es immer die gerade avantgardistischen Techniken, die zur metaphorischen Beschreibung seelischer und körperlicher Zustände verwendet wurden. Vor allem dann, wenn für die Sachverhalte keine eindeutigen organ- oder prozessbezogenen Einzelursachen gefunden werden konnten. In diesem Sinne sind es heute die aktuellen Informationstechnologien, die Eingang in die Alltags- und über diesen Umweg in die Medizinsprache gefunden haben. Wendungen wie »Meine Speicherkapazität ist erschöpft«, »Ich bin gerade nicht im Multi-Tasking-Modus« oder »Ich habe einen Festplattencrash« sind als metaphorische Beschreibungen zwar eindeutig empfindbar, ansonsten aber Zustände ohne Definitionswert. Wie es ihr Wesen ist, beschreibt auch hier die Metapher in bildhaft prägnanter Weise Umstände, die nur wortreich umständlich, letztlich schwer oder nur unzutreffend zu schildern wären.

Worauf aber referiert die Metapher »Burnout«? Entgegen einer oberflächlichen Betrachtung fühlen sich die Betroffenen keineswegs immer erschöpft und niedergeschlagen. Fast ebenso häufig bemerken gerade sie selbst den Zustand gar nicht und leiden infolgedessen zunächst nicht daran. Zumindest bei einem Teil der im Burnout-Zustand befindlichen Menschen sind die Leidtragenden diejenigen, mit denen sie in sozialen Kontakten stehen: Mitarbeiter, Familienangehörige, Freunde, zuletzt auch Patienten, Schüler oder andere Dienstnehmer. Die Metapher »Burnout« trägt dennoch. Wenn Notprogramme, Regeln und Pflichten das Dasein überwiegend bestimmen und/oder eine einmal eingeschlagene Daseinsrichtung grundsätzlich nicht mehr veränderbar erscheint, flaut mit den schwindenden und schließlich ganz versiegenden Spiel- und Gestaltungsräumen

der Level von Lebensfreude und Energie ab auf ein kärgliches Basis-
niveau. Überleben statt leben steht dann im Vordergrund.

Ohne Zweifel unterliegen alle physischen Körper der Schwerkraft. Also
fallen sie. Immer so lange, bis sie sich in einer stabilen Kreisbahn um ein
größeres schweres Objekt befinden oder auf dessen Oberfläche zum
Stillstand kommen. Lebendes scheint aber – für die Dauer einer Lebens-
spanne – ein Gefüge aufbauen zu können, das es der Schwere teilweise
enthebt. Junges ist meist leicht, Altes schwer. Junges strebt zur Leichtigkeit, Altes fühlt sich in der Schwere gefangen. Paradoxerweise aber
fallen wir umso eher, je mehr wir das Fallen zu vermeiden versuchen.

Die Symptome sind entsprechend unspezifisch und vielgestaltig.
Das kann sich in zunehmendem Ärger, verstärkter Gewaltbereit-
schaft (CD = Compulsive Disorder), heftigerer und häufiger Kritik,
zwanghaften Wiederholungen bis hin zum Suchtverhalten (OCD =
Obsessive Compulsive Disorder), Vernachlässigung eigener Bedürfnisse, vermehrter Benutzung von Stimulanzien, von Alkohol und
Pornographie ebenso äußern, wie in der Missachtung primärer sozialer Kontakte innerhalb des engeren Familien- und Freundeskreises
und im Rückzug aus Hobbys und früher gern ausgeführten Freizeitaktivitäten.

Meist das erste und sehr charakteristische Symptom aber ist: nach
einem langen Schlaf von gut acht oder neun Stunden Dauer nicht
regeneriert zu erwachen. Dies bleibt dann kein Einzelerlebnis. Immer mehr und schließlich permanent werdend fällt es Betroffenen
schwer, überhaupt aufzustehen. Und dann kommen die weiteren
Symptome hinzu, die alle mit einem Empfinden einhergehen, dass
die Dinge schwerfallen oder schwer sind. Im Englischen bezeichnet man Krankheit mit dem Begriff »disease«. Wörtlich bedeutet
dies: misslingende Leichtigkeit. Wenn es überhaupt nicht und/oder
nichts mehr leicht geht oder ist, wenn alles irgendwie schwerfällt
oder ist: Das ist Burnout.

Ziehen wir uns das Bild des Menschen heran, so wie er heute auf gewöhnliche Weise altert, dann entfaltet sich vor uns nahezu vollständig die gesamte Symptomatologie des Burnout. Die sehr seltenen, aber umso eindrucksvolleren Einzelschicksale eines gelingenden Alters können uns jedoch gute Hinweise auf die Möglichkeiten geben, wie man lernen kann, sich aus den Fallstricken des Burnout wieder aufzurichten. Erfolgreiche Burnout-Prävention und -Therapie ist Training des Aufrichtens.

Ein normaler Arbeitstag – aus der Ferne betrachtet

Halten wir für einen Moment inne. Malen wir uns die Strecke eines einzelnen durchschnittlichen Arbeitstages als einen Weg von einigen Metern Länge, der – pro Stunde einem Meter entsprechend – für die Zeit zwischen Aufstehen und Einschlafen steht. Wir schweben – wie ein neutraler Zeuge – in einiger Höhe über diesem Weg. Von dort aus können wir eine Art inneres Auge entsenden, das sich – distanziert von unserem Alltagserleben – in diesen Weg hinein bewegen kann. Von jedem Punkt dieses Weges aus kann es in unsere jeweilige Umgebung schauen. Dann sehen wir – aufmerksam beobachtend –, was dort um uns herum gerade geschieht. Wenn wir schließlich ausreichend deutlich einige Szenen vom Arbeitsplatz, vom Weg zur Arbeit, zu Hause, mit der Familie oder Freunden, in der Freizeit »gesehen« haben, dann können wir mit Hilfe dieses »Distanz-Auges« auch in uns selbst schauen und die Landschaft unserer damit in Zusammenhang stehenden Innenwelt studieren.

Einigen der Leser wird es Mühe bereiten, sich beides zugleich vorzustellen und zu beobachten. In einem solchen Falle kann man sich eine Strecke von einigen Metern (= Tagesstunden), am besten im Freien, bemessen, die diesen einen durchschnittlichen Tag repräsentieren.

Wir erheben uns nun imaginativ über diese vorgestellte oder reale Wegstrecke. Dort verankern wir uns. Wir stellen uns an den Punkt des Aufwachens und übernehmen physisch die Rolle des distanzierten inneren Auges. Dadurch sehen wir, was wir an einem solchen Tag beim Aufwachen sehen. Und dann schaut dieses Auge in unseren Innenraum und kann empfinden, wie sich unsere Gedanken, Gefühle und Stimmungen aufbauen, haften und verschwinden.

Die meisten Leser werden hier weiterlesen und vielleicht grob pauschalierend zu sich selbst sagen, wie hoch wohl der Anteil stimmiger Stunden ihres durchschnittlichen Tages ist. Wenn Sie dieser Versuchung widerstehen und die Übung in all ihrer Umständlichkeit tatsächlich durchführen, werden Sie erstaunt sein über die überaus positive Wirkung selbst dann, wenn das Resultat frustrierend zu sein scheint.

In ganz kleinen Schritten bewegen wir uns so durch den Tag, bis in der Situation des Einschlafens die Welt um uns herum dunkel und leise wird und die innere Empfindung unserer typischen Einschlafstimmung entspricht. Vielleicht muss man das ein paar Mal wiederholen, bis man genügend eingeübt ist in diese Weise des Beobachtens aus einem Zeugen-Modus, der das Äußere und Innere zugleich wahrnehmen kann. Schließlich, wenn wir genügend geübt sind in dieser Art des Erkennens, haben wir vielleicht sogar etwas Freude an dieser gelassenen Perspektive gefunden. Dann können wir uns – indem wir den Weg jetzt noch einmal langsam vom Aufwachen bis zum Einschlafen beschreiten – bei jedem einzelnen Schritt fragen, ob wir zu dieser konkreten äußeren oder inneren Welt, die da vor unserem äußeren und inneren Auge erscheint, JA sagen können und wollen.

Wie hoch ist der Anteil jener Situationen, bei denen ein JA nicht gelingt? Ein Viertel, die Hälfte, Dreiviertel des Tages? Wenn ein JA nicht mehr für die Hälfte der Schritte auf diesem Weg möglich ist, dann liegt ohne Zweifel bereits ein beginnendes Burnout-Syndrom vor. Wir werden später für diese Frage nach der Stimmigkeit – wozu und wie lange kann ich JA sagen – den Fachbegriff Kohärenzempfinden (SOC = Sense of Coherence) einführen und erläutern. An dieser

Stelle mag es genügen, wenn wir beschreiben, dass der genannte Zustand von weniger als 50 Prozent innerer Zustimmung einem Burnout-Stadium 7 (auf einer Skala von 1 bis 12) entspricht. Das bedeutet, dass ab diesem Punkt eine spontane Erholung durch einfache regenerative Maßnahmen im Allgemeinen nicht mehr möglich ist und der betroffene Mensch sachkundiger Hilfe bedarf.

Verständnis von und Missverständnisse über Burnout

Was ist Burnout?

Burnout ist ...
... eine unmittelbare Vorstufe nahezu aller chronischen Erkrankungen.
... mitbeteiligt bei der Auslösung vieler seelischer Erkrankungen.
... eine Folge der paradoxen Situation gleichzeitiger fremdbestimmter Überforderung und vermeidender Unterforderung.
... eine langfristige Veränderung in der Bewertungsstruktur unseres dreigliedrigen Anerkennungs- und Belohnungssystems.
... eine Stellgliedveränderung in der Achse: Hypothalamus – Hypophyse – Nebennieren.
... eine funktionelle Dauerbelastung in der Aktivierung des Autonomen (so genannten vegetativen) Nervensystems.
... die Folge eines Erziehungs- und Sozialwesens, das Resilienz-Bildung mindert und verhindert.
... ein Nadelöhr zu einem selbstbestimmten und als wesentlich erlebten Dasein.
... eine genuin salutogenetische Aufgabe.
... als gesellschaftliches Phänomen eine Riesenchance für den Wandel vom leistungsorientierten Selbstbewusstsein hin zu einem an Prinzipien ausgerichteten, achtsamkeitsbasierten Selbstwertgefühl eines jeden einzelnen Menschen.

Unser gegenwärtiges allgemeines Weltverständnis sieht den Menschen als ein Ding unter anderen Dingen. Dinge fallen, dem Gesetz der Schwerkraft gemäß. Dinge zerfallen, dem Zweiten Hauptsatz der Thermodynamik gemäß. Für Dinge stimmt das, für lebende Organismen schon nicht. Um wie viel weniger für den Menschen, der in sich das Potenzial trägt, sich selbst bestimmen zu können.

Das Gesetz des Fallens und Zerfallens für eine Zeit aufzuheben ist das wesentliche Kennzeichen des Lebens. Dafür ist Energie notwendig. Der russisch-belgische Nobelpreisträger Ilya Prigogine war der Erste, der mit seinem Verständnis dissipativer Strukturen neuen Erkenntnissen über höherdimensional organisierte Systeme den Weg eröffnet hat. Er zeigte, dass ein lebendiges System nur Bestand haben kann, wenn ihm beständig Energie zugeführt wird, und dass ein lebender Organismus, der funktionell zu zerfallen droht, durch Energiezufuhr auf eine nächste Ebene der Selbstorganisation »springen« kann, wenn das Maß und der Rhythmus der Energiezufuhr an die Bedingungen des Systems angepasst sind. Dann heben lebende Organismen für die Spanne ihres Daseins den Zweiten Hauptsatz der Thermodynamik und damit das Gesetz des allgemeinen Zerfalls auf.

Vor allen anderen Fragen geht es beim Burnout um diese zwei: Wie lässt sich der Verlust von Energie möglichst einschränken? Wie kann neue Energie regelmäßig zugeführt werden?

Das subjektive Erleben ausreichender Energie ist das der Spannkraft. Immer wieder benutzen Menschen im Burnout Metaphern wie folgende:

»In mir ist eine seltsame Leere, fast wie ein Hohlraum« (wobei Betroffene meist auf den Bereich zwischen Herz und Sonnengeflecht zeigen).

»Es fühlt sich an, als wäre ein Gummiband, das früher immer wieder hat gespannt werden können, durch Überspannung mürbe geworden und hätte dauerhaft seine Elastizität verloren.«

»Irgendwie empfinde ich es so, als lebte ich nicht mehr vom Gehalt oder von den Zinsen, sondern ununterbrochen vom Vermögen.«

Bildhaft deutlich sind dies Beschreibungen eines stark reduzierten Energielevels. Wir wissen aus dem Ersten Satz der Thermodynamik, dass Energie nicht »verschwinden« kann. Aber Energie kann gewandelt werden: von hochorganisierter (hochwertiger) Energie (wie derjenigen organisierter Lebenssysteme) hin zu chaotischer (minderwertiger) Energie, wie sie im Beispiel der Reibungswärme als ungeordnete Molekularbewegung auftritt. Genau dies geschieht, wenn wir Dinge tun, die für uns nicht stimmen (Reibungsenergie = erlebter Energieverlust) und Dinge lassen, die für uns (ohne dass wir das begründen könnten) bedeutend sind (= erlebter Energie-Nahrungs-Mangel).

Was aber hält uns davon ab, die Dinge nicht zu tun, zu denen wir uns – obschon sie uns tief innen nicht zu stimmen scheinen – dennoch überreden, überzeugen oder zwingen lassen? Was hält uns davon ab, die Dinge zu tun, an denen unser Herz hängt?

Muss dafür unser Eigenwille schon früh gebrochen worden sein? Müssen wir dafür in unauflösbar scheinenden Abhängigkeiten stehen? Werden uns Strafen angedroht, im Diesseits und womöglich im Jenseits? Tragen wir so tief sitzende Verträge in uns, die wir niemals selbst unterschrieben haben, und die wir dennoch getreulich einhalten, solange wir noch irgendwie können? Ringen wir mit dem Tun des Unstimmigen und dem Lassen des Stimmigen um unseren »Platz«, darum, »gesehen« zu werden von unseren Eltern, Partnern, Kollegen, Freunden, Nachbarn?

Ohne Zweifel wird deutlich, dass Burnout die Frage der Freiheit berührt. Nicht der ohnehin unsinnigen Frage der Wahlfreiheit. Nein: der überaus bedeutsamen Frage der Selbstbestimmung.

Dieser Freiheit stellt sich die Angst in den Weg. Wenn bei einem Kind auf eine sanft erscheinende Weise (zum Beispiel durch ideologisch idealisierte Erziehungsstile) oder einen brutalen Übergriff (»Missbrauch«) der Eigenwille gebrochen wird, schafft dies die Voraussetzung für ein Überhandnehmen der Angst. Wenn Angst zur Vermeidungshaltung geführt hat, bestätigt sie sich immer wieder selbst. Wenn man sich dann »in der Welt« versichern will (»gesehen« und »abgesichert« werden will), gerät man in den Sog der Fremdbestimmung. Die Angstvermeidung und ihre Folgen werden zum stärksten Motor der Angst selbst.

Zum Burnout-Geschehen trägt die Angst jedoch erst dann wirksam bei, wenn das Vermeiden so gut gelingt, dass die Angst als solche nicht mehr erlebt wird. An ihre Stellen sind dann komplexe Systeme von Rationalisierung, Manipulation oder Dämpfung aller Empfindungen getreten. Übrig und damit bemerkbar bleiben von der Angst dann meist nur: Schwindel, Atemnot und Schmerz.

Aber auch diese Warnsymptome können noch unterdrückt werden.

Schwindel kann man weitgehend vermeiden, wenn man sich – physisch wie mental – »Haltesysteme« baut. Mental können das fertige Urteile über alles (auch Vorurteile) sein. Man wagt sich an die Abgründe nicht mehr heran. Man baut sich Geländer jeder Art. Man setzt sich hin oder besser noch: Man bleibt gleich liegen.

Die Atemnot in der Angstvermeidung hat zwei Gesichter: ein ergotropes und ein trophotropes Erscheinungsbild. Ersteres, durch das Anstrengungssystem des Körpers vermittelt, lässt uns in »Einatmung ersticken«. Wir schnappen nach Luft und lassen sie nicht mehr los. Letzteres, durch die Drohung »ungewollter Entspannung« vermittelt, lässt uns den Ausatmungswiderstand spüren (wie beispielsweise beim Asthma). Hier hilft die symptomorientierte Medizin, das Bewusstwerden zu vermeiden. Dem ergotrop Ausgerichteten senkt sie beispielsweise den Blutdruck, dem trophotrop Bedrohten verabreicht sie Adrenalin-ähnliche Substanzen, wie sie in allen Asthmamedikamenten verarbeitet sind.

Beim Schmerz greift die konventionelle Medizin oft noch tiefer ein. Der Verbrauch an schmerzlindernden Medikamenten übertrifft alle anderen Verbrauchsziffern. Mit dem Schmerz schwindet jedoch auch die allgemeine Empfindungsfähigkeit, und immer mehr gleiten Schmerzmittelverbraucher in einen apathischen oder wenigstens hypopathischen (wenig empfindenden) Zustand hinein.

Wenn wir uns aber an die Verhältnisse gewöhnt haben und die Angst und ihre indirekten Symptome nicht mehr spüren, beginnen sich die Stellglieder in unseren Regulationssystemen neu zu formieren. Die vorhandenen Bedingungen werden nun als gegeben unveränderlich verarbeitet und in einem Prozess der »Defektstabilisierung« fixiert.

Daran ist dann immer der ganze Organismus beteiligt.

Verständnis von Burnout auf der physischen Ebene

Burnout kann durch chronische Faktoren und durch ein einzelnes Ereignis zu Stande kommen. Letztlich ist Burnout auf der physischen Ebene eine biochemische Situationsbeschreibung: Viele Regulationssysteme können ihren Aufgaben nicht mehr ausreichend nachkommen und stellen somit die notwendigen neuronalen Prozesse oder hormonellen Substanzen nicht mehr angemessen, nicht mehr rechtzeitig, nicht genügend oder nicht genügend lange zur Verfügung. Viele verschiedene Faktoren haben darauf Einfluss: chronische und akute. Insofern es ein einmaliges Ereignis ist, muss es den Grad eines traumatisierenden Impacts erreichen. Als chronische Faktoren kommen in Frage: exzessiver Stress vom Dilemma-Typ, mentale, emotionale und spirituelle Überforderung, unsichere und nichtstützende familiäre, soziale, finanzielle Situationen und fehlende Systeme der primären Versorgung. Als Kofaktoren können wirken: vitalstoffdefiziente Ernährung, körperfremde Ernährung, Toxine (Giftstoffe in Nahrung, Kleidung, Luft, Umgebung), Lärmbelastung und so genannter Elektrosmog.

Prominentes Beispiel eines Burnout nach Trauma ist der ehemalige Präsident der USA, John F. Kennedy. Selbstverständlich hat man seinen Zustand damals nicht so bezeichnet, weil der Begriff »Burnout« erst mehr als ein Jahrzehnt nach Kennedys Ermordung im Jahre 1963 aufkam.

Man würde vielleicht auch heute noch Abstand davon nehmen, Kennedy als jemanden zu bezeichnen, der an Burnout erkrankt war. Viel zu aktiv und erfolgreich wirkt dieser Mann bei äußerlicher Betrachtung seiner Biografie.

Im Zweiten Weltkrieg überlebte Kennedy als einer der wenigen der mehrköpfigen Crew den Rammangriff eines japanischen Kreuzers auf das Patrouillenschnellboot, auf dem er als kommandierender Marineoffizier Dienst tat. Dieses schreckliche Ereignis löste bei Kennedy ein Trauma aus, von dem er sich lebenslang nicht mehr erholte. Seine Nebennierenfunktion war in dem hier als Burnout bezeichneten Sinne stark eingeschränkt und er musste lebenslang Nebennierenhormone als Ersatztherapie einnehmen. Wer sich seine Biografie genauer vergegenwärtigt, kann das verzweifelte Ankämpfen gegen die Fallbewegung des Burnout in Kennedys Überaktivität und Erschöpfung über all seine Lebensbereiche hinweg klar erkennen.

Die Nebennieren sind die zentrale regulatorische Stelle unserer körperlichen Antwort auf Herausforderungen (und Überforderungen). Sie regeln das kardiovaskuläre System direkt und indirekt und bereiten es auf Aktivität vor, indem sie den Herzschlag beschleunigen, den Blutdruck erhöhen, die Gefäße erweitern. Die Nebennieren beeinflussen den Blutzuckerspiegel so, dass genügend »Brennstoff« in Gestalt eines hohen Serumzuckerspiegels zur Verfügung steht. Via T-Lymphozyten greifen sie über den Thymus auf die immunologische Unterscheidung unseres Selbst als eines körperlichen Selbst gegenüber Fremdem zu. Die Nebennieren sind zentral an der Steuerung von Entzündungsprozessen beteiligt. Die körperliche Antwort auf Schockgeschehen wird hier reguliert. Wichtige Sexualhormone werden hier teilweise, nach der reproduktiven Phase sogar überwiegend gebildet. Indirekt haben sie über die Nierendurchblutung Einfluss auf die Ausscheidung und die Blutbildung.

Die Nebennieren bestehen aus Mark und Rinde. Die Rinde ist Bestand-teil des endokrinen Systems, das den Bogen aufspannt vom Hypothala-mus über die Hypophyse hin zu den drüsigen Organen. Das Mark ist ein Ganglion des Sympathikusschenkels des Autonomen Nervensystems. Insofern kommen in den Nebennieren die beiden großen unbewussten Steuerungssysteme des Menschen in einem Organ unmittelbar zusam-men.

Die wesentlichen Hormone der Nebennieren sind das bekannte Adrena-lin, das für die Sofortantwort auf Herausforderungen zuständig ist. Auf länger dauernde Situationen antwortende Hormone der Nebennieren sind die Kortisone und Aldosteron, das für die Salz-/Wasser-Retention und die Blutdruckregulation mitverantwortlich ist.

Ist dieses System erst einmal überfordert, durch chronische Einflüs-se oder wegen eines einmaligen traumatisierenden Geschehens, dann ist es durch die normalen Regenerationsvorgänge nicht wieder »aufladbar«. Das Bild des »leeren, nicht wieder aufladbaren Akkus« taugt trotzdem nicht, weil sich der lebendige Organismus komple-xer Ausweichstrategien bedient. Wenn die Nebennieren zu versagen beginnen, spüren wir, dass uns ein bestimmter notwendiger Grund-stoff zum Leben fehlt. Die körperliche Intelligenz »weiß«, wie man an diesen Stoff kommt: durch Anstrengung, Ärgern, Überspannen, Ängstigen oder kurz durch alles, was unseren Stresspegel erhöht. Da-durch kommt das bis in fortgeschrittene Burnout-Stadien paradoxe Bild zustande. Durch vermehrte Arbeit, durch vermehrten Einsatz, durch vermehrtes emotionales Engagement werden die Nebennie-ren angepeitscht zu liefern, wozu sie nicht mehr recht in der Lage sind. Damit wird ab diesem Zeitpunkt, der etwa dem Burnout-Sta-dium 7 unserer später dargestellten Einteilung entspricht, der Fall immens beschleunigt.

Nicht nur die jetzt allmählich allgemein bekannt werdende Un-terscheidung zwischen förderlichem Stress (»Eustress«) und schäd-lichem Stress (»Disstress«) ist wichtig. Wir müssen auch zwischen dem Stress unterscheiden, der über das Autonome Nervensystem primär vermittelt wird (Stress vom CANNON-Typ), und dem sekundären Stress über die Achse der Nebennieren (Stress vom SELYE-Typ). Diese Differenzierung ist elementar, um die unterschiedlichen Wirkungen von Disstress auf ihren Beitrag zum Burnout-Geschehen hin zu untersuchen. Das landläufige wie auch das verbreitete medizinische Verständnis von Stress bezieht sich im Allgemeinen auf Stress vom CANNON-Typ. Dabei wird der Sympathikusschenkel unseres Autonomen Nervensystems in Anspruch genommen, um uns auf eine adäquate Weise auf Kampf (»fight«) oder Flucht (»flight«) vorzubereiten. Adäquat meint hier: adäquat in Bezug auf eine natürliche Umwelt. Diese natürliche Umwelt haben wir seit gewiss 2.500 Jahren hinter uns gelassen. Infolgedessen sind viele dieser biologischen Reaktionen so veranlagt, dass sie sich auf unsere Gesundheit schädlich auswirken. Wir können den erhöhten Blutdruck, den steigenden Blutzucker, die Zunahme der Muskeldurchblutung einfach nicht einsetzen, wenn wir unserem Vorgesetzten gegenüberstehen und ihn angreifen oder fliehen wollen. Zumindest wollen wir die Folgen eines solchen Handelns nicht tragen. Wenn solche Situationen chronifizieren, dann trägt dies zur Entwicklung eines hohen Bluckdrucks, zu Gefäßschäden, Herzrhythmusstörungen und Typ-II-Diabetes bei. Zu Burnout führt es nicht.

Wird jedoch aus der Chronifizierung Gewöhnung und reift schließlich die Überzeugung, grundsätzlich nichts mehr ändern zu können, dann tritt ein, was die Stressforschung »erworbenes Hilflosigkeits-Syndrom« (oder SELYE-Stress) nennt. Dann geht die Regulation vom Autonomen Nervensystem auf die endokrine Steuerung der Nebennieren über. Diese werden zunächst stark angeregt und schließlich chronisch erschöpft. Neben vielen anderen biochemischen und neuronalen Faktoren ist dies der Dreh- und Angelpunkt der körperlichen Seite des Burnout.

Verständnis von Burnout auf der somatischen (bioplasmatischen) Ebene

Die somatische Ebene ist mit den Bildern des Flüssigen am besten erfassbar. Insofern alles Flüssige in sich zusammenhängend (und nur durch Physisches voneinander getrennt) ist und die Strömungsvorgänge im Wesentlichen rhythmische Inter- und Transaktionen sind, können wir aus dem Verständnis der Dimension des Flüssigen ein geeignetes Verständnis der Lebensvorgänge gewinnen.

Lebendige kohärente Zustände sind synchronisierte Strömungsprozesse. Atmung, Herzschlag, der Rhythmus von Außenorientierung (Zuhören beispielsweise) und Innenorientierung (zum Beispiel eigenes Sprechen), Wärmeverteilungsrhythmen, Tag/Nacht-Wechsel und vieles andere mehr sind Beispiele dafür. Die lebendige Ordnung ist allerdings kein Fließgleichgewicht (Homöostase), wie immer wieder behauptet wird. Vielmehr synchronisiert ein lebender Organismus als eine systemische Zeitgestalt die Prozesse allostatisch: Fremdes, Unbekanntes wird verstoffwechselt, also zum energetischen Aufbau verwendet oder ausgeschieden.

Homöostase versus Allostase

Im Gegensatz zum Homöostase-Konzept, das auf stabile Verhältnisse und ihren Erhalt hin ausgerichtet ist, rechnet Allostase mit der Möglichkeit, Stabilität auch in wandelnden Umwelten aufrechterhalten zu können. Durch Allostase passen sich lebende Organismen aktiv sowohl an voraussagbare als auch an unvorhersehbare Ereignisse an. Stabil zu bleiben, indem man variabel – anpassungsfähig – ist, erfasst den Gesundheitsbegriff des gesunden Könnens der Salutogenese hervorragend: Anpassung an ein dynamisches Gleichgewicht.

Popularisiert wurde der Unterschied zwischen Homöostase und Allostase durch das Buch »Warum Zebras keine Migräne kriegen« von ROBERT SAPOLSKY.

P. Sterling (2004) schlägt sechs untereinander vernetzte Prinzipien vor, die der Fähigkeit zur Allostase zugrunde liegen:
Lebende Organismen sind auf Effizienz (maximale Ökonomie) hin entwickelt.
Leistungsfähigkeit verlangt reziproke Wechselbeziehungen (»Gewinn-Gewinn«).
Leistungsfähigkeit muss auch im Stande sein, künftigen Bedarf vorauszusehen beziehungsweise vorauszuahnen.
Diese Voraussage- oder Ahnungsfähigkeit bedarf Sensoren, die sich auf einen zu erwartenden Eingangsbereich einstellen (adaptieren) können.
Voraussagefähigkeit erfordert auch, dass jeder Leistungsbereich fähig ist, sich an den erwarteten Bedarf zu adaptieren.
Burnout lässt sich sehr zutreffend mit dem Begriff der »Allostatischen Last« erfassen. Dieser bezieht sich auf die kumulativen energetischen »Kosten« des Körpers, wenn er allostatisch zu sehr oder wiederholt ohne Pausen herausgefordert wird. Die allostatische Überlast ist dann ein Zustand, in dem ernsthafte pathophysiologische Veränderungen eintreten können. McEwen (1998) schlägt zwei Typen der Allostatischen Last vor, die auf verschiedene physiologische Antworten hinauslaufen: Typ 1 allostatische Last entsteht, wenn die energetischen Anforderungen die Ressourcen übersteigen, was den Organismus direkt auf seinen Überlebensmodus umschalten lässt und ihn aus der Überlastungssituation herausführt. Beim Typ 2 kommen soziale Konflikte hinzu, wie wir sie auch beim Tier in Gefangenschaft erleben können. Damit gehen Alarmreaktionen der Nebenniere, des zentralen Nervensystems und der Entzündung auslösenden Zytokine einher. Dieser Typus triggert den Impuls, aus dem Käfig, dem System, auszubrechen nicht (mehr).

Diese lebendige Ordnung stellt sich der Entropie (allgemeiner Zerfall oder Symmetrie der Zeitläufte) für die Dauer der Zeitgestalt (zwischen Geburt und Tod) als lokale Negentropie (Aufbau oder Asymmetrie der Zeitläufte im Sinne eines Werdens und Vergehens) entgegen. Sie entfaltet sich zwischen Starre und Chaos. Regulierend, solange es mit der bestehenden Struktur geht, und sich adaptierend, wenn sich die Umwelt oder Innenwelt nicht mehr regulativ verarbeiten lässt, reorganisiert sich der lebende Organismus beständig, solange er nicht altert (Sklerose) oder sich entzündlich auflöst (nekrotisierende Inflammation).

Allostatische Überlastung vom Typ 1 kommt vor, wenn Energienachfrage die Energieversorgung überschreitet, was letztlich auf das Aktivieren der Notfall-Überlebensvorgänge hinausläuft. Als Kampf-/Flucht-Verhalten dienen sie dazu, sich aus der belastenden Situation zu entfernen, um das variable Gleichgewicht wieder herstellen zu können. Die normale Lebensweise lässt sich dann wieder fortsetzen, wenn es gelungen ist, die Belastungssituation zu beenden.

Allostatische Überlastung vom Typ 2 beginnt, wenn ausgeglichener oder sogar gesteigerter Energieverbrauch vorliegt, der begleitet wird von einem chronischen sozialen Konflikt und anderen Typen der sozialen Funktionsstörung. Letzterer betrifft die menschliche Gesellschaft und Tiere außerhalb der freien Wildbahn. Glukokortikoide, Autonomes und Zentrales Nervensystem sowie Entzündungs-Zytokine sind daran beteiligt. Fliehen oder Kämpfen bringen hier nichts. Letztlich hilft hier nur ein Prozess des adaptierenden Lernens: Man selbst verändert die Haltung und Praxis der Herausforderung gegenüber (physische Intelligenz) oder es gelingt, die soziale Struktur nachhaltig zu modifizieren (soziale Intelligenz).

Auf den Einsatz der Adaptogene pflanzlicher und mineralischer Herkunft, mit denen sich das Wiedererrichten des variablen Gleichgewichts erleichtern lässt, gehen wir im Abschnitt über Ernährung ein.

Desynchronisation, Verlust der rhythmischen Ordnung, zeigt uns an, dass sich das lebendige System in ein chaotisches Zerstieben (Typ der Entzündung) oder ein Verfestigen hin zum Physischen (Typ der Sklerose) pathogen entwickelt. Für Burnout ist das unverbundene Nebeneinander beider Desynchronisationen charakteristisch.

»Flüssigkristallinität gibt Organismen ihre charakteristische Flexibilität, außergewöhnliche Empfindsamkeit und Reagibilität und optimiert so die schnelle, geräuschlose Interkommunikation, die es dem Organismus erlaubt, als koordiniertes, zusammenhängendes Ganzes zu wirken.« (HO 1996)

Alle Flüssigkeitskompartimente, vor allem die lange Zeit als Bindegewebe unterschätzte Gewebematrix in ihrer quasi-flüssigen, den ganzen Organismus als ein Ganzes durchwirkenden Erscheinung, sind die Träger der somatischen Dimension als eines energetischen und informatorischen Kontinuums. Dabei steht die lebende Matrix »*als ein Medium für den Fluss von Energie, nicht-neuronaler Kommunikation und ›Bewusstsein‹*« (OSHMAN 2006). Anders als das System von Leitungsbahnen im Nervensystem, der physischen Ebene angehörig, ist dieses subtile Informationssystem »offen« organisiert und verfügt auf diese Weise über viel mehr Freiheitsgrade. Die Bandbreite und die Geschwindigkeit der Kommunikation übertrifft das des Nervensystems um Größenordnungen. Wesentliche Funktionen unseres Gedächtnisses und damit auch das Erinnern an Fähigkeiten wie an Traumen sind an das Matrix-Netzwerk gebunden. Wesentliche rhythmische Prozesse und Synchronisationsprozesse werden in der Matrix gesteuert.

Dass der Schlaf wiederholt und chronisch werdend nicht mehr erholsam ist, wurde als ein wichtiges Frühsymptom des Burnout bereits erwähnt. Daran sind im Wesentlichen gestörte Funktionen der Matrix beteiligt. Einige physiologische Messungen können die dysrhythmische Entwicklung frühzeitig erfassen und damit als Grundlage einer rationalen Prävention dienen.

Im späteren Abschnitt über Cardioception werden die Grundlagen der Variabilität des Herzrhythmus (HRV) ausführlich erläutert. Dieser Parameter zeigt sehr sensibel an, wenn die somatische Autoregulation nicht mehr ausreichend gut arbeitet. Insbesondere eine Tendenz zur Rhythmusstarre und zum nicht synchronen Nebeneinander dadurch unverbundener Teilrhythmen ist für das Burnout-Geschehen charakteristisch.

Im Quantitativen EEG (QEEG) kann man erkennen, wie vor allem im Präfrontalhirn eine Tendenz zur Verlangsamung der Hirnrhythmen auftritt. Charakteristischerweise regional konzentriert findet man im Burnout-Geschehen Mittelwerte der Hirnwellenaktivität um 5 Hz und darunter. Fünf Schwingungen in der Sekunde (5 Hz) im Präfrontalkortex gelten als der Grenzwert für die Aufrechterhaltung des Bewusstseins (wie aus Studien über die Wirkung von Anästhetika hervorgeht). Das heißt, dass Burnout-gefährdete Menschen bestimmte Regionen dieser Hirnanteile in einen unterbewussten Schlafzustand bringen müssen, um mit ihrem Lebensalltag noch zurechtzukommen. Den gleichen Zustand finden wir regelmäßig bei Kindern mit ADD und ADHD.

Insgesamt herrscht in vielen weiteren Körperrhythmen ein ähnlicher Befund: Verlangsamung, Erstarrung, Verlust der Vielfalt und Flexibilität.

Unter Matrix (oder nach PISCHINGER: Grundsystem) versteht man den den ganzen Körper durchziehenden Verbund von Fibrozyten (im Gehirn: Astrozyten), freier Lymphe und interzellulärer Flüssigkeit, die als Eiweißkolloid vorliegt, sowie frei bewegliche Immunzellen (Leukozyten und Lymphozyten) zwischen dem Blutsystem und dem Gewebe.

Durch die Veränderungen in der Matrix selbst ist die Regenerationsfähigkeit (inklusive der Wundheilung) eingeschränkt und die Schmerzschwelle erst gesenkt (mehr körperliche Beschwerden), um schließlich zentral wieder angehoben zu sein (Abnahme der allgemeinen Empfindungsfähigkeit).

Die durch die Dysrhythmie gestörte Schlafarchitektur (die nicht unbedingt als Ein- oder Durchschlafstörung auftreten muss, vielmehr als Qualitätsveränderung des Aufwachens bemerkt werden kann) führt zu einer starken Verminderung der Gedächtnis-, Aufmerksamkeits- und Konzentrationsfähigkeit.

Verständnis von Burnout auf der emotionalen Ebene

Wenn unsere emotionale Ebene funktionsfähig ist, dann fühlen wir Eigenständigkeit (Unabhängigkeit), Gemeinschaftsgefühl (Geborgenheit), Sicherheit (Verständnis) und Leidenschaft (Enthusiasmus), zusammengenommen: Lebensfreude.

Vier große Ängste stehen dem im Wege. Das Bewusstwerden dieser Ängste wird durch jeweils scheinbar leichter zu ertragende emotionale Zustände kaschiert (emotionale Camouflage der Angst):

- die Angst davor, vereinnahmt zu werden (»Ich will getrennt sein! = Ich will ich selber sein«). Um das Erleben dieser Angst zu vermeiden, streben wir nach Autarkie und sind stolz, alles selbst tun zu können und von anderen unabhängig zu sein.
- die Angst, durch die sozialen Maschen zu fallen, nicht »gesehen« zu werden, keinen anerkannten »Platz zu haben« in der Gemeinschaft (»Ich will dazugehören = Ich will in der Gemeinschaft sein«). Um das Erleben dieser Angst zu vermeiden, wählen wir Formen der Trauer oder Resignation, die uns nötigen, uns stark an die Bedürfnisse oder Glaubenssysteme einer Gemeinschaft anzupassen.
- die Angst davor, die Dinge nicht zu verstehen und den Ablauf der Dinge nicht kontrollieren zu können, möglicherweise auch: manipuliert werden zu können. (»Ich will alles verstehen und alles regeln«) Zur Vermeidung des Bewusstwerdens dieser Angst tragen oft Ärger, Wut und Kritik bei.
- die Angst davor, als ein auf den Körper bezogenes Ich zu sterben (»Ich will unsterblich sein und verhalte mich – wider bessere rationale Einsicht – wie ein unsterbliches Wesen = Ich kann die wesentlichen Dinge verschieben, kann Kompromisse eingehen, kann mich betäuben mit Unterhaltung«). Diese Angst kann aus dem Erleben gedrängt werden durch weitgehende Apathie und

ebenso (meist im Wechsel) durch pausenlose Hyperaktivität, Ungeduld und Ablenkung.

Auf der emotionalen Ebene ringen wir mit unseren Prägungsmustern und Gewohnheiten. Insbesondere dann, wenn wir uns ändern wollen, geraten wir in ernste emotionale Probleme. Wenn wir uns ändern wollen, dann haben wir dafür meist einen besonders guten Grund, der nahezu immer im Vermeiden einer der genannten vier Ängste liegt.

Für das, was wir ändern wollen, liegen die Gründe jedoch auf exakt der gleichen Ebene wie diejenigen, die uns zur Änderung motivieren. Aus unmittelbar einsehbaren Gründen kann das demnach niemals funktionieren und führt nur zu Unglück.

Aber wir können beginnen, uns soziale Übungs- oder noch besser: Spielräume zu schaffen, innerhalb derer wir ein neues, anderes Verhalten erproben können. Wir unterliegen dann nicht mehr der Illusion und dem Zwang, anders werden zu müssen. Wir dürfen spielerisch erproben, ob wir – für eine bestimmte Spielzeit – anders agieren können. Wenn das am Anfang wenige Minuten sind: gut. Wenn wir diesen Trainingsmodus einige Tage durchhalten können: gut. Wenn uns dies nach entsprechender Übung für ein ganzes Jahr gelingen sollte: gut. Nur empfiehlt es sich nicht, davon auszugehen, man habe etwas »überwunden«, man habe sich »weiterentwickelt« oder schlimmer: man sei »weiterentwickelt« als ein anderer oder die anderen.

Im Folgenden ist eine erste schematische Zusammenfassung eingefügt, die es dem ungeduldigen Leser ermöglichen soll, schon heute mit seinem Trainingsprogramm zu beginnen. Dabei geht es darum, den Frieden, die Weisheit und den Mut im Innersten des Körpers als Wirklichkeit zu empfinden. Ausgehend von diesem Empfinden kann man, locker und spielerisch, mit den ersten Schritten in den nicht zentralen Problembereichen beginnen. Das mag enttäuschend klingen, weil man dieses Instrument möglichst sofort dort zum Einsatz bringen will, wo es notwendend wirken könnte. Damit würden wir es aber mit der Einstellung des Gelingenmüssens überfrachten und letztlich verderben.

Ich bin im Frieden mit mir, weil …

… ich spüre, dass ich das allein bewältigen kann, was ich im tiefsten Inneren wirklich tun will (und dass ich das lasse, was ich nicht will und deshalb auch nicht bewältigen kann).

… ich spüre, dass ich liebenswert sein kann, auch wenn ich nichts leiste und niemandem diene (und dass ich das lasse, was ich nur um der Anerkennung oder des Kompromisses willen tue).

… ich spüre, dass ich alles verstehe, was ich verstehen will, alles erfahre, was für mich wichtig ist, und dass ich Hilfe annehmen kann (und dass ich das lasse, was ich nicht verstehen oder erfahren und das, wofür ich keine geeignete Unterstützung bekommen kann).

… ich spüre, dass mein Leben Bedeutung hat (und dass ich das lasse, was für mich keine Bedeutung hat, auch dann, wenn ich denke oder andere behaupten, dass es eigentlich bedeutungsvoll sein müsste).

UND ich spüre die Weisheit zu unterscheiden …

… zwischen dem, was ich bewältigen kann, und dem, was ich nicht bewältigen kann.

… zwischen dem, was ich aus authentischer Überzeugung tue, und dem, was ich im Hinblick auf das Gesehenwerden tue.

… zwischen dem, was ich verstehen, erfahren und regeln kann, und dem, was ich nicht (und vielleicht auch sonst niemand) verstehen, erfahren und regeln kann.

… zwischen dem, was für mich Bedeutung hat, und dem, was für mich keine Bedeutung hat.

UND den Mut, …

… dieser Unterscheidung, in kleinen und immer größer werdenden Trainingsschritten, wirklich zu folgen.

Erster Schritt: Loslassen des Stolzes, des Autarkiestrebens – *»Ich bitte
um Hilfe.«*

Zweiter Schritt: Loslassen der Trauer, des Alleinseins, des prophy-
laktischen Selbstrückzuges – *»Ich wage mich authentisch in Gemeinschaft hinein und halte die seltenen Gelegenheiten aus, wenn ich tatsächlich abgelehnt werden sollte.«*

Dritter Schritt: Loslassen des Ärgers, der Wut, der Urteils- und
Kritiksucht – *»Ich beginne mit ehrlichem Staunen – Ja, so ist es! – auch
wenn ich nichts verstehe und die Prozesse sogar gegen meine Interessen zu
laufen scheinen.«*

Vierter Schritt: Loslassen von Apathie und Hyperaktivität – *»Ich
bewege mich sofort und nur, wenn es wirklich relevant ist für mich. Ich finde
und genieße den Mut, einmal wirklich nichts zu tun.«*

Verständnis von Burnout auf der Ebene der spirituellen Orientierung

Unter Spiritualität wird hier der Wortsinn verstanden: Orientierung
an der geistigen Dimension des Menschen. Darunter wird wiederum sein Vermögen zur Freiheit (Selbstverantwortung und Selbstbestimmung) verstanden. Theoretisch ist es vielen Menschen einleuchtend, dass das, was sie als ihre Wirklichkeit erleben, von dem
Standpunkt abhängt, von dem aus sie diese Wirklichkeit aufbauen
Praktisch aber wird die Einsicht in ihr glattes Gegenteil verkehrt,
wenn uns die Wirklichkeit als unangenehm erscheint. Wenn wir
Opfer zu sein scheinen, wenn wir Schmerzen leiden, wenn uns ein
Unfall oder eine schwere Krankheit trifft.

Die meisten Menschen lehnen sich dann eine Zeitlang dagegen auf, manche projizieren jedoch ein Leben lang ihren Standpunkt als objektive Realität nach außen. Letztere lehnen meist jede spirituelle Dimension des Menschen ab, Erstere hingegen orientieren sich fast immer an einem bestehenden Glaubenssystem.

Wer egozentrische Interessen mit Ellenbogen vertritt, erleidet selten ein klassisches Burnout-Syndrom. Menschen mit Anschluss an bestehende Glaubenssysteme jedoch oft. Bisher wird ein »idealistischer« Burnout nicht vom Burnout der Sinnleere (»egomanischer« Burnout) unterschieden. Diese Unterscheidung aber ist sinnvoll im Hinblick auf effizientes Behandeln. Das soziale Beziehungsnetz eines stark egozentrisch ausgerichteten Menschen wird fragil und abhängig vom Grad seines erkauften Ansehens sein. Seine Unfreiheit tritt deutlich ins Bewusstsein, wenn wir sehen, wie stark er sich nach den Moden seiner Zeit oder seinen Abhängigkeiten richten muss. Dennoch ist sein Spielraum im Allgemeinen noch größer als der des idealistisch an eine Gruppenmoral gebundenen Menschen. Bei diesem ist über sein Verhalten hinaus sogar seine Haltung hinterfragbar, wodurch er im Extremfall ins soziale Abseits geraten kann. Im Kampf dagegen wird er unbewusste Normen und Erwartungen noch stärker verinnerlichen und zu erfüllen versuchen.

Die Burnout-Definition des Bundesverbandes der Deutschen Psychologen lässt den Bereich der körperlichen Aspekte des Burnout wie in den meisten anderen Darstellungen völlig vermissen: »Burnout, Ausbrennen, ein Phänomen, das häufig bei Personen auftritt, die zu Berufsbeginn sehr engagiert sind, im Laufe ihrer Tätigkeit jedoch zunehmend unter Erschöpfungszuständen leiden und eine zunehmend distanzierte Einstellung zu ihrer Klientel entwickeln. Diese Beeinträchtigung des Empfindens wurde zuerst besonders in Beratungs-, Pflege- und Betreuungstätigkeiten festgestellt, das heißt in Arbeitsbereichen, in denen das Arbeitshandeln in der Interaktion mit Klienten und Kunden besteht. Mittlerweile tritt dieses Phänomen in vielen weiteren Tätigkeitsbereichen auf, die mit Menschen zu tun haben. Die verschiedenen wissenschaftlichen Definitionen stellen entweder stärker die Persönlichkeit des Helfers, die arbeitsorganisatorischen Bedingungen oder aber gesamtgesellschaftliche Prozesse in den Vordergrund. »Emotionale Erschöpfung«, »Depersonalisation« und »reduzierte persönliche Erfüllung und Leistungsfähigkeit« sind drei Facetten des Burnout.«

Die im populären »Wikipedia« veröffentlichte Definition entspricht der meistverbreiteten und unseres Erachtens ungenügenden Auffassung des Burnout-Syndroms: »Burnout ist ein psychologischer Fachbegriff für die Beschreibung lang anhaltender Zustände von Erschöpfung und verringertem Interesse. Die Forschung zeigt, dass Ärzte für Allgemeinmedizin die höchste Rate von Burnout-Fällen aufweisen (gemäß einer neuen holländischen Studie in »Psychological Reports« geraten nicht weniger als 40 Prozent von ihnen in fortgeschrittene Stadien des Burnout). Burnout wird nicht im internationalen Katalog psychischer Störungen (DSM-IV) aufgeführt, obwohl es im Internationalen Diagnose-Verschlüsselungssystem (ICD-10) anerkannt wird.« (Übersetzung durch den Autor)

Zwar ist für beide Personengruppen der Weg zur Freiheit schwierig, schwieriger gangbar ist er jedoch meist für die Gruppe der idealistisch gebundenen Menschen. Zu groß ist im Regelfall deren Überzeugung, auf der richtigen Seite zu stehen und etwas Bedeutungsvolles zu tun. Und bevor sie sich auf ihr Geburtsrecht der Freiheit besinnen könnten, haben sie schon Stadien des Burnout erreicht, die ihnen das einfache Weitermachen schlichtweg nicht mehr ermöglichen.

Manche Heteronomien (Fremdbestimmungen; wörtlich: heteros = der Nachbar, nomos = Bestimmung) sind leicht zu durchschauen, vor allem wenn sie auf direktem Wege durch autoritäre Menschen ausgeübt werden. Andere Erscheinungsweisen der Heteronomie, vor allem der ganze Bereich des Sollens und Müssens, sind so tief internalisiert, dass sie sich anfangs gar nicht von der Autonomie (Selbstbestimmung) unterscheiden lassen.

Ein besonders vorsichtiges und umsichtiges Herantasten, ein regelrechtes »Tasten mit geistigen Tastorganen«, den Fühlern einer Schnecke gleich (wie THEODOR W. ADORNO sagt. Vgl. HARTKEMEYER 2010), ist notwendig, um nicht wieder und wieder neue Ideologien über die alten zu schreiben. Freiheit jedoch, einmal für einen Moment realisiert, ist unumkehrbar. Dieses eine Mal ist ein Pfahl im Fleisch, der uns das Leben zwar in keiner Weise vereinfacht, doch bedeutend lebenswerter erscheinen lässt. Man kann nicht mehr dahinter zurück. Das erscheint mir der tiefste Sinn dieser sich ausbreitenden Burnout-Epidemie zu sein: den Aufbruch zur Freiheit für viele Menschen zu ermöglichen.

Meilensteine dieses Weges oder besser Orientierungstafeln können dabei universelle Prinzipien sein, die durch alle Kulturen und Zeiten der Menschheit wertebestimmend waren und sind. Die konservative Ideologie hat mit ihren Schlagworten einer werteorientierten Gesellschaft die Voraussetzungen für große soziale Ungerechtigkeiten und einen fatalen Umgang mit unserer Welt geschaffen. Deshalb fällt es gerade denen schwer, die sich den Entwicklungsmöglichkeiten des Menschen verpflichtet fühlen, sich mit Prinzipien und Werten als ernst zu nehmenden Orientierungsmarken zu beschäftigen. Ich hoffe sehr, in den späteren Kapiteln diese sehr gut nachvollziehbare »Allergie« mildern zu können.

Weit verbreitete Missverständnisse über Burnout

Viele Veröffentlichungen über Burnout, seien sie wissenschaftlicher Natur oder als Ratgeber gedacht, verbreiten einen oder mehrere der im Folgenden aufgelisteten Missverständnisse:

Missverständnis 1: Burnout ist eine psychische Erkrankung oder beruht auf bestimmten charakteristischen Persönlichkeitseigenschaften

Psychologische Faktoren – insofern sie in ein angemessenes Trainingsprogramm integriert sind – spielen zwar eine zentrale Rolle bei der *Überwindung* einer Burnout-Situation. Die Zunahme mentaler, emotionaler und spiritueller Spielräume ist dabei das zentrale Thema. Ist der »point of no return« des Stadiums 7 aber erst einmal überschritten, stehen mit den tieferen Stadien immer mehr erst einmal die körperlich regenerativen Maßnahmen im Vordergrund. Angeblich charakteristische Persönlichkeitseigenschaften verleiten gerne dazu, Burnout doch verdeckt unter dem Gesichtspunkt der Selbstverschuldung abzuhandeln.

Missverständnis 2: Burnout kann man erst diagnostizieren, wenn Menschen über keine Energie mehr verfügen und nicht mehr arbeiten können

Über lange Zeit hinweg gehen Menschen mit Burnout ihrer Vollzeitbeschäftigung nach und erfüllen sie nicht nur, sondern agieren anfangs eher im Sinne einer Übererfüllung. Ihre Gesundheit, ihr Aussehen stehen in manchmal krassem Gegensatz zu ihren innerlich gefühlten Reserven, sodass es nicht selten zu der verzweifelten Situation kommt, dass diese Menschen wegen ihres offensichtlich noch kraftvollen Auftretens mehr als andere belastet werden. Viele brauchen die eine oder andere Form von Stimulanzien, und manchmal ist die Arbeit selbst sogar ein Mittel, das Wegrutschen der gefühlten Vitalität nicht zu spüren, wie man das auch immer wieder beim verleugneten Älterwerden beobachten kann. Die innere Empfindung, dass der Lebensfaden dünn geworden ist (volkstümlich: dass der Herzbändel ab ist), kann in ihrer Bedeutung gar nicht hoch genug eingeschätzt werden.

Missverständnis 3: Heftige Anstrengung bessert die Burnout-Situation

Boosterung bedeutet »Ankurbeln« (hier: der Nebennierenfunktion). Viele Extremsportarten, Freizeitparks mit Achterbahnen und andere Nervenkitzel bedienen sich genau dieses Effekts: die Ausschüttung der »Stresshormone« anzuregen, um Vitalität und Spannkraft kurzfristig zu erhöhen. Die darauf folgende Erschöpfung löst die gleiche Tendenz zur suchtartigen Wiederholung und Verstärkung des Reizes aus, wie dies auch dann geschieht, wenn Arbeit oder Sozialverhalten in der Freizeit diese Art der Herausforderung auslösen.

Wie weiter oben bereits dargestellt wurde, können heftige Anstrengungen die Funktion der Nebennieren kurzfristig anregen und so zu der irrtümlichen, durchaus auf Beobachtung beruhenden Annahme führen, übermäßige Anstrengungen würden die Burnout-Situation verbessern. Hier tritt eine Schwierigkeit vieler empirischer (medizinischer und psychologischer) Studien zutage: Sie verfügen nur über einen kurzen Beobachtungszeitraum. Befragt und misst man Menschen nur in der unmittelbaren Zeit nach den Anstrengungen, erfasst man nur die Erstwirkung des Nebennieren-Booster-Effekts. In den späteren Kapiteln wird allerdings erkennbar, dass das Training der raschen Erholung in der Grenzerfahrung durchaus von sehr guten Wirkungen zeugt. Dafür müssen aber die körperlichen Voraussetzungen erst in der richtigen Weise geschaffen worden sein.

Missverständnis 4: Auszeiten (Ferien, konventionelle Kuren, Sabbatjahre), Spezialdiäten oder auch Vitaminkuren heilen Burnout

Wenn etwas längere Ferien oder eine konventionelle Kur ausreichen, um wieder weitgehend zu regenerieren, dann hat es sich noch nicht um ein Vollbild der Burnout-Krise gehandelt. Viele Menschen erholen sich für die Dauer ihres Lebens gar nicht mehr von einem manifesten Burnout. Sie können zwar in einen leistungsfähigen Zustand kommen, der aber subjektiv eher als Überleben denn als Leben empfunden wird. Ohne sachkundige Hilfe und regelmäßiges Coaching ist im Allgemeinen auch ein ganzes Sabbatjahr nicht nur nicht förderlich, sondern unter Umständen sogar schädlich. Kann es nicht ausreichend für die Verankerung der Übung einer neuen Lebenspraxis genutzt werden, kommt auch noch das Gefuhl des Versagens über das »geschenkte« und schließlich verschenkte Jahr hinzu. Besondere Diätformen, die Gabe von Nahrungsergänzungsmitteln, aber auch so genannte Aufbaupräparate sind, isoliert eingesetzt, eher von Nachteil, weil sie ohne Lösung an der Wurzel die Chance erhöhen, in der gewohnten Weise noch ein paar Monate länger das Hamsterrad der Anstrengung treten zu können. Oft ist es nämlich nicht die Methode, die wirklich weiterhilft. Vielmehr bestimmen die sinnvolle Reihenfolge und das synergetische Miteinander geeigneter Methoden über den langfristigen Erfolg.

Missverständnis 5: Burnout betrifft nur Menschen mit stressigen Berufen und generell mehr Männer als Frauen

Burnout kann jeden treffen, so wie ein Trauma und/oder eine chronische Überlastung jeden treffen kann. Gerade dann, wenn man keinen oder keinen sinnvollen Beitrag leisten kann (siehe später bei »Prinzipien«), können die Voraussetzungen für jene Form der Überforderung ebenfalls vorhanden sein, die Burnout-Situationen bahnen. Die männliche und die weibliche Biochemie weisen Unterschiede auf, die über die bekannten Unterschiede der Geschlechtshormone hinausreichen. Die Vor- und Nachteile dieser unterschiedlichen Steuerungsprozesse und Substanzen gleichen sich weitgehend aus.

Missverständnis 6: Burnout ist eine Situation des Erwachsenenalters

Die grundsätzlichen Vorgänge, die zur Erschöpfung der Nebennierenfunktion führen, können auch bei Kindern und Jugendlichen auftreten. Es gibt keinen vernünftigen Grund, diese Situation von vornherein mit ungeeigneten Bezeichnungen wie Aufmerksamkeits-Konzentrations-Störungen (ADD), Hyperaktivität (ADHD) oder antisozialem Verhalten (Soziopathie) zu belegen, wenn ein Burnout, der oftmals diesen Phänomenen zugrunde liegt, nicht sicher ausgeschlossen worden ist.

Missverständnis 7: Hektik, Getriebenheit, der allgemein beschleunigte Zeittakt und/oder chronische Überarbeitung verursachen Burnout

Überarbeitung, mangelnde Pausen, unrhythmische Lebensgestaltung, permanente Überaktivität sind Kofaktoren und zugleich Symptome des Burnout. Burnout ist ein multifaktorielles Geschehen und wird mit lediglich einer Ursache nur unzureichend erfasst, gleichgültig was im Einzelnen als monokausal verursachend bezeichnet wird. Vor allem in Anfangsstadien führt es zu einem viel besseren Verständnis der scheinbar widersprüchlichen Verhaltensweisen von Burnout-Betroffenen, wenn man berücksichtigt, dass Hektik, Getriebenheit und Umtriebigkeit dem unbewussten Bemühen entsprechen, die insuffizient werdende Funktion der Nebennieren anzuregen und den notwendigen Basislevel der Nebennierenhormone wieder herzustellen.

Missverständnis 8: Burnout ist ein überstrapazierter Modebegriff und wird viel zu häufig missbräuchlich verwendet

Burnout ist mit den klassischen medizinischen Methoden der Quantifizierung nicht erfassbar. Konventionelle Laboruntersuchungen oder bildgebende Verfahren zeigen erst dann Ergebnisse, wenn aufgrund der Burnout-Situation manifeste Erkrankungen eingetreten sind. Diese werden dann mit den entsprechenden Mitteln diagnostiziert, während der vorausgehende Burnout-Zustand übersehen und nicht ausreichend präventiv gewürdigt worden ist.

Tatsächlich aber wird Burnout viel zu selten diagnostiziert. Burnout rechtzeitig festzustellen und die geeigneten Maßnahmen einzuleiten, wäre in den meisten Fällen eine äußerst erfolgreiche Form der präventiven Medizin (siehe später das Hygieia-Konzept, das der Salutogenese zugrunde liegt). Würde Burnout früher und häufiger diagnostisch festgestellt, ließe sich viel menschliches Leid durch das Umgehen von Krankheit vermeiden. In der Folge könnten die Sozialleistungsträger langfristig registrieren, dass sich die Kosten enorm senken. Von einem solchen Präventivkonzept sind wir gesellschaftlich noch weit entfernt, auch weil hinter dem »Geschäft mit der Krankheit« massive wirtschaftliche Interessen stehen.

Missverständnis 9: Ausreichend langer und regelmäßiger Schlaf führt aus der Burnout-Krise

Das vorstehende, sehr weit verbreitete Missverständnis stellt die Sache gerade auf den Kopf. Eines der wichtigsten und sichersten Burnout-Kriterien ist der Umstand, dass ausreichend langer und regelmäßiger Schlaf zu keiner spürbaren Regeneration und Frische führt. Der in vielen mittleren und fortgeschrittenen Burnout-Stadien medikamentös herbeigeführte Schlaf hat überdies durch seine massive

Störung der so genannten »Schlafarchitektur« eher eine negative, prozessbeschleunigende Wirkung.

Missverständnis 10: Ausleitungsverfahren, Fasten, Entgiftungsverfahren verbessern den Burnout-Zustand

Leichte Entgiftungsprozeduren sind wirkungslos, heftige wie Fasten, Zahnsanierungen, Quecksilberausleitungen oder Chelat-Therapie sogar gefährlich. Da dem Organismus Energie fehlt, fehlt ihm auch die Energie zur Entgiftung. Entgiftung – insofern sie überhaupt sinnvoll ist – braucht wegen der komplex interagierenden Körperkompartimente lange Zeit, wahrscheinlich eher in der Größenordnung von einem halben bis zu zwei Jahren. Diese Zeit hat der Betroffene nicht, von der Energie für die anstrengenden Kuren ganz zu schweigen. Sanft ausleitende Verfahren, die zugleich energetisieren, beispielsweise die Infrarot-Sauna-Anwendung, kommen allerdings auch in den tiefsten Burnout-Krisen in Frage und haben sich sehr bewährt. Es ist zu bedenken, dass der Organismus dann, wenn er durch geeignete Methoden wieder zu Kräften gekommen ist, in den meisten Fällen durchaus selber in der Lage ist, die Ausscheidung für ihn ungeeigneter Stoffe zu bewerkstelligen.

Missverständnis 11: Man kann die Burnout-Krise überwinden, wenn man die Burnout verursachenden Faktoren ausschaltet oder verändert

Bis zum Eintreten des Burnout-Zustandes haben im Organismus plastische Engrammbildungen stattgefunden. Enzymstrukturen, Mineralverteilungen, Gewebeaufbau, »Neuronale Pfade« und komplexe Regelkreise sind irgendwann dauerhaft verändert. Weiter oben habe ich dargestellt, wie sich in stark überlastete Systeme neue Stellglieder einschreiben. Diese reorganisieren und regenerieren sich nicht einfach dadurch, dass man die bedingenden und mitbedingenden Faktoren weglässt. Hier setzt das Training als das Medium der plastischen Umbildung ein. Training meint hier den ganzen Menschen: physisch, mental, emotional und spirituell.

Missverständnis 12: Die Wiederherstellung tragender sozialer Netze verbessert die Burnout-Krise

Dieses Missverständnis durchzieht einen Großteil der Ratgeberliteratur. Das Gegenteil ist der Fall: Menschen in fortgeschrittenen Burnout-Stadien müssen heraus aus ihren Familien, ihrer sozialen Umgebung und ihrer Arbeit. Nur außerhalb dieser Milieubezüge haben sie eine Chance, die notwenigen Fähigkeiten auf allen vier Ebenen ihres Menschseins so einzugewöhnen, dass sie nachhaltig Erfolg haben können. Es ist zwar richtig, dass stabile und tragfähige Sozialkontakte zu den vor Burnout schützenden Faktoren gehören. Der Umkehrschluss aber geht in die Irre. Burnout entwickelt sich über eine sehr lange Zeit. Auch der Burnout, der auf ein Trauma folgt. Soziale Gemeinschaften sind Systeme und unterliegen wie alle Systeme selbststabilisierenden Mechanismen. Wenn sich das »System« erst einmal auf die Symptomatik der Burnout-Betroffenen eingestellt hat, wird es neue und damit ungewohnte Verhaltensweisen eher stören als fördern, selbst dann, wenn diese auch von der bewussten Ebene als erwünscht oder empfehlenswert begriffen werden. Es verhält sich genauso wie auf der körperlichen Ebene: Hat ein Krankheitsprozess einen bestimmten Grad der Stabilisierung erreicht, muss man das ganze System als vorübergehend krankheitsstabilisierend und rezidivfördernd betrachten. Die besten Ergebnisse werden erzielt, wenn der gewohnte Kontext für eine gewisse Zeit von wenigstens vier Wochen (besser länger) verlassen wird.

43

Missverständnis 13: Wer besser mit sich selbst in Kontakt kommt, entkommt dem Burnout

Diese Auffassung geht in mehrfacher Hinsicht in die falsche Richtung. Sie kann als Aufforderung zu »mehr« verstanden werden, in diesem Fall zu mehr Kontakt zu sich selbst. Mehr zu tun ist aber gerade eine der Hauptschwierigkeiten, die sich Menschen mit Burnout eintrainiert haben oder vielmehr: die ihnen eintrainiert wurde. Ohnehin neigen sie ab einer gewissen Burnout-Tiefe zu vermehrter Introspektion und Selbstvorwürfen. Auch die eher rührenden laienhaften Hinweise und küchenpsychologischen Therapiemodelle, beruhend auf dem Kontakt mit dem »Inneren Kind«, führen erfahrungsgemäß zum geraden Gegenteil des Intendierten. Das verletzte Kind ist im Allgemeinen so dominierend in der neurovegetativen und hormonellen Steuerung, dass der Ansatz dort (bei der Heilung des verletzten Kindes) einsetzen muss. Der Kontakt mit sich selbst funktioniert aber auch deshalb gerade nicht, weil die Botenstoffe des Gehirns und die Hirndurchblutung ebenfalls auf den neuen systemischen Zustand Burnout eingestellt sind oder schon lange vor dem Burnout so eingestellt waren, dass sie als Kofaktoren des Burnout wirksam geworden sind. Hier müssen erst einmal die Voraussetzungen für den Kontakt mit sich selbst hergestellt werden, zum Beispiel durch Körperarbeit, Stimmführung, HEG und Ähnliches (siehe hierzu das Methodenkapitel).

Missverständnis 14: Burnout kann man in einigen Wochen oder Monaten überwinden

Die *Voraussetzungen* für den Weg aus dem Burnout können in wenigen Wochen oder höchstens drei Monaten geschaffen werden. Wer jedoch glaubt, eine Kurmaßnahme von drei Wochen oder eine dreimonatige psychosomatische Kur könne die Situation nachhaltig bessern, bewegt sich im Irrtum. Wer solches behauptet und belegt, spricht über die Behandlung psychovegetativer Erschöpfungszustände, nicht aber über Burnout. Burnout-Behandlung ist Training. Die Grundlagen dafür sind in überschaubarer Zeit erreichbar. Begleitendes Coaching (etwa einmal alle 14 Tage bis vier Wochen) ist sinnvoll, wie dies für jedes andere Training auch gilt. Während des Trainings kann man, in den meisten Fällen soll man arbeiten. Vielleicht reduziert, vielleicht an einem neuen Arbeitsplatz oder an einer neuen Stelle. Im allerbesten Fall: an einer gelingenden Zukunft. Die eigentliche Veränderung braucht eher Jahre. Dann kann man allerdings damit rechnen, dass die Ergebnisse großartig ausfallen. Es verhält sich wie in jedem – ausnahmslos jedem – Bereich des Erwerbs neuer Fähigkeiten durch Übung (und in jedem anderen Bereich der Systemveränderung): Menschen überschätzen ziemlich, was sie in einem Jahr, und sie unterschätzen in gravierendster Weise, was sie in fünf bis zehn Jahren erreichen können.

Die Gefahren der Somatisierung

Nahezu regelmäßig wird Burnout-Betroffenen keine angemessene Hilfe zuteil. Dies hängt neben vielen entscheidenden Faktoren unseres Medizinbetriebes auch mit vielen gesellschaftlichen Konventionen und dem Hauptanspruch unserer Leistungsorientierung zusammen: funktionieren zu müssen.

Entscheidender aber ist der erstgenannte Aspekt, dass unser medizinisches Verständnis und Selbstverständnis doch immer noch sehr stark und fast ausschließlich auf körperliche Erkrankungen hin ausgerichtet ist. Dies beruht nicht zuletzt darauf, dass nur für körperliche (oder für als körperlich bedingt erachtete seelische Erkrankungen) Denkmodelle vorliegen, die der gegenwärtigen Wissenschaftsauffassung genügen. Und selbst dieser eingeschränkte Wirklichkeitsbereich ist noch einmal limitiert: Geforscht wird weitestgehend dort, wo medikamentöse Therapieantworten (oder invasive – chirurgische oder strahlungstechnische – Methoden) als höchstwahrscheinlich wirksam erachtet werden. Schlussendlich gilt: Nur dort kann man umfangreich forschen, weil einzig dort die Drittmittel der Pharmakonzerne in die Forschungsfinanzierung fließen.

Einige Nischen gibt es gleichwohl. Sie sind jedoch noch immer nicht Bestandteil des Sozialvertrags und der Alltagspraxis. Dies obwohl einige Erkenntnisse, wie zum Beispiel die der Psycho-Neuro-Immunologie, mittlerweile auf einem soliden wissenschaftlichen Fundament stehen. Nicht nur bei Autoimmun- und Infektionserkrankungen verweisen die Ergebnisse der Forschung eindeutig auf die zentrale Bedeutung psychischer Faktoren. Bei Krebserkrankungen hat sich nach den unzweifelhaften Erfolgen der Primärtherapie (Operation, Bestrahlung, Chemotherapie) gezeigt, dass der einzige klar nachweisbare Faktor, der dann noch das Überleben mitbestimmt, ein psychosozialer ist: in diesem Falle Grad und Umfang der Selbstwirksamkeit des genesenden Patienten. Verdeutlichen wir uns, dass Selbstwirksamkeit einen Zustand beschreibt, bei dem ein Mensch in den für ihn relevanten Bereichen über genügend Spielräume verfügt. Sie erinnern sich gewiss: Der Mangel an Spielräumen – der Verlust der Selbstwirksamkeit also – weist uns direkt auf den Burnout-Zustand hin. Wir beginnen zu ahnen, wie groß und gar nicht zu überschätzen die Bedeutung eines richtig verstandenen und effizient angewandten Burnout-Konzeptes ist.

Da diese Erkenntnisse zwar vorliegen, bislang jedoch nur zögerlich oder gar nicht praktisch umgesetzt werden, wiederholt sich ein fatales Szenario: Die dritte und vierte Grippe in Folge, die larvierte oder manifeste Depression, das Rezidiv einer chronifizierenden Erkrankung oder ihr Neuauftreten werden viel rascher und häufiger diagnostiziert als der in den gewöhnlichen Diagnosemodellen so schlecht fassbare Zustand des Burnout, der nicht selten den wesentlich zugrunde liegenden, aber weniger offensichtlichen Faktor darstellt.

Im Kapitel 1 werden wir deshalb sehr detailliert die Stufenfolge der Burnout-Symptomatologie entwickeln, damit es Betroffenen, Angehörigen, Kollegen und Fachleuten leichter fällt, den Zustand des Burnout rechtzeitig zu erkennen. Dann könnte es gelingen, dass die – manchmal dennoch nötige und sachgerechte – Behandlung des somatischen Symptoms nicht verwechselt wird mit der sachgerechten Behandlung der Gesamtsituation.

So notwendig und richtig im gegebenen Fall die antiinfektiöse, antiphlogistische und antitumorale Therapie sein mag, so falsch wäre die Haltung, es einfach bei diesen Maßnahmen zu belassen, wenn im Hintergrund die Grundkonstellation eines Burnout-Syndroms schwelt. Man würde damit schlichtweg nur provozieren, dass nach einem kürzeren oder längeren befund- und damit diagnosefreien Intervall ähnliche Krankheitssymptome, womöglich in stärkerer Ausprägung oder nach Überwechseln, in einem anderen Organsystem aufträten. Damit würden ungewollt die Voraussetzungen einer Chronifizierung geschaffen, die schließlich zu derart ausschließlichen somatischen Fixierungen führen kann, dass daraus lebenslange Patientenkarrieren hervorgehen.

Diese Feststellung darf in zweierlei Hinsicht nicht falsch verstanden werden. Selbstverständlich ist Burnout nicht die Ursache all der genannten Erkrankungen. Und auch darf die Diagnose »Burnout« nicht blockieren oder verhindern, dass in angemessener Weise diagnostische und therapeutische Maßnahmen für somatische Erkrankungen eingeleitet werden. Richtig verstanden geht es hier nicht um eine Alternative zu anerkannten medizinischen oder psychologischen Vorgehensweisen. Vielmehr wird angeregt, den Blick über die bloße Symptomkur hinaus zu erweitern. In einem dann notwendigen salutogenetischen Prozess würde Gesundheitsförderung aus ihrem unernsten Schattendasein als Slogan einiger Krankenkassen befreit, womit sie im Verbund mit dem bereits vorhandenen wissenschaftlichen Gerüst die zentrale Rolle einnehmen könnte, die ihr angemessen ist.

Zwei sich ergänzende Archetypen der Heilkunst: Asklepios und Hygieia

Die griechische Antike kannte für diese beiden sich so fruchtbar ergänzenden Konzepte der Medizin zwei archetypische Gestalten: Asklepios und Hygieia. Diese beiden stehen für den kausalanalytisch-invasiven Ansatz (Asklepios) und für den prozessorientiert-hygienisch-präventiven Ansatz (Hygieia). Mit dem Übergang von der empirischen Medizin des Mittelalters zur wissenschaftlichen Medizin der Aufklärung vollzog sich eine in ihrer Einseitigkeit mittlerweile schädlich gewordene Überbetonung des an Krankheitsursachen ausgerichteten ersten Ansatzes.

Medizinhistorisch ist es interessant zu beobachten, wie außerordentlich viele Verbesserungen des Gesundheitszustandes der Bevölkerung (Säuglingssterblichkeit, bakterielle Infektionskrankheiten, Lebenserwartung) eben gerade auf die Wirkung des Hygieia-Ansatzes zurückgehen. Die großen Fortschritte der allgemeinen Gesundheit gehen nachweislich auf zum Teil einfache städtebauliche (Abwasserregelung, Brunnenpflege), architektonische und ablauforientierte, prozessorientiert systemische Maßnahmen (Ernährung, Quarantäne, Wochenbetthygiene) zurück. Viele dieser Erfolge werden bis heute offiziell in der Medizin auf die Erkenntnisse und Methoden der Mikrobiologie zurückgeführt, was nachweislich falsch ist.

Aber wirkliche Hygiene im Verständnis des Hygieia-Archetypus ist mehr: Sie umfasst eben auch den Bereich des sozialen Umgangs, der Arbeitsplatz- und Zeitgestaltung, der ehelichen und familiären Begegnungen bis hin zu Fragen des erfüllbaren Lebenssinns und der Lebensfreude. Der Begründer des Salutogenese-Ansatzes, der israelisch-amerikanische Medizin-Epidemiologe ISAAK ANTONOVSKY, hat mit seinen Forschungen zur Frage dessen, was einen Menschen gesund werden oder bleiben lässt, die Tür zum wissenschaftlichen Raum von Gesundheitsförderung wieder aufgestoßen.

Seit der Erstveröffentlichung dieses Konzeptes im Jahr 1967 ist es mittlerweile zur Gründung einer ganzen Reihe universitärer Forschungseinrichtungen auf diesem Sektor gekommen. In diesem Forschungskontext wird Gesundheit nicht als ein statischer Zustand beschrieben, sondern vielmehr als die immer wieder neu zu erringende Fähigkeit, gesunden zu können. Eben dieses Gesundheitsverständnis – Gesundheit ist Gesundenkönnen – legen auch wir hier zugrunde.

Der in diesem Sinne gesunde Mensch ist weder frei von körperlichen oder seelischen Erkrankungen, noch ist er unbelastet von Stressoren. Wichtig ist die folgende richtungweisende Unterscheidung. Der im pathogenetischen Sinne kranke Mensch antwortet auf körperliche und seelische Erkrankungen sowie auf Stressoren in der Regel auf eine allgemeine, ihn der Gruppe der Erkrankten ähnlich machenden Weise. Ist diese gemeinsame ent-individualisierende Reaktionsweise sehr charakteristisch, so benennen wir sie als Krankheitsbild.

Der im salutogenetischen Sinne gesunde Mensch hingegen erfährt die gleichen Ausgangssituationen und -belastungen als Herausforderungen, auf die er auf eine spezifisch eigene, ihn individualisierende, körperliche und seelische Aktionsweise antwortet. Zentral in diesem Ansatz ist der bereits oben angeführte Begriff des Kohärenzempfindens, umgangssprachlich wohl am besten charakterisierbar als das Empfinden von Stimmigkeit.

Für ANTONOVSKY sind drei Faktoren maßgeblich für ein solches Stimmigkeits-Empfinden:

Erstens, dass wir die Situationen, die uns zustoßen, emotional und intellektuell verstehen können. Das Burnout-Syndrom selbst ist ein gutes Beispiel für eine Minderung im Bereich der Verstehbarkeit. Oft ist grade folgendes Phänomen eines der ersten Symptome: dass wir uns selbst, unsere eigenen Reaktionsweisen und die Interaktionsweisen anderer nicht mehr einordnen und begreifen können. Das

49

reicht von emotional unvertrauten über unangemessene Reaktionen bis hin zu sachlichen Lern-, Merk- und Verständnisschwierigkeiten.

Der zweite wichtige Faktor ist die Handhabbarkeit: Berührt im Falle des Burnout ist hier zunächst der weite Bereich der altersbedingt nachlassenden Fähigkeiten und überfordernden Positionen. Des Weiteren anzuführen sind das Fehlen geeigneter Arbeitsmittel und die Faktoren ungeeigneter Arbeitsorganisation. Letztlich angesprochen sind Arbeitsinhalte, die aus der Sache heraus wenig Erfolg versprechen.

Als dritten und wesentlichsten Faktor führt ANTONOVSKY die Bedeutung an, die unsere Lebenspraxis für uns hat. Damit ist der Umstand gemeint, ob jemand seine Arbeit, seine Beziehungen, seine Freizeit als sinnvoll erlebt. Es ist der Bereich des Gewissens, insofern darunter nicht Über-Ich-Instanzen verstanden werden, sondern die autonome innere Stimme, womit wiederum die individuelle geistige Orientierung eines Menschen angesprochen ist. Dieser Faktor bricht in den fortgeschrittenen Burnout-Stadien (10 bis 12) regelmäßig vollständig weg.

Unserem etablierten Medizinsystem liegen als Basis des Forschens und Handelns die Begriffe der Pathogenese zugrunde. Das griechische Wort »Pathos« steht dabei für Leiden, »Genese« bedeutet Entstehungsweise. Die Hauptfrage gilt also der Weise, wie das Leiden entsteht (um wiederum daraus zu verstehen, wie man es lindern kann). Die darauf gründende Pathologie, die Lehre von den Krankheiten, hat ihren Aufschwung genommen mit der Entwicklung einer wissenschaftlichen Erforschung dessen, was Krankheit im Leichnam als Spuren hinterlässt. Die zentrale Fragestellung lautet demnach: Warum und auf welche Weise ist diese Krankheit zustande gekommen? Pathogenetisch verstanden sind Behandlungsansätze überwiegend einzelorgan- oder einzelprozessbezogen und analytisch-mechanistisch ausgerichtet. Sie sind außerordentlich gut geeignet für physische Traumata (Unfälle, physische Funktionshindernisse und Ähnliches) schwerwiegende Akutsituationen (Gefäßverschluss, Atemnot, Nierenversagen unter anderem) sowie Intoxikationen.

Im Umfeld chronischer Erkrankungen erweist sich dieses Denksystem immer mehr als weitgehend ungeeignet.

Salutogenese hingegen fragt in eine andere Richtung: Warum und auf welche Weise ist dieser Mensch gesund geblieben oder gesund geworden? Und darauf aufbauend: Wie können wir die Bedingungen schaffen, dass Gesundung (wieder) erlangt, angeregt oder erhalten werden kann? Salutogenetisch wird auf diese Weise weniger nach den Faktoren, sondern vielmehr nach dem systemischen Zusammenhang gefragt. Salutogenetische Methoden sind vorwiegend systemisch und synthetisch ausgerichtet. Ihre Domänen sind Prävention, funktionelle Erkrankungen, chronisch-progrediente Erkrankungen und die Rezidivprophylaxe nahezu aller Erkrankungen. Da die Burnout-Situation die Basisdisposition für eine breite Palette von Erkrankungen schafft, ist die Burnout-Prophylaxe und -Therapie wie geschaffen für ein salutogenetisch ausgerichtetes Konzept.

Salutogenese im Kontext der Alternativmedizin

Einigermaßen überrascht zeigte sich ANTONOVSKY zwei Jahrzehnte nach der Erstveröffentlichung seiner Thesen darüber, dass der Begriff »Salutogenese« von vielen komplementär- und alternativmedizinischen Ansätzen unreflektiert in Anspruch genommen wurde. Nach seinen eigenen Aussagen hat er dies nie intendiert, wie dieser Umstand auch nicht auf seine Sympathien stößt.

Auch wenn sie Salutogenese für sich in Anspruch nehmen, bleiben nahezu alle Alternativmedizin-Konzepte dem pathogenetischen Denken verhaftet: Dann ist die Ursache eben nicht molekulargenetisch, sondern »toxikologisch« (»Quecksilberbelastung«, »Holzschutzmittelvergiftung«), durch »Wasseradern«, durch ‚Kindheitstraumen« oder gar »karmisch« bedingt. Dadurch ist nichts grundlegend gewonnen. Im Gegenteil: Solide Wege orthodoxen medizinischen Vorgehens werden dabei oft geopfert. Dahinter steht aber noch immer der Versuch, Gesundheit im Sinne von »Normalisierung« anzustreben.

Im ursprünglichen Sinne – wie wir ihn auch hier zugrunde legen – fragt Salutogenese aber danach, wie individuelle Kohärenz (auf das jeweilige Individuum und seine Lebenswelt bezogene Stimmigkeit) erreicht werden kann. Wir fragen also nicht nach dem Einpassen in eine allgemeine Norm, sondern nach der Entfaltung eines individuellen Potenzials. Die dabei zum Einsatz kommenden Methoden sind deshalb diejenigen, die zum Zeitfenster und zur Grundeinstellung dieses einen Menschen am besten passen, nicht aber die einer orthodoxen oder alternativen Ideologie. Denn immer werden mit diesen Methoden nur die Voraussetzungen dafür geschaffen, dass die – natürlich vorhandene – salutogenetische Autoregulation die Führung übernehmen und Individuation als Krankheits- oder Krisenbewältigung ermöglichen kann.

Individuation meint hier: Zunahme der individuellen Spielräume, dem eigenen Wesen (Talenten, Anlagen und Werten) einen kohärenten, also einen mit sich selbst in Übereinstimmung befindlichen sozialen, gestalterischen und persönlichen Ausdruck geben zu können: Aus Talenten werden dann Fähigkeiten, aus Anlagen konkrete Handlungen und aus Werten Verankerungen in allgemeingültigen und zielführenden Prinzipien.

Wir hören »Prinzipien« – und fühlen uns eingeschränkt.
Der Begriff »Prinzipien«, der die Anfänge, das Wesen des Anfangens (gr.: archai, lat.: principium) bezeichnet, wurde übel entstellt. Prinzipien folgen zu sollen stellt eine hohe Herausforderung für unser Freiheitsbedürfnis dar. Dennoch können wir uns fragen und für einen zeitlich eng begrenzten Rahmen erforschen, was einem Individuum ein Leben in Spielraum, Freiheit und Lebensfreude bescheren kann, das an Prinzipien als geistigen Urgesetzen orientiert ist.

Der Archetypus der Selbstüberwindung

Das Gesagte beruht auf einem Menschenbild, das dem Menschen – über die genetische und kulturelle Prägung hinaus – den Archetypus der Selbstüberwindung zugesteht, ja, das sogar jederzeit damit rechnet. Ich stelle sogar zur Diskussion: Selbstüberwindung ist das Einzige, das in der Lage ist, den Menschen über sein subjektives biografisches Ich hinaus zu führen. Ob diese Ansicht richtig ist, kann von uns selbst nicht bestimmt werden. Dies hat logisch unwiderlegbare Gründe. Wie GÖDEL schon 1936 gezeigt hat, können wir innerhalb gegebener (in diesem Falle unserer eigenen) Dimensionen keine Aussagen über die Gültigkeit dieser (unserer eigenen) Dimension machen.

Gleichermaßen wie die etablierte Medizin geht die so genannte komplementäre Medizin von einem überkommenen Verständnis aus, das Krankheit und Gesundheit als Gegensatzpaar begreift.

Aber wir können unser Gewissen befragen, welche Folgen es hat, wenn man den Menschen stattdessen als ein ausschließlich determiniertes Wesen ansähe, also als ein Produkt seiner Vererbung und seiner Umwelteinflüsse, wie es immer mehr der Fall ist. Diese Fragestellung taucht zum ersten Mal in den kulturellen Zeugnissen der Menschheit bei ARISTOTELES auf. Gibt es, wie ARISTOTELES in der »Nikomachischen Ethik« meint, eine innere Verpflichtung des Menschen zum Anderssein? Ist diese Verpflichtung noch stimmig? Und könnte nicht sogar noch pointierter zutreffen: »Kein Mensch ist einerlei« (WISSER 1997)? Und er sei, von seinem Geburtsrecht ausgehend, schon nicht einerlei. Heute können wir uns die Frage vorlegen, ob uns nicht gerade die Individualität als das Wesen des Menschen einlädt, uns, mitsamt vieler Widersprüche, zu akzeptieren in unserer manchmal verwirrenden Einzigartigkeit, und uns

53

damit ermöglicht, besser unsere Praxis, unsere Art, die Dinge zu tun, zu verändern, statt uns selbst.

Diese Fragen können wir mit wissenschaftlichen Mitteln nicht beantworten. Wir müssen diese Frage mit Hilfe unseres eigenen Gewissens entscheiden. Ist der Mensch ein einzigartiges Wesen? Ich meine: nein und ja.

Insofern der Mensch erkrankt, in eine Krise gerät oder allgemein ausgedrückt: fällt, wird er je nach Dauer und Schwere des Falls ein allgemeines und mit verallgemeinerbaren Methoden beschreibbares Wesen. Das klassische medizinische Verständnis fasst also ganz zu Recht eine bestimmte Gruppe ähnlicher Symptome als ein Krankheitsbild oder Syndrom zusammen und ebnet hiermit die individuellen Unterschiede in einem Akt horizontaler Vereinfachung und Vereinheitlichung ein. Daraus folgt, dass es für eben diese Krankheitsbilder auch angemessene Behandlungen allgemeiner Natur gibt. Wiederum unterscheiden sich hier die etablierten und alternativmedizinischen Ansätze nicht. Der von diesen beiden klar unterschiedene salutogenetische Ansatz hingegen richtet sich an die dem Menschen eigentümliche Vertikalspannung: Lernend, übend und selbstüberwindend strebt der Mensch seiner eigenen Natur nach über sich (über seine Natur) hinaus. Dieser Ansatz ist im Westen noch vergleichsweise jung und eigentlich bis heute lediglich beim musikalischen Üben und vor allem im Bereich des Sports breit verankert.

In sinnvoller Verkürzung könnte man somit sagen:

Salutogenese ist Training des Menschen über sich hinaus.

Nein, der Mensch ist nicht einzigartig in der Weise, wie er fällt (erkrankt).

Ja, der Mensch ist einzigartig in der Weise, wie er selber aufsteht (gesundet).

Die Folgen der Ent-Individualisierung

Wenn man diese Unterscheidung ablehnt und damit die Entscheidung zum Individuum behindert, sind die Folgen verheerend. Man nimmt dem Menschen seine Vertikalspannung und wundert sich – so öffentlich wie scheinheilig –, dass er wie ein Gattungswesen reagiert. Um es noch einmal klar auszusprechen: Wir fragen nach der Vertikalspannung oder dem individuellen Wesen des Menschen nicht im Hinblick auf eine mögliche wissenschaftliche Nachweisbarkeit. Letztere gibt es aus den genannten prinzipiellen Gründen nicht. Vielmehr fragen wir nach der Fruchtbarkeit dieser oder jener Überzeugung für das, was kulturübergreifend Menschen für sich und die ihnen Nahestehenden anstreben.

Wir fragen nicht, ob und behaupten nicht, dass der Mensch ein individuelles Wesen ist. Wir behaupten, dass es die Möglichkeit gibt, sich dafür zu entscheiden, und wir fragen nach den Auswirkungen dieses mutigen Entschlusses, wenn er praktischem Handeln zugrunde gelegt wird.

Die gerade skizzierte Auffassung kann Betroffene im Zusammenhang mit Burnout überraschen, ärgern oder gar entsetzen. Ist es nicht gerade derjenige Mensch, der sich so viel Mühe gemacht, sich so sehr überarbeitet hat und der über sich hinauswachsen wollte, der im Burnout landete? Fakt ist, dass Menschen im Vollbild des Burnout einander immer ähnlicher, vorausberechenbarer (auch in ihrer Unberechenbarkeit vorhersehbarer) und in einem gewissen Sinne einerlei werden. Und zweifelsohne brauchen Betroffene in den weit vorangeschrittenen Stadien – ganz so wie im oben dargestellten Ansatz ausgeführt – auch eine gewisse Konsolidierung, die auf einer allgemein gültigen Grundlage beruht und deshalb bei den verschiedenen Menschen nicht von ihrer Individualität, sondern vielmehr vom Stadium der Krise abhängt.

Wenn dieses erste allgemeine Behandlungsstadium die ersten Überschusskräfte und dadurch erst einmal den »Blick über den Rand der Burnout-Falle« ermöglicht hat, dann setzt der Prozess der Individuation, der Forschung nach dem je ureigenen Weg aus der Falle ein.

Was aber dem Betroffenen in den behandlungsbegleitenden biografischen Gesprächen schnell deutlich wird, ist regelmäßig der Umstand, dass sie meist schon lange vor dem Fall zu trainieren aufgehört hatten. Oft ist es ein erschütterndes Erstaunen, wie selbstverständlich in den Herausforderungen des äußeren und inneren Sollens eine früher essenzielle und effektive Trainingspraxis unmerklich wegschlitterte. Das reicht vom Wegfallen des Musikinstrument-Übens oder des Ausübens einer Sportart, beispielsweise Tanzen, über nachlassende Fort- und Weiterbildung bis hin zu jenen (seltenen) Einzelfällen, in denen auch eine gut eingeübte Meditationspraxis wegdämmerte.

Die Bedeutung der Bedeutung und des Trainings

Antonovsky stellte heraus, dass die individuelle Bedeutung der Lebensäußerungen (»meaningfulness«) das Zentrum des Kohärenzempfindens (»sense of coherence«) ist. Individuelle Bedeutung können wir Dingen und Handlungen nur verleihen, wenn wir nicht in Not sind, das heißt, wenn wir noch Spielräume haben. Spielräume erweitern aber heißt: trainieren.

Wenn man des Morgens erwacht und sich fragt, warum man überhaupt aufstehen soll oder muss, warum man überhaupt, mühsam, auf diesem Planeten »herumkraucht«, dann ist einem die Bedeutung des eigenen Daseins, dessen Sinn abhanden gekommen. Aber: Hatten wir je den Sinn unseres Daseins? Oder noch grundsätzlicher: Können wir je den Sinn unseres Daseins »wissen«?

56

Eigentümlich genug: Bedeutung erlangen unsere Lebensäußerungen für uns gerade dann, wenn wir nicht nach ihrem Sinn fragen müssen. Noch allgemeiner drückte dies einer der bedeutendsten Philosophen des 20. Jahrhunderts, Ludwig Wittgenstein, in seinem Spätwerk aus: Die Antwort auf die Frage nach dem Sinn merke man nicht an ihrer Beantwortung, sondern am Verschwinden der Frage selbst.

Wenn wir genügend Freude im Spielraum der Vertikalspannung und an der Selbstaufrichtung im Training haben, verschwindet diese Frage nach dem Sinn tatsächlich einfach. Lebenssinn empfinden wir immer dann, wenn wir die Frage danach nicht mehr stellen, besser: nicht mehr stellen müssen. Dann herrscht Bedeutung in unserem Dasein.

Training, Übung, Spiel

Zahlreiche Studien zeigen, dass die Zeit des Menschen im »dritten Lebensalter« bis zu fünfmal rascher vergeht als die eines Kindes. Im Wesentlichen ist dafür die Mehrzahl der Routinehandlungen verantwortlich, die Erwachsene im Gegensatz zu spielenden und Neues erlernenden Kindern täglich ausführen.

Auch der Begriff »Training«, respektive seine deutsche Entsprechung »Übung«, kann missverstanden werden. Unter Umständen stellt sich das Bild eines unter großem Verzicht verbissen Übenden ein, wenn wir beispielhaft an den ehrgeizigen Sportler denken. Vorteilhafter ist es, wenn wir bei Training an das ernsthaft trainierende und dennoch freischwingende Spiel des Kindes denken, während es Stehen, Gehen und Sprechen lernt. Nie spielt es innerhalb seiner Grenzen. Stets schiebt es, durch eine leichte Überforderung, seine Grenzen hinaus. Der biologisch evolutionäre Sinn dieser Art des Spiels ist eindeutig: Fähigkeiten werden, angepasst an den individuellen

Rahmen, trainiert und schrittweise erweitert. Während auch beim höchst entwickelten Säugetier diese Phase des Spielens mit dem Ende der Adoleszenz endet, bleibt sie beim Menschen lebenslang als Möglichkeit erhalten. Bei den meisten Erwachsenen, Künstler und Forscher einmal ausgenommen, schwindet allerdings die Praxis des Spielens weitgehend, im Alter und im Burnout liegt sie meist vollkommen brach. Das kann kaum verwundern, werden doch für das Älterwerden Mäßigung und schrittweise Akzeptanz schwindender Fähigkeiten als umgekehrtes Training (= Adaptation an den Abbau) geradezu als Norm der Vernunft gefordert.

»Das Gegenteil von Spiel ist nicht Arbeit, sondern Depression.« (DANIEL PINK)

Unterhaltungsspiele wirken als Unten-Haltungs-Methoden (JOHN-EDWARD KELLY), die dem Menschen seine Spannkraft rauben, indem sie ihn von der Vertikalspannung abhalten, die ihn nährt und ihm Sinn stiftet.

Computerspiel und Gesellschaftsspiel tragen zwar denselben Namensbestandteil in sich wie das gerade Gesagte: Spiel. Aber hier verkommt das Spiel zu einer Karikatur seiner selbst. Der Spielende verbleibt innerhalb des gesetzten Rahmens und verliert seine Fähigkeiten der Grenzerweiterung durch Nichtgebrauch. Insofern entsprechen diese Spielformen dem gewöhnlichen Altern und heißen zu Recht Unterhaltung; besser hießen sie »Unten-Haltung«, weil sie ein Hinderungsmoment der für den Menschen notwendigen Vertikalspannung darstellen. Der im Sinne des Trainings Spielende erfährt sich im Gegensatz dazu selbst im Spiel immer ein wenig über sich selbst hinaus wachsend.

Wie das Spiel verhindert wird

Der in der Freude Spielende allerdings geht auch nicht in die polare Falle: Der Karikatur des Spiels als Spielerei in der bloßen Unterhaltung steht nämlich eine andere, nicht minder paralysierende Gefahr gegenüber, die der so genannten Ernsthaftigkeit in der notwendig scheinenden Selbstveränderung: »So wie ich bin, bin ich nicht richtig. Deshalb muss ich mich verändern und entwickeln.«

Du musst nicht Dich, sondern wie RAINER MARIA RILKE in der »Der Torso«, an sich selbst gerichtet, schreibt: »Du musst Dein Leben ändern«. Es geht also nicht darum, den ungeeigneten, frustrierenden und immer zum Scheitern verurteilten Versuch der Selbstveränderung (Ideal-Ich versus Real-Ich) zu unternehmen, sondern die Praxis zu verändern: Dies ist Training. Je bewusstseinsnäher und selbstbestimmter dieses Training ist, umso mehr gehört es in unsere Zeit.

Der im tiefsten menschlichen Sinne wahrhaft Spielende hat hingegen den selbstdestruktiven und immer ins Dilemma führenden Ansatz der Selbstveränderung aufgegeben und sich daran gemacht, durch freudvolles (auch in seinen leidvollen Aspekten tief beglückendes) Training einer veränderten Lebenspraxis die Veränderung seiner Selbst nicht herbeizwingen, sondern zulassen zu wollen und zu können.

»Der Spielende spielt sich selbst, doch nicht, um sich dadurch in sich einzuschließen, vielmehr um den Zugang in eine Welt zu finden, deren Horizont er unbegrenzt ausdehnen kann.«
(WITZENMANN 1987)

Im Spiel verwirklicht der Spielende seine Freiheit, wesentliche Fragen stellen zu können, ohne der Verführung zu verfallen, im Fragen bereits über die Antworten oder den Antwortraum verfügen müssen.

Er traut der Welt und sich selbst zu, dass er mit den Antworten, welche die Lebenspraxis ihm als Reaktion auf sein Spiel bietet, umgehen zu können. Schiller geht in seinen Briefen zur »Ästhetischen Erziehung des Menschen« so weit zu behaupten, der wahre Mensch sei der spielende Mensch und nur der spielende Mensch sei wahrer Mensch. Ich stimme ihm aus vollem Herzen zu.

Dieser spielende Modus des Menschen, der sich im Gegensatz zur Opferperspektive der Paranoia als Pronoia bezeichnen lässt, geht von dem – sich dann freilich immer wieder selbst bestätigenden – Anfangsverdacht aus, dass es das Universum gut mit einem meint. Voraussetzung dafür sind Selbstwertgefühl, Selbstvertrauen und die Fähigkeit, aus den eigenen Fehlern lernen zu können. Ihr größter Hinderungsfaktor ist die Kombination von Stolz, Selbstbewusstsein und Schuldgefühlen.

Beide behalten Recht: der Paranoiker und der Pronoiker. Geht Ersterer davon aus, dass es die Welt und das Universum irgendwie schlecht mit ihm meinen, so ist Letzterer vom geraden Gegenteil überzeugt. Dadurch, dass sie ihr Verhalten an ihren Überzeugungen ausrichten, bestätigen sie sich immer wieder in ihren Grundüberzeugungen.

Hier bedarf es eines kleinen Einschubes, weil die Begriffe »Selbstwertgefühl« und »Selbstbewusstsein« oft synonym verwendet werden. Selbstbewusstsein orientiert sich stets an der Vergangenheit erworbener Fähigkeiten, erbrachter Leistungen oder gesellschaftlicher Stellungen. Dem Selbstbewussten strömen in der sozialen Interaktion möglicherweise Bewunderung oder aber Missgunst und Neid entgegen. Der Mensch mit hohem Selbstwertgefühl hingegen bedarf keines Wissens, keines Könnens und keiner gesellschaftlichen Position, um die Würde seines Menschseins zu spüren. Ihm strebt zwischenmenschlich Wärme und Liebe entgegen. Im Rahmen der Burnout-Entstehung steigen Selbstbewusstsein (inklusive Selbstüberschätzung) und Schuldgefühle – meist bedingt durch immer größeres Auseinanderklaffen zwischen Ideal und Realität – geradeso wie Selbstwertgefühl und Selbstzutrauen sinken. Man müsste verzweifeln, wenn man der sicheren Überzeugung wäre, Selbstwertgefühl sei eine angeborene oder in der frühen Prägungsphase erworbene Eigenschaft, wie es immer wieder – auch von »wissenschaftlicher« Seite – behauptet wird. Ohne Zweifel gibt es günstige Bedingungen des Aufwachsens, die den Boden für ein gutes Selbstwertgefühl schaffen. Tröstlich und faszinierend zugleich ist es aber, dass sich Selbstwertgefühl tatsächlich von jedem Level aus und selbst im hohen Alter erfolgreich trainieren und habitualisieren lässt.

Nach drei Jahrzehnten ärztlicher Tätigkeit mit dem Schwerpunkt menschlicher Geburtshilfe komme ich immer mehr zu der folgenden, möglicherweise überraschenden Feststellung: Aus meiner heutigen Sicht würde ich Kindern für ihr erfolgreiches Aufwachsen keineswegs Eltern wünschen, die seelisch und körperlich »gesund« sind. Ich würde Patienten auch keinen Therapeuten wünschen, der seelisch und körperlich »gesund« ist. Aber ganz gewiss wünsche ich Kindern auch keine kranken Eltern und Patienten keine kranken Therapeuten. Erinnern wir uns an die oben genannte Definition von Gesundheit als der Eigenschaft, immer wieder neu – in der Gegenwart – gesunden zu können. Kindern wünsche ich solche Eltern, die immer wieder gesunden können. Und Patienten wünsche ich solche Therapeuten, denen dies immer wieder neu gelingt: zu gesunden. Warum? Weil die Eigenschaft, die dafür nötig ist und die man ebenso lang, wie man den Begriff »Burnout« kennt, als Resilienz bezeichnet, eine überaus ansteckende Wirkung hat. Und Resilienz gewinnen wir am zuverlässigsten aus der Überwindung, aus der Gesundung. Die Nebenwirkung dieser sozial ansteckenden Vertikalbewegung ist: Selbstwertgefühl.

Resilienz-Entwicklung und wachsendes Selbstwertgefühl gehen also Hand in Hand. Bekanntlich haben wir im Deutschen kein sprachliches Gegenstück zu der abwärtsgerichteten Spirale, die wir »Teufelskreis« nennen. Aber genau dies – die aufwärtsgerichtete

Spirale der Freude – beginnt mit zunehmender Resilienz zu wirken: Zunehmende Resilienz führt zu einer Zunahme des Selbstwertgefühls; zunehmendes Selbstwertgefühl schafft das Vertrauen, dass die Antworten der Welt auf mein Spiel von mir bewältigt werden können (Selbstvertrauen) und im Allgemeinen positiv sein werden (Pronoia). Die positiven Erfahrungen fördern die Erfahrung der Selbstwirksamkeit, die, auch in aussichtlosen Situationen, Bereitschaft zur Initiative und diese wiederum: Resilienz.

Grundlagen

Wir wollen im Weiteren untersuchen, welche Möglichkeiten der Resilienz-Förderung sich beim Erwachsenen als fruchtbar erwiesen haben. Die folgende Reihenfolge ist aus didaktischen Gründen so für die Darstellung gewählt. Im praktischen Umgang mit einem von Burnout betroffenen Menschen ist jeder der aufgeführten Punkte als Einstieg gleichermaßen geeignet, abhängig allein von den Voraussetzungen dieses einen konkreten Menschen.

Problem und Dilemma

Wo liegt zurzeit Ihr größtes Problem?
Welcher Lebensbereich – Arbeit, Familie, Lebenswelt – stimmt am wenigsten?
Was haben Sie bisher unternommen, um dieses Problem zu lösen?

Was ist das: ein Problem? Es ist eine ungelöste Situation, für die es zumindest grundsätzlich – und möglicherweise mit hohem Aufwand verbunden – eine Lösung gibt. Für viele ungelöste Situationen jedoch existiert grundsätzlich keine Lösung. Ein solcher Zustand heißt Dilemma. Immer wieder geschieht es – bei einem jeden von uns –, dass wir Dilemmata so betrachten als seien sie Probleme. Dementsprechend einsatzfreudig und gleichermaßen vergeblich setzen wir uns für eine Lösung ein, die es gar nicht geben kann. »Aber da muss man doch etwas tun können!«, kommt einem mit Vehemenz entgegen, wenn man im therapeutischen Dialog beginnt, diese Fallstricke einer ebenso elementaren wie universellen Verwechslung entwirren zu wollen. Betrachten wir zunächst jeweils ein Beispiel für ein Problem und ein Dilemma.

Fühlt sich jemand von Aufgabenumfang oder -vielzahl überfordert, ist dies ein Problem. Zumindest grundsätzlich und – trotz größter innerer Proteste gegen ein solches Ansinnen – meist einfacher als erwartet gilt jedoch, dass das Problem lösbar ist, wenn auch vielleicht nicht sofort und auch nicht mit den bisherigen »Bordmitteln« oder »Werkzeugen«. Dafür gibt es Ausbildungen und Trainer, die einem diese Techniken vermitteln können.

Wahrscheinlich wird man also für die Lösung dieses gerade angeführten Problems die Hilfe eines anderen Menschen – zum Beispiel eines Coachs – brauchen.

Erwartet einer nun aber, dass er um diese Hilfe weder bitten noch um sie anfragen oder sonst wie ein entsprechendes Bedürfnis eingestehen muss, dass jemand ihm nicht nur hilft, sondern aus dessen eigenem Antrieb und womöglich ohne Gegenleistung helfen soll, so ist das ein Dilemma und als solches prinzipiell nicht lösbar.

Genau hier setzt praktisches Resilienz-Training ein. Welche Spielregeln brauche ich und welche Rolle spiele ich in diesem Spiel, wenn ich zunächst sicher bin, dass ich zwar dringend Unterstützung brauche, aber ebenso sicher weiß, dass ich darum nicht bitten werde? Hier setzt die Lebenspraxis des Spiels an, das biografischer Therapeut und Patient im dialogischen Raum der Begegnung fantasievoll vorausgreifen und probehandelnd erforschen.

Lähmung und Spielraumbegrenzung durch Schuldgefühle

Wenn das Empfinden für den eigenen Wert klein ist, dann ist man schnell geneigt, reale Übergriffe anderer Menschen in den eigenen Willensbereich zuzulassen. Sollte es jedoch Forderungen oder Eingriffe anderer gar nicht real geben, kann der Mangel an Selbstwertgefühl zusammen mit Schuldgefühlen dennoch dazu verleiten, auch dort Erwartungshaltungen anderer zu spüren, wo sie gar nicht vorhanden sind.

64

Immer mehr nimmt dann der Bereich des Müssens, Sollens und zunehmenden Ungenügens überhand. Der küchenpsychologische Rat und der nicht gerade selten auch fachpsychologisch vorgebrachte Appell, man müsse in einem solchen Fall das »Nein-Sagen« lernen, ist ebenso naheliegend wie unsinnig. Im schlimmsten Fall löst er sogar ein weiteres Insuffizienzgefühl aus, nicht einmal das zu können.

Zur anfänglichen Enttäuschung und in der langsam zunehmenden Freude des Gelingens der von Burnout Betroffen beginnt das Training gerade nicht dort, wo sie es am nötigsten bräuchten, beispielsweise beim »Nein-Sagen« gegenüber denen, denen wir die Macht dazu verliehen haben. Vielmehr folgen wir auch hier dem salutogenetischen Ansatz der Ressourcenorientierung. Genau dort, wo einem noch so viel Spielraum bleibt, dass man einer tatsächlichen oder nur empfundenen Inanspruchnahme durch andere auch mit seinen bisher vorhandenen Kräften widerstehen könnte, kann man – mit einer Verhaltensvariation übend – beginnen. Denn nur in diesem Bereich verfügt man schon jetzt über den entsprechenden Spielraum zum Spüren subtiler Unterschiede. Hier kann man bemerken, wie die variierte Haltung und das daraus abgeleitete veränderte Verhalten nicht nur weniger Energie kosten. Man verspürt auch eine Freude an den hinzugewonnenen Freiheitsgraden im Verhalten und bringt damit Schub in die aufwärtsgerichtete Spirale.

Neues erproben, am Anfang innerhalb der Grenzen des Alten

Jetzt beginnt die für den jugendlichen Säugetierorganismus typische, im Erwachsenenalter ausschließlich beim Menschen mögliche Neugierde an der Erprobung verschütteter, bislang noch nicht verwirklichter, aber angelegter Spielräume der Selbstwirksamkeit zu greifen. Die behutsame und verantwortliche Begleitung durch den Biographik-Therapeuten sorgt dafür, dass diese Spielräume zwar herausfordernd, aber dennoch nur im Rahmen realistischer Attributionen erprobt werden.

Ein Beispiel aus der Praxis: Eine in der Routine ihrer Arbeit und Ehe erstarrte und von ihrer Lebensenergie weitgehend abgeschnittene Mutter zweier Kinder, Ende 30, entwickelt eine regelrechte Euphorie, als sie nach drei Wochen einer intensiven Kur wieder in Kontakt mit ihrer Kraft kommt. Aus dem Überschwang dieser positiven Gefühle will sie die Routine der Begegnung mit ihrem nachgereisten Ehemann am Flughafen brechen und beschließt, ihn mit einer äußerst riskanten Inszenierung dort zu begrüßen. Ohne den Mut und die Spielfreude zu dämpfen, obliegt es nun dem Therapeuten, den Schwung dieser einsetzenden Selbsterfindung zu erhalten und dennoch die Verhaltensvariation in die individuellen und gesellschaftlichen Spielregeln einzupassen, um neuerliche Überforderung vor allem durch unerwartet heftige Reaktionen zunächst (!) – die neuen Fähigkeiten keimen ja gerade erst – zu vermeiden.

Macht und Ohnmacht – Initiative und Verantwortung

Abhängig vom Grad der jeweiligen Burnout-Tiefe erlebt jeder Betroffene Gefühle der Ohnmacht. Und dennoch verneinen die meisten Menschen auch in einer solchen Situation die Frage, ob sie gerne Macht hätten. Instinktiv scheinen sie zu spüren, dass man dann, wenn man die Macht hat, auch in der Verantwortung steht. Jetzt gilt es, erst einmal dieses Dilemma auszuhalten: nicht mehr ohnmächtig sein, aber auch nicht die Macht haben zu wollen. Einfühlsam kann man nun diesen Menschen an Erinnerungen heranführen, bei deren Reaktivierung er den Schwächezustand früherer biografischer Situationen wieder erlebt. Oftmals von erheblichen Widerständen verzögert, gesteht sich dieser Mensch dann doch ein, dass er trotz ganz anders lautender Überzeugungen, denen er sich verschrieben hat (ohne es je unterschrieben zu haben), er diesen oder diesem einen

Menschen die Schuld zuweist für seine Schwäche in der genannten Situation. Weil der andere ihn so harsch kritisiert, so gedemütigt, so betrogen, so verletzt habe, gehe es ihm zumindest in der genannten Situation und jetzt, da er sich erinnert, so schlecht.

Jetzt kann man mit ihm gemeinsam die These prüfen: Wer die Schuld hat, hat die Macht.

Daran kann sich die Frage anschließen.»Mögen Sie, dass dieser Mensch nicht nur damals, sondern auch heute noch Macht über Sie besitzt?« Damit wird ein weiteres wesentliches Feld geöffnet. Der Übergang aus der Opferrolle dem Schicksal gegenüber zum Entschluss, Täter und damit Verantwortlicher für den eigenen biografischen Weg zu werden.

Sinn, Last und sinnvolle Nutzung des Schmerz-Gedächtnisses

Wir Menschen besitzen ein sehr gut funktionierendes Schmerz-Gedächtnis. Ohne Zweifel haben sich in der Urgeschichte der Menschheit diejenigen eher fortpflanzen können, die die Umstände schmerzhafter Ereignisse besser erinnern konnten. Sie waren vorsichtiger, umsichtiger und erlernten ein detailliertes Vermeidungsverhalten, was ihrem Überleben diente, sie älter und damit fortpflanzungsfähig werden ließ. Dieses Erbstück tragen wir in uns und so erinnern wir uns – zu unserem Leidwesen (und dessen Ernährung) – etwa sieben Mal besser an leidvolle Ereignisse als an Geschehnisse der Freude. Dies ist nun eben zweifelsohne unser genetisches »Schicksal«. Erfreulicherweise wissen wir aber seit wenigen Jahren aufgrund der Forschungsergebnisse der Epigenetik, dass sich Gene nicht selber aktivieren. Stets ist es der ganze Mensch, der seine Gene ein- oder ausschaltet, ja sie sogar für lange Zeiträume gegenüber Zugriffen regelrecht maskieren kann.

Heute – in unserer an freilaufenden Raubtieren armen und an schwer überwindbaren nichtbiologischen »Raubtieren« reichen Welt – wartet ein gut funktionierendes Schmerzgedächtnis mit einem erheblichen Nachteil auf. Vor allem im Hinblick auf die Disposition, chronische Schmerzerkrankungen, psychosomatische Leiden, Autoimmunerkrankungen und eine Verkürzung der Lebenserwartung zu erleiden.

Drei Ziele werden von uns zugleich verfolgt:

- das Leiden an schmerzhaften Erinnerungen und deren ungewolltes Auftreten zu vermindern und die kräftezehrendsten von ihnen wirksam aufzuheben (siehe später unter »Traumatherapie«, »Kinästhetische Imagination« und »Spiegelneuronen des prä-motorischen Kortex«);
- durch kognitives Verhaltenstraining weitere künftige schmerzhafte Erfahrungen weniger häufig und weniger intensiv eintreten zu lassen;
- durch Übung der Dissoziation zwischen Empfindung (vegetative Reaktion auf Sinnes- oder Leibeseindrücke) und gefühlsmäßiger Reaktion die Fähigkeit emotionaler Selbstregulation zu fördern.

Coping-Strategien gegenüber Stressoren

Es gibt keine allgemein effektiven Coping-Strategien. Darunter versteht man diejenigen Methoden, die einen in die Lage versetzen, belastende Stressoren in herausfordernde Anreize zu wandeln. Tatsächlich gelingt dies einigen Menschen gut, wenn sie regelmäßig meditieren. Andere profitieren mehr davon, wenn sie Selbstkonditionierungstechniken erlernen. Andere wiederum brauchen Strategien, wie sie ihren einschießenden motorischen Impulsen ein geeignetes Feld zuweisen können. Es ist von großer Bedeutung, dass dem vom Burnout betroffenen, einzelnen Menschen nicht eine bestimmte, womöglich noch ideologisch gefärbte Methode übergestülpt wird. Vielmehr wächst die Chance eines nachhaltigen Eintrainierens mit der spontanen Resonanz, die sie beim Einzelnen auslöst. Wer sich professionell mit Burnout-Betroffenen beschäftigt, kann deshalb sinnvollerweise auf eine eher breite Palette von Möglichkeiten zurückgreifen, worunter sich eine für den Einzelnen genau passende Kombination finden mag.

Dazu gehören nicht zuletzt künstlerisch kreative Eigenerfahrungen. Dem Ästhetikbegriff folgend, den FRIEDRICH VON SCHILLER kreiert hat, kann man den Bereich des Künstlerischen als das Hilfsrad begreifen, das den Lebenswagen am Laufen hält, wenn ein tragendes Rad gebrochen und das neue durch Training noch nicht stabil geworden ist. In der Freude am künstlerischen Schaffen leuchtet nicht zuletzt manchmal auch die Imagination einer möglichen eigenen Zukunft auf.

Ganz allgemein darf auch der Bereich der leiblichen Ressourcen nicht unterschätzt werden. Atmung und Stimme, müheloses Körperaufrichten, Einschwingenlernen in die Eigenrhythmik des Herzens, Verbesserung der Frontalhirndurchblutung und Training der spontanen Regenerationsfähigkeit sind hierfür zentrale Themen, die in Kapitel 3 ausführlich erläutert werden.

Positive Psychologie an Stelle illusionärer Methoden und eines destruktiven Menschenbildes

Charakteristisch für eine nachhaltig erfolgreiche Burnout-Kur ist, dass sie in kleinen Schritten, in rhythmischer Wiederholung und raschem, wenn auch anfanglich nur subtil spürbarem Wirkungseintritt funktioniert. Erfreulicherweise hat sich in den vergangenen Jahren neben den tiefenpsychologischen und den psychopharmakologischen Mainstream-Ansätzen ein neuer Forschungsbereich zu etablieren begonnen, der sich den Bedingungen für das Eintreten von Lebensglück forschend zuwendet: die Positive Psychologie. Es erscheint mir wichtig zu betonen, dass dieser neue Zweig der Psychologie nichts mit dem populären und populistischen Positiven Denken zu tun hat, das eine Unzahl von Menschen mehr Unglück und Enttäuschung als den versprochenen leichten Erfolg gebracht hat.

Früher war es der kirchliche Kontext, der es für den Menschen selbstverständlich machte, dass er ein in der Tiefe und von der Anlage her schlechtes oder böses Wesen sei. Mit der so genannten Erbsünde behaftet, war man gezwungen, in ständiger Selbstbetrachtung darauf achtzugeben, dass dieses ursprüngliche Böse sich nicht seinen Weg in die menschlichen Handlungen bahnte. Erziehung und Gesellschaft taten ein Übriges, diese endemische Überzeugung immer wieder zu bestätigen. Überall dort, wo der kirchliche Einfluss zurückging, kam es aber keineswegs zu einer Veränderung hin zu einem primär positiven Menschenbild. Vielmehr wurde der alte Glaube abgelöst durch den ebenso wirksamen neuen Glauben an die Tiefenpsychologie. Deren Grundüberzeugung eines dunklen, chaotischen und wilden Unbewussten und eines maroden Kellers unterbewusster Verdrängungen unterscheidet sich weder im Konzept noch in der Wirkung von der elenden und bedrückenden Wirkung der Erbsündengeschichte.

Gut hundert Jahre nach der zweifelhaften Leistung von SIGMUND FREUD, dem Konzept der Erbsünde mit dem Begriff des durch Kultur zu überwindenden »Es« (der Begriff selbst stammt allerdings nicht von FREUD, sondern von dem relativ wenig bekannten frühen Körpertherapeuten GEORG GRODDECK) eine moderner erscheinende Wiedergeburt zu ermöglichen, ist in den meisten westlichen Kulturen diese Überzeugung zum unhinterfragten Bestandteil des allgemein akzeptierten und wirksamen Menschenbildes geworden. Folgerichtig erscheinen vielen Menschen persönliches Lebensglück, Selbstfürsorge und zweckfreies spielerisch-freudvolles Handeln als Ausdruck eines unbedingt zu überwindenden oder zumindest eines zu verleugnenden Egoismus. Abgesehen davon, dass für die Wirksamkeit der Psychoanalyse im Gegensatz zu anderen psychotherapeutischen Verfahren bis heute jeder wissenschaftlich akzeptable Nachweis fehlt, bedient sie mit ihrem Konzept der Triebstruktur des Unbewussten ein Korsett, von dem sie die Menschen zu befreien vorgibt. Freilich war der Anspruch FREUDS selbst bescheiden und offenbart einen Aspekt seines seither immer stärker kulturbeherrschend verbreiteten Menschenbildes:»Erfolgreiche Psychotherapie wandelt das extreme Leiden des Neurotikers in das normale Elend menschlicher Existenz.«

Der alte kirchliche Ansatz versprach (zumindest außerhalb des protestantischen Pragmatismus) noch paradiesische Seligkeit bei Überwindung der selbstsüchtigen Erbsünde. Damit einher ging die aus heutiger Forschungssicht der Positiven Psychologie äußerst kluge rhythmische Gliederung der Woche und des Jahres in Phasen der Anstrengung und des Verzichtes, abgelöst von Festen ausgelassener Freude und des Überschwangs. Daneben nimmt sich das Heilsversprechen der Tiefenpsychologie karg aus: durch Analyse und Einsicht wieder in das Gleichmaß eines blassen und faden allgemeinen Lebens eingegliedert werden zu können. Um jedem Missverständnis vorzubeugen: Ich erachte es als Glück, dass wir im Begriff sind beides zu überwinden: traditionelle kirchliche Fremdbestimmung mit ihrem nachtodlichen Heilsversprechen und ihre moderne Variante psychoanalytischer Behauptungen über die Notwendigkeit, ursprünglich eigensüchtige und asoziale Triebe in einem Sozialisierungsprozess beschneiden und auf eine Kulturfähigkeit hin umerziehen zu müssen (Lesern, denen diese zuletzt getroffene Aussage zu krass erscheint, empfehle ich, den Briefwechsel zwischen SIGMUND FREUD und VIKTOR FRANKL zu studieren und sich dann noch einmal nach der Berechtigung dieser Stellungnahme zu fragen).

Nicht egoistisch sein und nicht egoistisch erscheinen zu dürfen ist ein durchgängiger Zug, den man in stärkster Ausprägung regelmäßig bei Menschen findet, die von Burnout betroffen sind. Ein

KANT'scher allgemein moralischer Imperativ der Art: »Wie kannst Du Freude empfinden angesichts des Unheils der Welt?« scheint bei ihnen besonders gut zu wirken.

Die schlimmen Folgen der Egoismusvermeidung und ihre Überwindung

Wir beginnen uns zu fragen, welche Wirkung der selbstunzufriedene, überarbeitete, ärgerlich missmutige und schließlich sich selbst bedauernde, sich selbst als Idealist überschätzende Mensch auf seine Kinder, seinen Lebenspartner, seine Arbeitskollegen und all jene hat, mit denen er im sozialen Austausch steht. Gerne bilden Menschen in einer solchen Situation dann Stimmungsgruppen, deren einziges – wenn auch recht zweifelhaftes – Vergnügen das der Selbstgerechtigkeit ist. Es gehört zu den schönsten Momenten in therapeutischen Begegnungen, wenn der einzelne Mensch für sich selbst den Fluch des negativen Menschenbildes und seine zerstörerische Wirkung erkennt. Jetzt realisiert er, wie viel mehr er für einzelne andere Menschen tun kann, wenn er, voller Freude und mit einem Überschuss von Energie, das ursprüngliche überaus positive Bild des spielenden Menschen zu verwirklichen beginnt. An die Stelle der Tiefenpsychologie und der pharmakologischen Symptomzudeckung beginnt sich eine Psychologie der vertikalen Spannung zu etablieren, eine Kraft, die schon der ägyptischen Mythologie bekannt war und von ihr Ma´at genannt wurde: Vertikale Solidarität, wie sie der bekannte Ägyptologe JAN ASSMANN in seinem genialen gleichnamigen Werk nannte.

Dort wo er wipfelt, wurzelt der Mensch

Wir wollen darüber nicht vergessen, dass Burnout auch eine angemessene Reaktion auf unangemessene Verhältnisse sein kann. In einem Leserbrief auf einen Artikel über Burnout (Hemmerich in: Info3, 4/2009) sprach sich eine Leserin sehr vehement dafür aus, dass das ihrer Ansicht nach Wichtigste der Burnout-Thematik der politische Kampf gegen bestimmte Bedingungen am Arbeitsplatz sei. Dieser Ansicht widersprechen die Inhalte des vorliegenden Buches radikal. Denn der politische Ansatz kann immer nur allgemeine Bedingungen verbessern. Das ist zweifelsohne nötig, in mehr als nur der einen Hinsicht auf das Burnout-Syndrom. Das Aufrichten aus der Burnout-Falle ist jedoch eine individuelle Aufgabe. Die Lösung dieser Aufgabe kann gleichwohl unter vielen anderen fördernden Bedingungen auch dadurch leichter gelingen, dass die Arbeitsverhältnisse in bestimmten Feldern deutlich verbessert werden.

Scheint Vorstehendes nicht der oben genannten Aussage zu widersprechen, Burnout könne man auch so betrachten, dass es eine angemessene Reaktion auf unangemessene Verhältnisse sei? Die politische Forderung, Arbeitsverhältnisse im Hinblick auf das Vermeiden oder Vermindern von Burnout zu verändern, trägt in sich den Keim, den Menschen einerlei zu machen. Wenn es allgemein günstige und förderliche Arbeitsplatzverhältnisse geben soll, dann stehen wir rasch in der Gefahr, dass einer oder eine Interessengruppe bestimmt, wie diese geeigneten Bedingungen auszusehen haben. Es spricht einige kulturübergreifende Evidenz dafür, dass es grundlegende menschliche Prinzipien gibt (später im Abschnitt über »Werte« mehr dazu). Noch nie aber haben allgemeine Regeln dazu geführt, dass Prinzipien eingehalten wurden.

Ganz anderes geschieht, wenn einem Menschen sein individueller Weg in die Spielräume seines Menschseins hinein gelingt und er damit – an seinem konkreten Arbeitsplatz unter den gegebenen Umständen – seine Menschenwürde verwirklicht. Dann verlassen wir dieses Vermeidungsziel »Abschaffen unwürdiger Arbeitsverhältnisse« und setzen an seine Stelle das durchaus auch politisch relevante Annäherungsziel der spielerischen Verwirklichung des menschlichen Potenzials des je einzelnen Menschen in der Arbeit.

Auch hier gilt das oben bereits Genannte: Der eine Gesundende, dieser einzigartige Mensch, wirkt ansteckend durch die Realität seiner veränderten Lebens- und Arbeitspraxis. So, und nicht am Schreibtisch, kommen politische Utopien wirksam auf die Erde.

Kapitel 1: Kraft und Energie

Je größer die Spielräume eines Menschen sind, desto weiter ist er von der Falle des Burnout entfernt. Seine Spielräume sind umso größer, je mehr Energie er zur Verfügung hat, die nicht an Arbeit im Bereich des Sollens und Müssens gebunden ist, und erst recht gilt dies, je weniger Energie in Reibungsverlusten verloren geht. Besonders in den mittleren Burnout-Stadien machen viele Menschen die äußerst leidvolle Erfahrung, dass man ihnen ihre Erschöpfung nicht anzusehen scheint. In vielen Aufnahmegesprächen mit an Burnout Erkrankten wirkt es wie eine Erlösung auf Betroffene, wenn man ihnen spiegelt, dass sie anscheinend zwar über viel Kraft verfügen (was sie, ohne es so differenziert zu haben, deutlich spüren), diese jedoch nicht in eine für sie spürbare und wirksame Energie umsetzen können. Mit einem müden und dennoch befreienden Lächeln berichten Erkrankte oftmals, was das Quälendste der vergangenen Monate oder Jahre gewesen sei: von Kollegen, Freunden, Partnern, aber auch von Ärzten immer wieder hingewiesen worden zu sein auf ein augenscheinliches Potenzial, zu dem sie selbst den Zugang verloren haben und das jetzt zum ersten Mal für sie adäquat beschrieben und von ihrem gefühlten Energiemangel unterschieden worden ist. Was versteht man unter Kraft und Energie, wie unterscheiden sie sich und wie hängen sie zusammen? Möglicherweise gelingt es dem Leser, die innere Ruhe aufzubringen, das folgende Gedankenexperiment sorgfältig und wiederholt durchzuführen.

Wir stellen uns eine Handkurbel vor, die wir mit dem Arm gleichmäßig drehend betätigen. Die dabei verrichtete Arbeit wird mit einem Kolbensystem auf einen kleinen Stößel übertragen, der sich mit jeder Kolbenumdrehung in eine Führungsschiene hinein und wieder heraus bewegt. Die in den Muskelspindeln sitzenden Rezeptoren unseres Körpers sind außerordentlich sensibel für den Aufwand, den wir betreiben müssen, um eine bestimmte muskuläre Arbeit zu verrichten. Dieser Aufwand entspricht der Energie, die wir dabei verbrauchen. Wenn der Stößel in einem schlecht geschmierten System also Reibungswiderstände bietet, so spüren wir dies unmittelbar und sehr subtil mit unserem kinästhetisch genannten Sinn: Man würde spüren, wie der Widerstand des Systems sich durch Reibung verändert.

In einem als gleichmäßig anstrengend empfundenen Zeitraum regelmäßigen Kurbelns würden wir nun um den Stößel herum eine Spule anbringen. Das sind viele Windungen eines isolierten Kupferdrahts. Und den Metallstößel würden wir ersetzen durch einen Magneten gleichen Gewichtes, gleicher Form- und Oberflächeneigenschaften. Beim Kurbeln könnten wir beim besten Willen keinen Unterschied bemerken, obwohl nun ein gravierender Unterschied eingetreten ist. Durch die Bewegung des Magneten innerhalb einer Ringspule ist ein messbares Kraftfeld aufgebaut worden, in diesem Fall ein elektromagnetisches Kraftfeld.

Dies könnte eine erste Überraschung sein: Der Aufbau dieses Kraftfeldes hat keinerlei zusätzliche Energie benötigt. Vielmehr hing er ausschließlich von der Anordnung, vom Raumgefüge, bestimmten Materialien und Formen ab. Wäre der Kupferdraht nicht spulenförmig gewickelt oder bewegte sich der Magnet nicht in und längs zur Spule, sondern außerhalb und quer, so wäre der Energieaufwand des Kurbelns der Gleiche, ein Kraftfeld würde sich jedoch nicht aufbauen. Bei gleichem Energieaufwand ist es also allein die Anordnung der Dinge, ihr Arrangement, ihr räumlicher und zeitlicher Bezug, der darüber bestimmt, ob und wie stark sich ein Kraftfeld aufbaut.

Hier wäre die erste Gelegenheit, inne zu halten und sich zu fragen, wie viel Energie im Alltag dadurch verloren geht, dass wir manchmal wie in einem Hamsterrad kurbeln, wenn – wie dies oft der Fall ist – gerade nicht die richtigen räumlichen und/oder zeitlichen Konstellationen vorhanden sind. Wenn für etwas die Zeit nicht dran ist, der Ort nicht stimmt oder das Gefüge nicht geeignet ist, dann baut sich bei größtem Energieeinsatz das gewünschte Kraftfeld nicht auf.

Wörtlich übersetzt bedeutet Konstellation, dass die Sterne (»stellae«) richtig mit- oder zueinander (»con«) stehen. Im Falle ungeeigneter Umstände wäre – ganz praktisch – nicht die richtige Konstellation gegeben. Es nützt dann nichts, die Kurbelfrequenz zu erhöhen und sich mehr anzustrengen. Erst muss die richtige zeitliche und/oder räumliche Anordnung geschaffen werden, damit dann mit angemessener Energie ein wirksames Feld errichtet werden kann.

Im zwischenmenschlichen Bereich betrifft diese Art der notwendigen Anordnungen die Qualität und Zuverlässigkeit der Vereinbarungen und der Schnittstellenbeschreibungen, also den Bereich, den man als Ablauf- und Kommunikationsorganisation bezeichnet. Noch wichtiger sind die der Arbeit zugrunde gelegten Prinzipien. »Principia« sind das lateinische Synonym zum griechischen »Archai«. Ältere Kulturen bezeichneten mit »Archai« die Wesen des Zeitgeistes. Wir werden später sehen, dass es – bei aller persönlichen Überzeugtheit und Wichtigkeit der Angelegenheiten – keine realistische Möglichkeit gibt, sich langfristig gegen die grundlegenden Prinzipien zu stellen. Deren Anwesenheit bestimmt unter der Voraussetzung, dass das Vereinbarungswesen zwischen den Menschen stimmig funktioniert, ob Zeit und Ort für den Einsatz der Energie stimmen.

Fahren wir fort mit unserem oben begonnenen Gedankenexperiment. Wir verbinden nun Anfang und Ende unseres zur Spule gewickelten Kupferdrahtes mit einer kleinen Lampe, während wir im gleichmäßigen Rhythmus mit unserer Kurbelbewegung den Magnetstößel in die Spule hinein und wieder heraus bewegen. Jetzt stellen wir erstaunt fest, dass der Widerstand in unserer Kurbel erheblich zugenommen hat, gerade in dem Augenblick, als die Lampe zu leuchten begann. Sie ist nun ein Energieverbraucher geworden. Erst durch den spezifischen Verbraucher ist es zu einem Mehraufwand an muskulärer Arbeit gekommen, wobei das Kraftfeld unverändert blieb. Im Zusammenhang mit energieverbrauchender Arbeit, womit ein an Raum- und Zeitgefüge gebundenes Kraftfeld und der jeweilige

Energieverbrauch angesprochen sind, betrachten wir den Energieeinsatz an der Kurbel als das Bild für unsere Stoffwechselleistung.

Besonders fatal wirkt dieser Energieverbrauch zur Regeneration im Falle autoimmunologischer Erkrankungen. Vor allem dann, wenn im Rahmen einer Burnout-Situation das Stadium des Dilemmas eingetreten ist, entwickeln sich bei entsprechenden genetischen und toxikologischen Dispositionen oft autoaggressive Krankheitsprozesse. Jetzt wird ein Teil unserer Lebensenergie dazu benutzt, uns selbst anzugreifen, und der kleine verbleibende Rest dazu, die dabei eingetretenen Schäden möglichst wieder zu reparieren. Die synergetischen »Doppelverbraucher« unserer Lebensenergie setzen die Ausweglosigkeit der Dilemma-Situation ins Leibliche hinein fort.

Auf der tiefsten biochemischen Ebene haben wir durch die Verdauungsprozesse (Zitronensäurezyklus in den Mitochondrien) aus einem energiearmen Molekül (Adenosin-Monophosphat = AMP) ein energiereiches Molekül (Adenosin-Triphosphat = ATP) synthetisiert. Der vorhandene Umfang von Adenosin-Triphosphat ist die momentane potenzielle Energie unseres Körpers: Energie also, die in Arbeit umgesetzt werden kann. Einen Teil dieser Energie verbrauchen wir als so genannten Grundumsatz für den Erhalt unserer Lebensprozesse, gegebenenfalls auch für die Regeneration erkrankter oder verletzter Körperbereiche.

Mit dem, was uns jetzt – nach Verbrauch für den Erhalt der Überlebensprozesse und der nötigen Regenerations- beziehungsweise Wachstumsprozesse – noch zur Verfügung steht, denken (unser Gehirn ist der größte singuläre Energieverbraucher), sprechen, arbeiten, spielen und streiten wir. Und nicht zuletzt bringen wir Emotionen in uns hervor.

Kehren wir noch einmal zu unserem Gedankenexperiment zurück, dann haben wir drei Arten des Energieverbrauchs kennengelernt. Der erste Energieverbrauch ist der Verlust von Energie in Reibung.

Die physikalisch Gebildeten unter den Lesern wissen natürlich, dass Energie nicht verloren gehen kann. Mit der Metapher »Energieverlust« ist hier gemeint, dass eine höher organisierte und damit höherwertige Energieform in die Energieform ohne jede Qualität umgewandelt wird. Diese Energie niedrigsten Werts, sozusagen qualitätslose Energie, ist die chaotische Bewegungsenergie: die an Materie gebundenen Wärme, in diesem Falle Reibungswärme. Je höherwertig Energie ist, umso höher ist ihr Grad an Informationsanordnung oder umgangssprachlich: Bedeutung.

Je wertbezogen geringer Energie ist, desto geringer ist der Grad der Informationsanordnung. Im Falle der Reibungsenergie oder materiell gebundener Wärme herrscht ein Zustand maximaler Information ohne jede Bedeutung. Spötter haben gelegentlich das Internet mit dieser Art der Energie verglichen. Auf die soziale Dimension übertragen entspricht der Zustand maximaler Information ohne jede Bedeutung dem in unseren Tagen immer mehr vorherrschenden Anspruch von Dringlichkeit auch dort, wo offenbar keine Wichtigkeit besteht. Die Unterscheidung zwischen dringenden und relevanten, also wichtigen Dingen spielt – wie später gezeigt werden wird – eine wesentliche hygienische Rolle auf dem Weg aus dem Burnout.

Biophotonen – intrazelluläre Anordnungen kohärenten Wärmelichtes (Licht in der Größenordnung der Wellenlänge >3.000 nm). ALBRECHT-BUEHLER hat nachgewiesen, dass Zentriolen auf Infrarot-Photonen reagieren, die von anderen Zellen erzeugt werden. (»Albrecht-Buehler has shown that centrioles respond to infra-red photons generated by other cells« (ALBRECHT-BUEHLER 1992))

Der zweite Energieverbraucher ist die falsche oder ungeeignete zeitliche oder räumliche Anordnung. Die für die Arbeit aufgewendete Energie verliert sich letztlich ebenfalls als bedeutungslose chaotische Wärmeenergie. Die höchste Energieform ist die in lebenden Organismen als kohärentes Licht (vor allen Dingen Wärme-Licht) gespeicherte Energie. Wenn Leben also wieder Leben hervorbringt, steigen wir mit der durch unsere Arbeit gewandelten Energie qualitativ nicht ab.

Alle wesentlichen Steuerungsprozesse des zellulären Lebens scheinen in Beziehung zu stehen zu Lichtquanten, die auf eine charakteristische Weise so lange innerhalb der Zellstrukturen verweilen können, als das betreffende organismische Leben gesund ist. Kranke und sterbende Zellen hingegen geben dieses Wärme-Licht rascher und breitbandiger, schließlich unter Verlust der Kohärenz als eine Art Licht-»Rauschen« ab, wobei es sich dabei durch vermehrte Wechselwirkung auch in physische, also ungeordnete Wärme wandelt.

Dies führt uns zu unserem dritten Energieverbraucher. Sie erinnern sich: Als wir in unserem gedanklichen Experiment die kleine Lampe angeschlossen haben, mussten wir unvermittelt mehr Arbeit aufwenden, um gegen den zunehmenden Widerstand der Kurbel noch die gleiche Drehgeschwindigkeit aufrecht erhalten zu können. Die erste Frage, die wir uns in der Analogiebildung stellen, ist demnach: Wer bestimmt darüber, welche Art von Verbraucher wann, wie stark und wie lange eingeschaltet wird. Rufen wir uns als Bild eine gesunde Schwangere im mittleren Abschnitt der Schwangerschaft vor Augen. In dieser Zeit ist der Energieverbrauch des Kindes durch Wachstums-, Umbau- und Stoffwechselprozesse während der Schwangerschaft am höchsten ausgeprägt. Und es ist zugleich in den allermeisten Fällen der Lebensabschnitt einer Schwangeren, in dem sie sich – wie wir aus einer Vielzahl persönlicher Mitteilungen wissen – möglicherweise sogar trotz Arbeit und Haushalt, am energiegeladensten, bezogen auf ihr ganzes Leben, fühlt. Erinnern Sie sich? Der geringste qualitative Verlust von Energie tritt ein, wenn Leben hervorgebracht wird.

Wenn wir morgens erwachen, dann sind durch den Schlaf und die mit dem Schlaf in Zusammenhang stehenden anabolen Stoffwechselprozesse die Energiespeicher des Körpers – in Form spiralig angeordneter Adenosin-Triphosphat-Moleküle – mehr oder minder wieder aufgeladen.

Stellen wir uns vor, ein großer Topf süßen nährenden Breis stünde als Metapher für diese aufgeladenen Energiespeicher. Als Leser sind Sie hier eingeladen, den Text für einen Augenblick ruhen zu lassen. Sie können sich eine Tabelle anlegen und eintragen, wofür Sie an einem durchschnittlichen Tag Ihre Energie verbrauchen. In Spalte 1 können Sie diejenigen Inneren und äußeren Aktivitäten erfassen, bei denen durch Reibungsverluste Energie verausgabt wird. Wir versuchen dabei abzuschätzen, wie viel von unserer Lebensenergie verloren geht durch Ärger, Ungeduld, innere Blockaden, Urteilen, Bewerten, Streit, Kritik, Widerstände, Wetteifern, Konkurrieren, Langeweile, Gedankenkreisen und den Gebrauch von Unterhaltungsmedien (Internet, Fernsehen, Gesellschaftsspiele ...).

In Spalte 2 versuchen wir zu erfassen, wie viel Prozent unseres Energietopfes wir verausgaben für Leerläufe wegen ungeeigneter räumlicher oder zeitlicher Anordnung. Dazu gehören zum Beispiel unzureichende Arbeitsmittel, schlechte Arbeitsorganisation, ungeeignetes eigenes, betriebliches und familiäres Zeitmanagement, fehlende oder inadäquate Rhythmik von Arbeit und Erholung (vor allen Dingen ineffizientes Pausenmanagement), erschöpfende Fahrten zum Arbeitsplatz und in erster Linie unklare, ungerechte und vor allen Dingen unwahrhaftige soziale Strukturen (Hierarchie, Intransparenz, Mangel an Anerkennung, Fort- und Weiterbildung, persönlicher Wertschätzung und Wertschätzung durch adäquate Bezahlung).

In Spalte 3 können Sie Ihre individuelle prozentuale Schätzung eintragen, wie viel an Energie Sie für die unmittelbare Arbeit während eines durchschnittlichen Tages verbrauchen. Angesprochen sind hier einige zentrale Tätigkeiten im Beruf, die dafür notwendigen Vor- und Nachbereitungen, einige Tätigkeiten für Haushalt und Familie, für das Einkaufen (Nahrungsmittel, Kleidung, Konsumartikel), für kulturelle Aktivitäten und für die Pflege eines sozial erfüllenden Lebens.

Wenn man beim Zusammenzählen der drei ermittelten Prozentzahlen einen Wert erhält, der unter 100 liegt, hat man sich entweder verschätzt, verrechnet oder man befindet sich in der glücklichen Lage, am Ende eines durchschnittlichen Tages noch Energie übrig zu haben. Verrechnet hat man sich auch, wenn die Addition einen Wert über 100 ergibt. Oder aber die subjektive Belastung wiegt so schwer, dass man zu der Einschätzung gelangt, wie ein Energiebankrotteur erheblich mehr »süßen, nährenden Brei« verteilt zu haben, als morgens im Topf zur Verfügung gestanden hatte.

Wir haben mit dieser kleinen Übung den ersten soliden Schritt jedes erfolgreichen Insolvenzberaters vollzogen. Wir haben festgestellt, wofür wir unsere Mittel ausgegeben haben und wo chronisch die Schulden entstanden sind.

Als Nächstes berühren wir einen heiklen Punkt. In der Einleitung sprachen wir davon, dass Selbstüberschätzung im Sinne eines gesteigerten Selbstbewusstseins ein Symptom mangelnden Selbstwertgefühls sei und als solches eine wichtige Bedingung der abwärts führenden Burnout-Spirale. Sie als Leser könnten nun zwei weitere Listen anlegen mit denjenigen Tätigkeiten und Aufgaben,

- die nur Sie oder lediglich Sie qualitativ gut erledigen können.
- die ohne Zweifel wichtig und unverzichtbar sind.

Bitteres Erstaunen löst es bei vielen Menschen aus, die in tiefsten Burnout-Stadien oder durch konsekutive schwere Erkrankungen dann doch zu einer Auszeit gezwungen wurden, wie vieles auf eine andere, in der Effizienz aber oft nicht schlechtere Weise auch ohne sie geht. Und noch eindrucksvoller für Betroffene ist es, einsehen zu müssen, wie Unternehmensleitungen, Familienangehörige, Partner oder auch berufliche und Freizeitkollegen Strukturen verbessern, Personal einstellen, Arbeitsmittel reorganisieren, Anforderungen verschlanken und auf überkommene, zuvor als unverzichtbar geltende Routinen verzichten können, wenn man dann wirklich krank geworden und ausgefallen ist. Welche Bedrückung und welche Erleichterung zugleich: Es geht ohne mich auch, und mehr noch: Es geht plötzlich auch ohne die Arbeiten, die bisher als unverzichtbar, unabdingbar und dringend galten!

Können Sie einmal, nur probehalber, in einem Gedankenexperiment, so rücksichtslos sein, dass Sie nicht nur die Erwartungshaltungen anderer nicht mehr berücksichtigen, sondern sogar einmal von sich selbst absehen können? Diese radikale Rücksichtslosigkeit würde das Erleben und die sichere Gewissheit bedeuten, dass die Dinge auch dann gut funktionieren würden, wenn es Sie gar nicht mehr gäbe. Befürchten Sie, damit bedeutungslos zu werden oder gar Ihren Lebenssinn zu verlieren? Die Erfahrung zeigt uns das Gegenteil. Mit diesem Schritt der inneren Befreiung kann die positive Arbeit am Selbstwertgefühl überhaupt erst beginnen. Selbstüberschätzung und die Schuldgefühle, selbst- und fremdgesteckten Anforderungen ständig nicht zu genügen, verschwinden indes dabei nahezu zwangsläufig.

Große Ziele werden nur von Wenigen und letztlich auch von diesen Wenigen nur selten erreicht. Und selbst im Erreichensfall führen sie so gut wie nie zu nachhaltiger Freude. Die persönlichen und idealistischen Ziele zum Burnout neigender Menschen sind tendenziell hoch bis prinzipiell unerreichbar. Oft passiert es dann, dass sich die Lebenspraxis (erlebt als unüberwindliche Hindernisse, die von außen oder aus der eigenen Vergangenheit kommen) immer mehr von einer realistischen Umsetzung der hochgesteckten Ziele entfernt. Das heißt dann auch, dass sich die Mittel, die zum Erreichen dieser Ziele eingesetzt werden, von den Inhalten der angestrebten Ziele immer mehr bis schließlich meilenweit entfernen. Letztlich ist die Lebenspraxis, in einer angeblichen Heiligung der Mittel durch den Zweck, dem angestrebten Ideal diametral entgegengesetzt. Dass der Weg zu den Sternen durch Dornen führe, wie es in der Redewendung

»Per aspera ad astra« behauptet wird, ist eine ebenso weit verbreitete wie falsche Ansicht. Nur wenn wir den Weg durch die Dornen so gehen, dass die Freude des Sternenlebens schon auf dem Weg dorthin spürbar vorhanden ist, gelingt die Verwirklichung. Weil sie auf dem Weg selbst schon vergegenwärtigt worden ist. Nur wenn sich das Ziel bereits auf dem Weg und als Weg verwirklicht, schaffen wir die Voraussetzungen für einen Erfolg, der uns und andere beständig nährt. Die Ziele werden dann wahrscheinlich bescheidener ausfallen. Das mag zwar unserer Selbstbezüglichkeit, uns mit derart kleinen Perspektiven begnügen zu müssen, nicht gefallen. Der nachhaltige Zuwachs an Selbstwertgefühl und seine ansteckende Wirkung auf andere indes wiegt dieses angebliche Manko mehr als auf.

Ziehen wir Bilanz. Betrachten wir sorgfältig die Art und Weise, wie wir unsere Arbeit ausführen, mit unseren Partnern und Kindern umgehen, unsere kulturellen, seelischen und körperlichen Bedürfnisse pflegen, was wir tun für ein achtsam wahrnehmendes Leben in Natur und Welt. Schätzen wir den Grad an Übereinstimmung zwischen unseren Zielen und der Art und Weise ab, wie wir diese Ziele derzeit zu verwirklichen suchen. In der Arbeit, in der Familie, in unserer sozialen Bezugswelt: Wo klaffen die Lebenspraxis und die Ziele am weitesten auseinander? Dort wo die Diskrepanz am größten ist, liegen die größten Energiesenken. Wenn wir in der Lage sind, dies zu erkennen, dann kennen wir bereits unser Übungsterrain.

Nun kennen wir aber auch ein ganz konträres Empfinden. Unversehens füllt sich unser Topf wieder, der schon völlig leer zu sein schien, mit einer kleinen oder auch großen Menge »süßen Breis«. Ein plötzliches und unerwartetes oder unerwartet herzliches Lob, ein Gefühl, in konfuser Seelenlage überraschenderweise verstanden zu werden, eine zärtliche Berührung, ein künstlerisches, oft ein musikalisches Erlebnis, eine unerwartete Entlastung seien hier als Beispiel und als Einladung an den Leser angeführt, bei sich selbst zu forschen.

... Ihre Pause ...
... zum Nachforschen nach solchen Gelegenheiten ...
... und zum Aufschreiben ...

Unsere Stimmung, unsere Persönlichkeit und deren Leistungsfähigkeit hängen ganz wesentlich von einem ausgewogenen Verhältnis der erregenden (Agonisten) und dämpfenden (Antagonisten) Neurotransmitter ab. Ob wir hoch belastbar und gut gelaunt sind oder gestresst, ängstlich erregt, verärgert oder depressiv, basiert ebenso auf dem relativen Spiegel verschiedener Neurotransmitter, wie dies für unsere Fähigkeit gilt, uns erinnern, konzentrieren und etwas durchhalten zu können. Nicht zuletzt sind Motivation und Kreativität davon abhängig.
Eine biochemische Substanz wird dann als Neurotransmitter bezeichnet, wenn sie in einer Nervenzelle gebildet und durch Reizung von ihr ausgeschüttet wird und wenn diese Transmittersubstanz die gleichen Effekte an den Target-Zellen auslöst, als ob diese Nervenzelle direkt elektrisch gereizt worden wäre.
Die beiden Gruppen der biogenen Amine (Noradrenalin, Dopamin, Serotonin, GABA, Azetylcholin, Adrenalin und Histamin) und der Aminosäuren (Glutaminsäure, Asparaginsäure und Glyzin) gelten als die klassischen Neurotransmitter. Neuerdings werden auch Neuropeptide zu den Neurotransmittern gerechnet, wie man zudem eine Vielzahl weiterer Substanzen als Neuromodulatoren bezeichnet. Diese Substanzgruppe ist nicht in der Lage, die Nervenzellen direkt zu erregen, verstärkt oder vermindert aber die Erregungsübertragung.

Nach einer mehr oder minder kurzen Unterbrechung des Lesens sollte uns nun eine Liste derjenigen Situationen und Ereignisse vorliegen, von denen wir wissen, dass sie unsere Energiespeicher rasch wieder auffüllen. Nur in den tiefsten Burnout-Stadien bleibt diese Liste zunächst oft leer. Dann hängt es vom Geschick und Einfühlungsvermögen des Biographik-Therapeuten ab, irgendwo zwischen Finden und Erfinden zusammen mit dem Betroffenen Goldgräberarbeit zu leisten. Immer, ausnahmslos immer, finden sich – manchmal lange zurückliegende – Gelegenheiten dieser Art.

Mit dieser Liste können wir nun arbeiten. Einige der Ereignisse können wir offensichtlich selbst herbeiführen, andere scheinen zunächst ganz von unbeeinflussbaren Schicksalsfaktoren abzuhängen. Für Erstere wird man nun beginnen, Rituale zu finden und zu vereinbaren, da sie nur im Ritual regelmäßig und häufig genug zur Anwendung gelangen. Dass es für Letztere meist auch aktive selbstwirksame Beeinflussungsmöglichkeiten gibt, überrascht viele Menschen anfänglich und setzt – ein paar Mal praktisch erfahren – einen Strom von Initiative frei, wo vorher nur das Gefühl des Ausgeliefertseins herrschte.

Initiative ist beim Menschen an einen ausreichend hohen Spiegel des Neurotransmitters Dopamin geknüpft. Neurotransmitter sind Botenstoffe, welche die Zusammenarbeit von Nervenzellen in einer spezifischen Weise beeinflussen. Was es bedeutet, wenn der Neurotransmitter Dopamin fehlt, können wir gut an den Symptomen der PARKINSON'schen Erkrankung ablesen. Der mimisch seelische Ausdruck wird starr, die Stimme monoton, die Bewegungen vom anfänglichen Zittern und Schütteln bis hin zur Lähmung motorischer Aktivitäten behindert. Bei dieser Erkrankung wird in einem autoimmunologischen Prozess die Produktionsstätte für Dopamin zerstört: die Substantia nigra. Vor allen Dingen aus diesem, im anatomischen Schnittpräparat schwarzen Bereich, entwicklungsgeschichtlich »alter«, das heißt tief gelegener, Hirnstrukturen wird Dopamin freigesetzt, dann…

… wenn wir positiv überrascht werden

… wenn etwas besser ist, als wir es erwartet haben

… wenn wir eine schwierige, peinliche oder gefährliche Situation durchstanden haben.

Wir können leicht erkennen, dass Kinder sich – mit der ihnen eigenen Neugierde – immer wieder in Situationen manövrieren, in denen sich der für Initiative nötige hohe Dopamin-Spiegel hochwahrscheinlich einstellt. Können wir – substanziell und nachhaltig – von dieser Grundhaltung der Kinder lernen? Können wir uns im Spiel des Erwachsenen Situationen einrichten, in denen wir positiv überrascht werden, etwas besser erfahren als erwartet und aus schwierigen, peinlichen oder ängstigenden Situationen als Gewinner hervorgehen? Mit sorgfältiger Planung und in kleinen Schritten heißt die Antwort uneingeschränkt: Ja!

Im Abschnitt Ernährung kann der Leser darüber hinaus erfahren, welchen Beitrag eine thyrosinreiche Ernährung auf die Stabilisierung des Dopamin-Spiegels haben kann, da Thyrosin diejenige Aminosäure ist, aus welcher der Körper Dopamin synthetisiert. Dass diese Einflüsse der Ernährung real sind, lässt sich auch am umgekehrten Fall ablesen: Erhöhte Dopamin-Spiegel werden mit dem Auftreten schizophrener Episoden in Zusammenhang gebracht, dies statistisch häufiger bei Personen, die thyrosinreiche Nahrung zu sich nehmen. Umgekehrt kann thyrosinreiche Ernährung bei einem Menschen, dem Initiative verloren gegangen ist, eine kleine zusätzliche Hilfe darstellen, durch die Regulierung der Hirnchemie bessere Voraussetzungen für das Phänomen der Selbstwirksamkeit zu schaffen.

Im Abschnitt über HEG (Training zur Förderung der Hirndurchblutung) wird eingehend dargestellt, wie eine Verbesserung der Frontalhirndurchblutung ab einem bestimmten Grad des Erfolges zunehmender Durchblutung in zuvor minderdurchbluteten Bereichen mit vorübergehenden Übererregungszuständen einhergehen kann. Diese sind ebenfalls im Zusammenhang mit einer durch diese Methode bewirkten Erhöhung des Dopamin-Spiegels zu sehen. In diesem Fall geschieht dies direkt am Hauptwirkungsfeld von Dopamin: dem Präfrontalkortex, jener Hirnregion, die unmittelbar hinter der nicht behaarten Stirn liegt.

Nicht zuletzt können regelmäßige Meditation und Übungen der Cardioception (siehe das entsprechende Kapitel zur Beschreibung der Methoden) in der gerade erörterten Richtung wirken.

Fehlt der Neurotransmitter Serotonin, geht dies mit sozialem Rückzug, Depression, gesteigerter Ärgerlichkeit und Aggressivität sowie Affektlabilität einher. Von den Rezeptoren, die in Nervenzellen Serotonin andocken lassen, sind heute allein 14 Subtypen bekannt. Entsprechend differenziert ist die Wirkungsvielfalt von Serotonin auf solche Bereiche wie: Einschlafqualität, Appetit- und Sättigungssteuerung, die Fähigkeit, sich auf eine entspannende Situation einzulassen, auf die Schmerzempfindung, die Regulation der Hormonausschüttung und auf die Bewegungssteuerung.

Neben einer Vielzahl psychischer Symptome, die im Zusammenhang mit Serotonin-Mangel auftreten, können auch eine ganze Reihe körperlicher Symptome die Folge sein: rezidivierende Kopf- und Muskelschmerzen, Einschlaf- und Konzentrationsstörungen, vermindertes Sättigungsgefühl, Colon irritabile (so genannter Reizdarm).

Die Begriffe »ergotrop« und »trophotrop« umfassen die Polarität zwischen einem auf Tätigkeit ausgerichteten Gesamtorganismus (ergotrop) und einer hormonell neurovegetativen Ausrichtung, die auf Erholung und Entspannung hinzielt (trophotrop).

Serotonin wird aus der Aminosäure Tryptophan gebildet (siehe Abschnitt »Ernährung«) und kommt von der Großhirnrinde über Mittelhirn, der Brücke zwischen den beiden Hemisphären, und Hirnstamm bis hin zum Rückenmark im gesamten zentralen Nervensystem vor. Pauschalierend könnte man Serotonin als den Neurotransmitter des trophotropen Impulses bezeichnen.

Der Neurotransmitter des ergotropen Impulses hingegen ist Noradrenalin. Man findet ihn vor allem in den tiefer gelegenen und stammesgeschichtlich älteren Gehirnteilen. Vigilanz (gespannte

Aufmerksamkeit) und die Bereitschaft, aktiv mit Stressoren umzugehen, hängen von einem ausreichenden Noradrenalin-Level ab. Reguliert wird davon die Fähigkeit, aktiv an eine Sache heranzugehen oder aktiv davor zu fliehen (so genannter CANNON-Stress oder »Fight or flight«-Reaktionen). Noradrenalin braucht für die Synthese die Aminosäuren Thyrosin und Phenylalanin (siehe Abschnitt »Ernährung«).

Nach diesen drei wichtigsten agonistischen (erregenden) Neurotransmittern betrachten wir noch den wichtigsten der inhibitorischen (dämpfenden) Neurotransmitter, die Gamma-Amino-Butter-Säure (GABA). Mehr als ein Drittel aller Nervenzellen des zentralen Nervensystems sind in der Lage, diese Substanz auszuschütten. Auch andere Substanzen als GABA selbst können an den verschiedenen GABA-Rezeptoren andocken. Am wichtigsten GABA-Rezeptor, dem so genannten Alpha-Rezeptor, docken beispielsweise eine ganze Reihe von Tranquilizern und auch Alkohol an, sodass dessen dämpfend beruhigende Wirkung als Ausdruck der Inhibition neuronaler Aktivität leicht verstanden werden kann. GABA-erge Synapsen finden sich vermehrt auch im Hippokampus, dem für Gedächtnisbildung zuständigen Hirnareal. Sowohl an Kindern als auch an Erwachsenen kann man gut beobachten, wie Lern- und Gedächtnisstörungen auftreten, wenn sich ängstlich angespannte Seelenstimmungen häufen.

Fassen wir die vier wichtigsten Neurotransmitter in ihrer Wirkung schlagwortartig zusammen:

- Dopamin: Interesse an Neuem und sich Wandelndem, Geschick für Belohnung zu sorgen, Initiativfähigkeit
- Serotonin: soziale Intelligenz, Selbstfürsorge, Durchhaltevermögen
- Noradrenalin: aktives Stressmanagement, Vigilanz, »in die Pötte kommen«
- GABA: emotionale Regulationsfähigkeit

Setzen wir an dieser Stelle unsere weiter oben begonnene Selbstbetrachtung fort. Sie könnten sich nun fragen, inwieweit die folgenden Aussagen für Sie stimmen. Lesen Sie bitte jede einzelne Beschreibung sorgfältig durch und versuchen Sie dann zu erfassen, in welchem Umfang diese Aussage auf Sie zutrifft. Markieren Sie sich eine Zahl, die den Grad der Übereinstimmung ausdrückt.

Die Zahl 1 steht dabei für eher gelegentliches und/oder geringes Zutreffen. 2 steht für zeitweilig vorhandenes, aber auch phasenweise fehlendes mittelstarkes Zutreffen. Die 3 steht für hohe Übereinstimmung mit Schwankungen der Intensität. 4 steht für einen hohen Grad nahezu ständiger Übereinstimmung.

- Sie bekommen wenig oder für Sie ungeeignete Anerkennung.
- Neues verunsichert oder ängstigt Sie; Sie ziehen Bekanntes, an dem Sie leiden, Neuem vor, das Besserung ermöglichen könnte, aber nicht durchschaubare Risiken enthält.
- Sie neigen dazu, Entscheidungen oft zu überdenken und sich insgesamt schwer entscheiden zu können.
- Sie können sich insgesamt schwer aufraffen und eigenständig initiativ werden.
- Sie durchleben Phasen stark verminderter erotischer Spannung oder haben kaum Interesse an Sexualität.

Tragen Sie nun den Durchschnitt dieser fünf Antworten als Ihre Zahl auf der Dopamin-Achse ein.

- Es fällt Ihnen schwer, Pausen zu machen.
- Sie ziehen es vor, anderen etwas Gutes tun zu wollen, statt sich selbst.
- In Ihrer freien Zeit schlafen Sie vermehrt bis übermäßig lange, können aber schlecht ein- und durchschlafen.
- Soziale Kontakte strengen Sie an, vor allem wenn es gilt, sie zu mehr als einem Menschen gleichzeitig aufzubauen.

- Sie halten angefangene Dinge nur schwer durch.

Tragen Sie nun den Durchschnitt dieser fünf Antworten als Ihre Zahl auf der Serotonin-Achse ein.

- In herausfordernden oder stressigen Situationen neigen Sie dazu, sich in sich selbst zurückzuziehen, zu erstarren oder die Situationen läppisch zu leugnen.
- Sie können sich in bestimmten Lebenskrisen in Illusionen und Tagträume flüchten.
- Ihnen entgehen immer wieder wichtige Details, Sie begehen viele Flüchtigkeitsfehler.
- Sie neigen zu kleineren oder größeren Unfällen oder Ungeschicklichkeiten.
- Es fällt Ihnen schwer, eigenständig Ihr Handeln sinnvoll zu motivieren.

Tragen Sie nun den Durchschnitt dieser fünf Antworten als Ihre Zahl auf der Noradrenalin-Achse ein.

- Sie neigen dazu, von Emotionen überwältigt zu werden, werden schnell sentimental oder sind »nahe am Wasser gebaut«.
- Insbesondere in Angst auslösenden Situationen neigen Sie zu erheblichen Überreaktionen oder Panikattacken.
- Sie machen sich eher viele Sorgen.
- Bestimmte Gedankeninhalte können sich bei Ihnen immer wieder verselbstständigen.
- Sie können sich Dinge, die Sie lernen, schlecht oder nur unvollständig merken.

Tragen Sie nun den Durchschnitt dieser fünf Antworten als Ihre Zahl auf der GABA-Achse ein.

In der offiziellen wissenschaftlichen Sichtweise überwiegt die Anschauung, dass das menschliche Bewusstsein ein Epiphänomen der materiellen Gehirnprozesse sei. Spirituell orientierte Menschen vertreten mehr oder minder explizit die Auffassung, dass der »geistige Mensch« die materielle Hirnsubstanz »benutzt«, um daran ein Bewusstsein seiner selbst zu entwickeln. Die wissenschaftliche Sichtweise verstrickt sich wenigstens nicht im Dualismus, wie es die spirituelle Anschauungsweise unversehens tut. Analogisierendes Denken verstellt den Blick dann oft noch mehr, wenn – wie in unendlich vielen ähnlichen Beispielen wie dem folgenden – der geistige Mensch als »Fahrer« und das Gehirn als »Fahrzeug« bezeichnet werden. Neuroplastizität würde in einem solchen Gedankengebäude dann bedeuten, dass das Fahrzeug die Züge und Handlungsweisen des Fahrers strukturell annimmt.

Wenn wir aber die organische Substanz, die Funktionsweise und die geistige Essenz als dimensional unterschiedene Ausdrucksformen einer Seinsweise ansehen, die wir nicht erkennen können, weil sie die Tätigkeit des Erkennens selbst darstellt, kommen wir einen Schritt weiter: Wir beginnen, die Grenze dieser Art der Fragestellung wahrzunehmen.

Die vorstehende Zuordnung könnte einen zu dem Gedanken verleiten, man könne die biochemischen Ungleichgewichte samt aller damit einhergehenden Probleme mit einfachen biochemischen Manipulationen, also entsprechenden Medikamentengaben lösen. Für Serotonin, Noradrenalin und Dopamin existieren Medikamente, die jeweils mehr oder minder selektiv die Verweildauer dieser Neurotransmitter am Ort ihrer Wirksamkeit, der Synapse, verlängern und damit ihre Wirksamkeit steigern. Dies wird erreicht, indem ihre Wiederaufnahme im Zielbereich der Synapse behindert wird. Daraus erklärt sich ihr Name: selektive Wiederaufnahme-Hemmer oder Re-uptake-Inhibitoren. Am weitesten verbreitet sind die selektiven Re-uptake-Inhibitoren für Serotonin (SSRI), neuerdings zunehmend die für Noradrenalin, während die Wiederaufnahmehemmer für Dopamin wegen zu starker und unkalkulierbarer Nebenwirkungen (bis hin zum Auslösen schizophrener Schübe) nur noch wenig verordnet werden oder gar ganz vom Markt genommen worden sind. Im GA-BA-Bereich geschieht die medikamentöse Intervention durch die direkte Besetzung der entsprechenden GABA-Rezeptoren. Die bekanntesten Substanzen aus diesem Bereich sind die Benzodiazepine (Valium, Adumbran etc.) sowie Alkohol.

Im späteren Abschnitt über HEG wird ausführlich dargestellt, wie durch gezieltes Training der Durchblutung im Stirnhirnbereich die Spiegel gerade derjenigen Neurotransmitter angehoben werden können, die unterrepräsentiert sind, und auf welche Weise uns die Vier-Felder-Einordnung bei einer gezielten Selbstkonditionierung helfen kann. Es ist eindrucksvoll zu sehen, wie sowohl die cholinergen Zellgruppen des Vorderhirns als auch die tiefer gelegenen Zellgruppen, welche die Monoamine (Dopamin, Noradrenalin, Serotonin) produzieren, von den Augenbrauen-nahen Strukturen des Frontalhirns (so genannter Orbitaler Präfrontaler Kortex – OPFC) gesteuert werden.

In Einzelfällen kann ein zeitlich begrenzter Einsatz einer dieser vier Wirkstoffgruppen sinnvoll sein, wenn sie von entsprechenden systemisch wirkenden Maßnahmen begleitet und möglichst zügig durch ein eigenständiges Training abgelöst werden. In Einzelfällen ist es sogar nur dann möglich, mit einem aktiven Training zu beginnen, wenn den Patienten – auf eine den oben genannten Kriterien entsprechende spezifische Weise – eine geeignete Mono- oder Kombinationstherapie verordnet wird. Erfolgt die übende Intervention indes rechtzeitig und durch eine fern vom Alltag durchgeführte, vier- bis sechswöchige Umstellungskur, dann sind diese Psychopharmaka so gut wie überhaupt nicht nötig.

Ein weiteres Problem dieser Art von Betrachtungsweise könnte darin liegen, dass vor uns das Bild eines Menschen ersteht, der auf alle vier Fragen mit 0 oder 1 antwortet und damit sozusagen ein Ideal von »Neurotransmitter-Gesundheit« darstellt, das es anzustreben gilt. Denn niemand kann zurzeit die Frage auf eine wissenschaftlich verlässliche Weise beantworten, ob unsere Persönlichkeit Folge der Gehirn-Biochemie oder vielmehr die Gehirn-Biochemie Ausdruck unserer Persönlichkeit ist. Nicht entscheidbar ist auch, ob die meines Erachtens wahrscheinlichste Betrachtungsweise zutrifft, dass Persönlichkeit und Gehirn-Biochemie zwei Ausdrucksformen des ganzen Menschen sind, die sich auf verschiedenen Dimensionsebenen abspielen.

Wir könnten die Ergebnisse unserer Selbstbefragung von eben auch ganz anders betrachten. Wir könnten davon ausgehen, dass unsere Persönlichkeit und die ihr entsprechende biochemische Neurotransmitter-Aktivität als Disposition lebenslang erhalten bleiben. Dann würden wir uns nicht mit einem vorgeblichen Ideal – einem Labor-Normalbefund der Hirnchemie – vergleichen, bei diesem Vergleich womöglich »schlecht« abschneiden und zumindest – ausgelöst durch diese Frustration – noch einmal mehr (zumindest) den Dopamin-Spiegel absenken. Wir könnten – im Gegenteil – den oder die Bereiche mit den höchsten Parametern als die Felder begreifen, in denen sich unsere Eigenart verbirgt und mit entsprechender therapeutischer Unterstützung dieses Potenzial für ein erfolgreiches Alleinstellungsmerkmal verwirklichen. Allein mit dieser Selbstakzeptanz, die neugierig auf das Potenzial ausgerichtet ist, wird jedoch (auch) der Dopamin-Spiegel steigen.

So paradox es auch zunächst erscheinen mag: Je geringer der Wunsch nach Selbstveränderung oder -verbesserung und je größer der Wunsch nach Variation der Lebenspraxis innerhalb der gegebenen Persönlichkeitsdisposition ausfällt, umso deutlicher und nachhaltiger werden die tatsächlichen Veränderungen eintreten.

Erfassen einer drohenden Burnout-Situation und Stadien-Einteilung des manifestierten Burnout-Syndroms

Schließen wir die Betrachtung der aktuellen Situation und ihrer Voraussetzungen dadurch ab, dass wir uns das gegebene Burnout-Stadium bewusst machen. Der Begriff der Burnout-Spirale und eine am Ziffernblatt der Uhr orientierte zwölffache Stadien-Einteilung gehen auf Freudenberger selbst und seine Mitarbeiterin Gail North (Abb. 2) zurück. Sie haben – in zum Teil abgewandelter Form – Eingang gefunden in viele Veröffentlichungen zu diesem Thema. Ihre praktische Anwendbarkeit als eines Diagnose- oder Selbstdiagnose-Hilfsmittels ist jedoch verschwindend gering. Das liegt möglicherweise an der ungeeigneten Metapher der zu sich selbst zurückkehrenden Spirale im Ziffernblatt. Einzelne Grenzüberschreitungen bestimmter Stadien durchlaufen in der Tat ein spiraliges Muster des sogartigen Abstiegs. Die Stufenfolge des Schweregrades eines Burnout-Syndroms kann aber erst dann adäquat erfasst werden, wenn man es als einen sequenziellen Prozess begreift, der sich, linear in der Zeit von kurzen aufwärtsgerichteten Regenerationen unterbrochen, stetig abwärts (und nicht im Kreis) bewegt.

Diese Abwärtsbewegung wird durch häufig sehr leidvolle, selten glückliche Ereignisse und extrem selten durch den aktiven, präventiven Entschluss zu einer aktiven Wende unterbrochen. Zu wissen, wo man sich befindet, kann aber dabei helfen, diese zuletzt genannte Möglichkeit der aktiven Interventionen mit größerer Wahrscheinlichkeit ergreifen zu können.

Ärzte sind geübt darin, eine gründliche Anamnese (Geschichte der Symptome) der physischen Entwicklung eines Krankheitszustandes zu erheben und eine zumindest grobe Einschätzung seiner mentalen Disposition vorzunehmen. Auch die emotionale Seite des Menschen wird zunehmend mehr berücksichtigt. Seit zwei bis drei Jahrzehnten wird es auch immer selbstverständlicher, die Anamnese der sexuellen

Entwicklung eines Patienten mit einzubeziehen. Jetzt mehren sich die Stimmen, die behaupten, in weiteren 20 Jahren werde es in der Medizin genauso selbstverständlich sein, mit der Anamnese auch die spirituelle Vorgeschichte eines Menschen zu erheben und entsprechend diagnostisch zu berücksichtigen.

Wir schlagen deshalb das nun folgende von uns entwickelte Einteilungsinstrument vor, das ebenfalls auf einer Unterscheidung von zwölf Burnout-Stadien beruht. Es orientiert sich dabei in erster Linie an der Phänomenologie der subjektiven Befindlichkeit beziehungsweise an einer gründlichen Anamnese, die alle Dimensionen des Menschen, seine physische, somatisch/mentale, emotionale und auch seine spirituelle, erfasst.

Die ersten sieben Stadien umfassen – mit einem leichten Grundunbehagen beginnend – diejenigen Anfangszustände bis hin zu dem Stadium, bei dem erste, nur noch schwer zu leugnende Vergesslichkeitsereignisse, emotionale Ausfälle oder Fehler mit möglichen, aber noch gut revidierbaren gesundheitlichen, sozialen oder juristischen Folgen geschehen. Wir können diese sieben ersten Stadien noch zum Bereich der Prävention zählen, da spontane Besserungen infolge nicht allzu eingreifender Maßnahmen möglich sind. Die Stadien acht bis zwölf bedürfen umgehender und professionell erfahrener Therapie, die oft viel zu spät einsetzt, weil die Betroffenen selbst, deren Kollegen und Angehörige, aber auch die meisten Ärzte den Ernst der Situation nicht sicher erkennen können oder weil für Burnout typische psychophysische und psychosoziale Symptome bereits unter körperlichen Symptomen maskiert sind.

Wir werden dieses zwölfstufige Konzept unter sechs prägnanten Begriffen entwickeln:

- Mahnung
- Warnung

- Alarm
- Notlage
- Zwangslage,
- und Untergang

Dabei haben wir die Einteilungen nach SCHAUFFELI, MASLACH und JACKSON, nach PINES, ARONSON und KAFRY, nach CHERNISS, nach FREUDENBERGER und NORTH, nach EWALD und das im deutschen Sprachraum am weitesten verbreitete Konzept von BURISCH mit berücksichtigt. Erstaunlicherweise ist keines dieser Konzepte mit einem der anderen korrelativ: Die Anzahl der Stadien (zwischen drei und zwölf), die Betrachtungsebenen und auch die verwendeten Begriffe sind nicht aufeinander beziehbar und weisen in einigen Fällen auch eine in sich selbst inkonsistente Begriffsverwendung auf.

Wir verbinden mit unserer Burnout-Stadien-Einteilung die Hoffnung, dass die plastischen und sprechenden Begriffe Betroffenen, Kollegen, Angehörigen und Diagnostizierenden helfen, die Lage rechtzeitig zu erkennen und adäquate Maßnahmen einzuleiten.

Die Phase der Mahnung – Burnout-Stadien 1 und 2

In der Phase der Vorwarnung befindet sich jeder Mensch in bestimmten Abschnitten seines Lebens stets aufs Neue. Bedeutung erlangt diese Phase der Mahnung dann, wenn sie sich innerhalb einer mehrere Monate umfassenden Frist nicht ändert und durch Regeneration lediglich unterbrochen, nicht aber gewendet wird. Dieses Stadium ist dadurch charakterisiert, dass in keinem Bereich Einschränkungen nötig oder zu bemerken sind. Im Gegenteil: Vermehrter Ehrgeiz, das subjektive Empfinden großer Leistungsfähigkeit und ein ebenso möglicher wie notwendig erscheinender vermehrter Einsatz herrschen vor. Manchmal ist diese Mehrleistung verbunden mit dem Stolz auf die Vielzahl der übernommenen und gut bewältigten Aufgaben. Dadurch wächst das Empfinden, unentbehrlich zu sein, was, wiederholt ausgesprochen, nicht selten auch von außen bestätigt wird.

Stadium 1: Mühe

Wir können bemerken, wie an die Stelle der Selbstverständlichkeit der Initiative (schon des morgendlichen Aufstehens) ein gewisses Aufraffen tritt, wie der Konsum alltäglicher Stimulanzien leicht zunimmt, wie Sollen und Müssen, jetzt noch subtil, dem Wollen gegenüber in den Vordergrund treten.

» *Schwinden der Selbstverständlichkeit*

Stadium 2: Strapaze

Der Mehreinsatz führt zu Überstunden, zu Arbeit, die man mit nach Hause nimmt und die man am Wochenende oder bis spät in die Nacht hinein erledigt. Man beobachtet sich gelegentlich selbst dabei, wie man E-Mails gründlich studiert, die man vorher einfach als unwichtig – in der Betreffzeile bereits erfasst – weggeklickt hätte, wie man mit einiger Sorgfalt Listen und Zeitplanungen macht, an die man sich nicht hält, wie man gelegentlich Tätigkeiten als bedeutend, wichtig und belastend erlebt, die man zuvor leicht als irrelevant hat übergehen können. Zunehmend kommen – im Widerspruch zu den eigenen Überzeugungen stehende – vorgebliche Selbstbelohnungen hinzu (Süßigkeiten, Konsumkäufe und Ähnliches).

» *Verschiebung von Relevanzen*

Zweifelsohne arbeitet eine nicht kleine Gruppe der Bevölkerung lebenslang unter diesem Stadium der Mahnung, das – mit einer durch die gesellschaftlich akzeptierten Abstumpfungshilfen, Alkohol und Unterhaltung, erleichterten Haltung – mehr oder minder schlecht ertragen wird. Dass dies gesellschaftlich und individuell als normal gilt, heißt allerdings nicht, dass es gesund oder erstrebenswert wäre.

Die Phase der Warnung – Burnout-Stadien 3 und 4

War die Phase der Mahnung durch verstärkten Einsatz gekennzeichnet, so tritt jetzt eine Verminderung des Engagements ein, die subjektiv noch nicht als solche erlebt wird. Es ist dies auch die Phase der »Aufschieberitis«. War die Phase der Mahnung durch eine Art der Relevanzverschiebung gekennzeichnet, bei der das Irrelevante wichtig genommen wird, so werden in der Phase der Warnung zunehmend zuvor wichtige Bereiche als irrelevant oder als nur peripher oder zu einem späteren Zeitpunkt wichtig erlebt. Auch im privaten Bereich werden Abstriche gemacht, die jedoch als nicht mehr oder zurzeit nicht wesentlich umgedeutet werden. Dann kann es geschehen, dass der zuvor geschätzte Stammtisch nun als langweilig erlebt wird, dass das zuvor bedeutungsvoll eingeschätzte Abendritual für die Kinder nun als Resilienz-behindernde Verzärtelung gilt oder dass im Kino angeblich nur noch uninteressante Filme gespielt und im Konzerthaus neuerdings nur noch die Stücke gegeben werden, die man ohnehin nicht mag. Ein außenstehender Beobachter könnte sehen, wie das »Land der gelebten Möglichkeiten« dieses betroffenen Menschen schrumpft und verarmt. Dieser selbst aber fühlt seine Leistungsfähigkeit und auch -bereitschaft nicht eingeschränkt. Sollten solche Einschränkungen dennoch einmal unleugbar zu Tage treten, dann lassen sie sich noch mit Schuldzuweisungen oder vorübergehenden Befindlichkeitsstörungen aus der Welt schaffen.

Stadium 3: Bürde

Nehmen wir das Bild eines Menschen, dem ein großes Bündel Holz auf den Schultern lastet. Zwar hat er unter dieser Last die Würde seines aufrecht gehaltenen Hauptes aufgegeben, gleichwohl trägt er mit einem durch das gebeugte Haupt nach rechts und links eingeschränkten Blick durchaus noch sein Bündel vorwärts von A nach B. Den am Wegesrand liegenden Schwerverletzten wird er noch sehen und ihm zu Hilfe kommen, das weinende Kind und den

Schmetterling aber nicht mehr. Der Außenstehende wird bemerken, was dem Lastenträger selber entgeht: dass er sein verschwitztes Hemd schon länger nicht gewechselt hat. Selbstfürsorge und Würde beginnen in diesem Stadium, wenn auch fast unmerklich, zu bröckeln.

» *tapferes Pflichtbewusstsein und subtile Selbstverleugnung*

Stadium 4: Last

Wir bleiben im Bild unserer Lastenträgers: Das Bündel auf den Schultern beginnt nun zu schmerzen, und doch wird dieser Schmerz noch nicht als der Belastung zugehörig erlebt. Er gilt vielmehr als die Folge eines früheren Rückenleidens, als Auswirkung einer falschen Matratze oder wird als innere Verkrampfung ausgegeben, weil man sich durch die mahnend wohlwollenden Verbesserungsvorschläge des Partners bedrängt fühlt.

Schließlich wird das Bündel nicht mehr immer rechtzeitig, gelegentlich unvollständig oder am falschen Ort abgeliefert. Das aber ist dann – angeblich – der falschen Bestellung des Kunden, der unklaren Wegbeschreibung des Kollegen oder einer verdammten Migräne zuzuschreiben, von der im Übrigen auch unbemerkt bleibt, dass sie an Häufigkeit zunimmt. Hier treten erste Symptome eines eingeschränkten Kohärenzempfindens auf, dieses unspezifischen Sinns, der uns meldet, dass etwas nicht stimmt. Er spricht zwar zum ersten Mal an, aber die Unstimmigkeit wird noch ganz nach außen projiziert.

» *Fehlerhaftes Handeln und Fremdschuldzuweisung.*

Die Phase des Alarms – Burnout-Stadien 5 und 6

In der Phase des Alarms beginnt das Selbstmitleid. Überempfindlichkeit gegenüber liebevoll witzig gemeinten Äußerungen und ein erstes Gewahrwerden der eigenen Insuffizienz nehmen zu. Schuldgefühle und Selbstvorwürfe treten auf, wenn die als wichtig erlebten oder geforderten Aufgaben nicht mehr, nicht mehr vollständig oder nicht in der erwarteten Qualität ausgeführt werden können. In dieser Phase setzt der teufelskreisartige Prozess ein, den man – hier zu Recht – als Burnout-Spirale bezeichnen kann (Abb. 1).

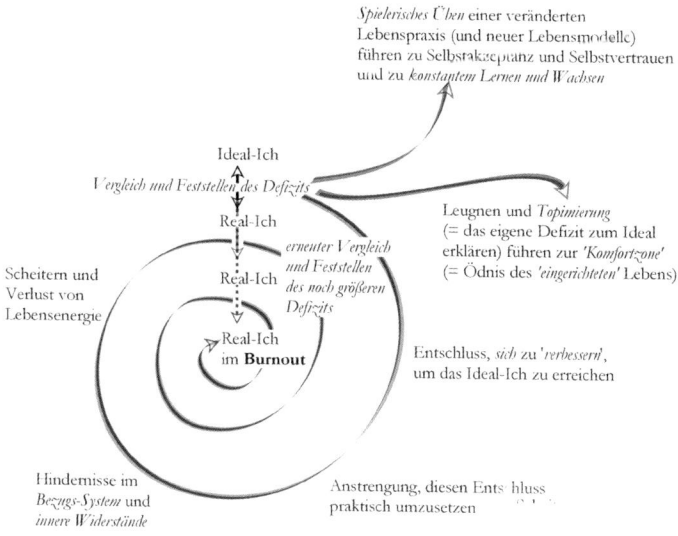

Abb. 1: *Das spiralförmige Bemühen und Scheitern um das Erreichen eines idealen Ich führt trotz größten Bemühens in die Burnout-Falle. Die Prognose zum persönlichen Wachstum steht aber gar nicht schlecht, wenn diese Situation ehrlich betrachtet, angenommen und schließlich verantwortet wird. Dann ist bei einer entsprechenden Begleitung der Weg zu einer veränderten Lebenspraxis durchaus möglich. Im Falle des Leugnens und defizitären Einrichtens (meist in einer abhängigen oder Opfer-Haltung) hingegen hat eine schlechte Prognose, weil das Scheitern immer wieder in die Verhältnisse projiziert wird und so die zum eigenen Übungsentschluss notwendige Verantwortungsübernahme fehlt.*

Wir beginnen unser so genanntes Ist- oder Real-Ich zu vergleichen mit einem Soll-Ich, einem Ideal davon, wo wir gerne wären oder was wir – eigentlich! – sein sollten. Aus diesem Vergleich geht der Entschluss hervor, sich verändern zu müssen. Soll man kündigen, die Stelle reduzieren, noch einmal einen ganz anderen Beruf erlernen, endlich ein vernünftiges Zeitmanagement praktisch umsetzen, weniger perfektionistisch, toleranter, lockerer, ausdauernder, durchsetzungsfähiger oder abgrenzender sein, womöglich die Familie oder das Land verlassen? Immer noch die Last auf den Schultern ist die Projektion nach außen weniger geworden und an ihre Stelle ist das abwertende Urteil über sich selbst wegen des eigenen Ungenügens getreten. Jetzt kommt zu der ohnehin gegebenen Last noch die Anstrengung hinzu, der sein zu wollen, der man nicht ist. Dass dies bereits nach kurzer und oft intensiver Anstrengung zu Frustration führt, ist einleuchtend.

Nun ist zu dem, was man ohnehin nicht mehr ganz schaffte, auch noch dieses neuerliche Scheitern hinzugetreten, was die Selbstachtung weiter vermindert. Das Bild des so genannten Ist-Ich hat sich damit – also durch den Versuch der Erfüllung des Soll-Ichs selbst – noch weiter vom Soll-Ich entfernt und die Notwendigkeit zur Selbstveränderung scheint nun dringender denn je zu sein. Einmal in diesem Strudel gefangen, beginnt damit der Abstieg und nicht selten der Fall in den Abgrund tiefer Verzweiflung, der dann die weiteren Burnout-Phasen immer mehr kennzeichnet.

Stadium 5: Joch

Mit Joch (Sanskrit: Yoga) bezeichnet man den Querbalken, mit dem Ochsen an der Deichsel eines Fuhrwerks angebunden sind und das ihnen auf dem Nacken lastet. Eine Last kann man noch abwerfen, an ein Joch ist man gefesselt. Die Angst vor dem Versagen sitzt einem im Nacken. Sorge um die Zukunft, auch um die eigene Gesundheit beginnen wirksam zu werden. Gelegentlich werden die Fesseln abrupt gesprengt, indem waghalsige Ausbruchsversuche erprobt werden. Emotional und lautstark vorgetragene Vorwürfe, risikoreiche sportliche oder sexuelle Abenteuer, abrupte Kündigungen und Ähnliches kommen vor. Dies führt so gut wie nie zu einer wirklichen Lösung, aber der kurzfristige Nebennieren-Kick ist deutlich, wenn auch nur kurz, spürbar. Insgesamt wird die Orientierung an der Qualität des Prozesses mehr oder minder vollständig geopfert zu Gunsten der Orientierung am Ergebnis. Mit dieser Haltung, in der der Zweck die Mittel heiligt, tritt ein für den Betreffenden oft noch nicht deutlicher Shift, eine Verschiebung in den zentralen Werten ein, die ihn bislang ausgemacht haben.

» *Versagensangst, kontraphobische Ausbrüche und Werte-Verschiebung*

Stadium 6: Plage

Jetzt ist etwas in einen eingedrungen, man fühlt sich infiziert. Apathie, Selbstdestruktion, unbestimmte Angst, abrupte Stimmungsschwankungen kennzeichnen das Bild. Auch schwere Konflikte und offensichtliche Fehler werden verleugnet, während das Gift eines allgemeinen Versagensgefühls immer mehr um sich greift. Jetzt ist eigentlich nur noch Dienst nach Vorschrift möglich. Klienten werden zeitweise als feindliche Eindringlinge, Aufgaben als Strafmaßnahme erlebt. Urteile neigen immer stärker zur einfachen bipolaren Reduktion auf ein Schwarz/Weiß-Denken. Auch nur unbedeutende Veränderungen, selbst wenn sie mit Verbesserungen oder Veränderungen des Arbeitsablaufes einhergehen könnten, werden als bedrohlich erlebt. Während im Stadium 5 ein oft heftiges Lamento über die Arbeit geführt wird, werden nun Gespräche über diesen Sektor gemieden.

» *Vermeidungsverhalten und generelles Empfinden von Bedrohung*

Die Phase der Notlage – Burnout-Stadien 7 und 8

In der Phase der Notlage findet eine erhebliche Verflachung des emotionalen Lebens statt, wie sich auch das soziale Leben ausdünnt. Anteilnahme von außen und ernstgemeinte Angebote zur Erkenntnis der Lage sowie Hinweise auf therapeutische Möglichkeiten werden als aufdringlich erlebt und brüsk zurückgewiesen. Nahezu vollständiger Verlust von erotischer Spannung und in den meisten

Fällen starke Einschränkungen, gelegentlich aber auch exzessive Steigerung sexueller Bedürfnisse verbunden mit deutlicher Abnahme der sexuellen Potenz sind charakteristisch. Erhebliche Zunahme privater Konflikte, erste offensichtlich werdende Nachlässigkeiten in Alltagsroutinen der Basisbedürfnisse (Ernährung, adäquate Reaktion auf Krankheitssymptome, Nachlässigkeit in sicherheitsrelevanten Routinen).

Stadium 7: Tretmühle

Die Motivation kommt nun ausschließlich vom Hamsterrad der Notwendigkeiten und erstarrt in der Tätigkeit des Allernotwendigsten. Wichtige Dinge sind kaum mehr vorhanden, alles scheint nur noch dringend zu sein. Aus den Scheuklappen des Stadiums 6 ist ein Tunnelblick geworden, der vielleicht gerade noch am Montag das Wochenende oder den nächsten Urlaub als Verschnaufpause im Visier haben kann, jedoch ohne die Erfahrung und Erwartung echter Regeneration. Die dringenden Aufgaben können immer noch ausgeführt werden, Erneuerungsimpulse sind jedoch kaum mehr vorhanden und die innere Glaubwürdigkeit, solche Impulse für möglich zu halten, sie tatsächlich zu ergreifen, weicht einer zunehmenden Lethargie.

» *Erstarrung in der Erfüllung der Mindestpflichten*

Ab dem jetzt zu schildernden Stadium 8 verwenden wir keine Substantive mehr zur Kennzeichnung der Stadien, sondern infinite Verbformen. Da das subjektive Erleben der Betroffenen ab diesem Stadium nicht mehr die notwendige Distanz zur möglichen objektiven Beschreibung aufweist, kommt diese Form der Darstellung in nichtflektierten Tätigkeitswörtern der Möglichkeit des Erkennens entgegen. Standen bisher emotionale Erschöpfung, reduzierte persönliche Leistung und vermehrte Anspannung im Vordergrund der Burnout-Symptomatik, so kommt ab jetzt zunehmend das Kriterium der Depersonalisation hinzu. Durch die Wahl infiniter Verbformen als Bezeichnungen der Stadien 8 bis 12 versuchen wir dieser Veränderung des Ich-Welt-Bezuges gerecht zu werden.

Stadium 8: Straucheln und Ausfallen

Im Straucheln ist die Welt aus den Angeln geraten, gefallen bin ich noch nicht. Dieses Stadium ist dadurch gekennzeichnet, dass auch die notwendigen und dringenden Tätigkeiten nicht mehr regelmäßig bewältigt werden können. Der Betroffene spürt, dass er sich nicht mehr auf sich selber verlassen kann. Persönliche und soziale Abläufe nehmen immer mehr das Bild der Regulationsstarre an, die lebendige Dialogfähigkeit mit den jeweils gegenwärtigen Anforderungen ist einer Standardisierung gewichen. Obwohl dieses schematische Vorgehen nach vereinfachenden und pauschalierenden Kriterien weitestgehend reaktiv geworden ist, hat auch dies nun unkalkulierbare Aussetzer. In Team-Besprechungen werden wichtige Informationen einfach überhört, man fühlt sich selbst dann nicht mehr angesprochen, wenn man persönlich angeredet wird. Das immer öfter auftretende Gefühl von Peinlichkeit, Gesichtsverlust und Beschämung führt in einer sich selbst erfüllenden Erwartungshaltung zur Grundempfindung, man würde in jedes nur erdenkliche Fettnäpfchen treten und mache alles, was immer man auch tue, nur falsch oder ungenügend.

Dieses Stadium ist oft auch durch das Auftreten deutlicher körperlicher Symptome gekennzeichnet. Chronisch erhöhter Blutdruck, schwere Schlafstörungen, Verdauungs- und allgemeine Stoffwechselprobleme, Kreislaufregulationsstörungen, Arrhythmien (unregelmäßiger) und Tachykardien (beschleunigter Herzschlag), Schwindel, Erhöhung des Cholesterinspiegels (vor allen Dingen mit steigendem LDL und sinkendem HDL), gehäufte und schwer zu überwindende Infektionen, gelegentlich auch Herpes Zoster (Gürtelrose) und andere Bilder eines supprimierten Immunsystems. Dies ist auch das Stadium, das in vielen Fällen durch zunehmende Krankschreibungen gekennzeichnet ist mit den Diagnosen, die den gerade aufgeführten

Symptomen entsprechen. Da die Symptome nun diagnostischen Bildern entsprechen, wird dieser Zustand eher selten als »Burnout« bezeichnet. Entsprechend ist die Therapie symptombezogen ausgerichtet und kann nur für eine kurze Zeitdauer zu einer relativen Besserung führen.

» *Gefahr des Gesichtsverlustes und erste schwerere körperliche Symptome*

Die Phase der Zwangslage – Burnout-Stadien 9 und 10

Dies ist die Phase des weitgehenden Verlustes der Initiativfähigkeit, der Beliebigkeit, des Gefühls der Austauschbarkeit und schwerer emotionaler Entgleisungen. Das ganze Leben fühlt sich wie ein einziges Dilemma an. Über das Gefühl hinaus, vieles falsch und auch oft falsch zu machen, ist jetzt der Zustand eingetreten, wo sich die Meinung festsetzt, wenn man jetzt etwas unternähme, würde alles nur noch schlimmer. Nicht selten hört man in dieser Phase verzweifelte Äußerungen wie »Ich kenne mich selbst nicht mehr« oder »Ich mache mittlerweile Dinge, die meinen Grundüberzeugungen zutiefst zuwiderlaufen«.

Stadium 9: Entgleisen und Hinfallen

Dieses Stadium ist gekennzeichnet durch schwere emotionale Entgleisungen. Depressiv paralysierende, zwanghaft-ironische, zynische und sarkastische Attacken, frustriert aggressive, weinerlich selbstmitleidige Zustände können einzeln immer wiederkehrend oder im unkalkulierbaren Wechsel auftreten. Schwere berufliche Fehler mit disziplinarischen Konsequenzen oder Unfälle in Haus und Straßenverkehr können sich ereignen oder häufen. Es ist dies auch das Stadium, in dem Freunde und Kollegen aktiv und dennoch nicht selten erfolglos zu intervenieren beginnen.

» *Selbstdestruktion und verlängerte Arbeitsausfälle*

Stadium 10: Vermeiden und Zerbersten

Charakteristischerweise erleben Betroffene in diesem Stadium keinen Zukunftsraum mehr. Nachdem im Stadium 9 die Initiative weitestgehend verschwunden ist, verschwindet nun auch jedwede Möglichkeit zur Imagination einer gelingenden Zukunft. Der Gestus des Zerberstens offenbart sich im Zerbrechen langfristiger freundschaftlicher Beziehungen und Partnerschaften. In einer Art Endzeitstimmung werden Gelder für die Altersvorsorge in haltlose (subjektiv aber als so genannte letzte Chance ernsthaft für seriös gehaltene) Spekulationen »investiert« und tragende Werte der ethischen Selbstbestimmung verschwinden. Monatelange Tätigkeitspausen durch Krankschreibung, Arbeitslosigkeit durch Kündigung oder Frühpensionierung sind möglich.

» *Verlust des Zukunftsraumes und lange Krankschreibungen oder Zwangsbeurlaubungen*

Die Phase des Untergangs – Burnout-Stadien 11 und 12

Das biografische Subjekt hat den Glauben an sich selbst verloren. An die Stelle der emotionalen Ausraster, die in der Phase der Zwangslage zu beobachten waren, ist nun emotionale Indifferenz, die kalte und graue Hölle der Beliebigkeit getreten. Während in der Phase der Zwangslage die Gefahr der Suizidalität (oder Unfall-Selbstdestruktivitäts-Suizidalität) erhöht ist, ist die Wahrscheinlichkeit eines Selbstmordes in dieser Phase sehr gering. Diesen Aspekt gilt es in der Therapie sehr zu beachten, wenn die Patienten gerade durch die Gabe von Medikamenten, die auf die Neurotransmitter wirken, aus der Phase des Untergangs herauskommen. Dies ist häufig in der dritten oder vierten Woche nach Beginn der Behandlung der Fall. Dann erst beginnt die Suizidalität rapide anzusteigen.

Zeitachse

Phase der Mahnung
alltägliches Gefühl der Fähigkeit und Mehrleistung

Phase der Warnung
'Aufschieberitis', Spielräume unmerklich enger werdend

Phase des Alarms
Überempfindlichkeit, Schuldgefühle, Selbstvorwürfe

zwischen 5 und 10

sense of coherence [1 - 10]

Phase der Notlage
Verflachung im Emotionalen, Ausdünnung im Sozialen

Kohärenzempfinden

Phase der Zwangslage
Austauschbarkeit, emotionale Entgleisungen, Suizidalität

chronisch unter 5

Phase des Untergangs
kalte und graue Hölle der Beliebigkeit

108

Burnout - Stadien

Stadium 1: **Mühe** - *Schwinden der Selbstverständlichkeit*
Sollen und Müssen treten stärker ins Bewusstsein - Stimulantien werden mehr

Stadium 2: **Strapaze** - *Verschiebungen in der individuellen Ordnung relevanter Dinge*
Überstunden, Hängenbleiben an Irrelevantem, Scheinbelohnungen durch Konsum

Stadium 3: **Bürde** - *tapferes Pflichtbewusstsein und subtile Selbstverleugnung*
unmerkliches Bröckeln von Selbstfürsorge und leichte Wahrnehmungstunnelung

Stadium 4: **Last** - *leicht fehlerhaftes Handeln und Fremdschuldzuweisung*
das Bemühen, alles richtig zu machen, steigt bei gleichzeitig sich häufenden Fehlern

Stadium 5: **Joch** - *Versagensangst, Ausbruchsversuche und Werte-Verschiebung*
Fesselungsgefühl im Alltagsleben, Zweck heiligt Mittel, abrupte Risikobereitschaft

Stadium 6: **Plage** - *Vermeidungsverhalten und generelles Empfinden von Bedrohung*
schwarz-weiss-Denken, Konflikte, schwerere Fehler, allgemeines Versagensgefühl

Stadium 7: **Tretmühle** - *Erstarrung in der Erfüllung der Mindestpflichten*
Hamsterrad des Notwendigen, Tunnelblick, es gibt nur noch Dringendes

Stadium 8: **Straucheln und Ausfallen** - *Gefahr des Gesichtsverlustes und erste schwerere körperliche Symptome* Häufung der Arbeitsausfälle, Somatisierung

Stadium 9: **Entgleisen und Hinfallen** - *Selbstdestruktion und verlängerte Arbeitsausfälle* emotionale Entgleisungen, Selbstmitleid, Intervention der Freunde

Stadium 10: **Vermeiden und Zerbersten** - *Verlust des Zukunftsraumes und lange Krankschreibung oder Zwangsbeurlaubungen* Beziehungen zerbrechen

Stadium 11: **Verweigern und Egalisieren** - *depressive Phasen*
Abschottung, Abwendung auch vor nahen Menschen, 'Decke über den Kopf'

Stadium 12: **Zusammenbrechen und Aufgeben** - ›Sterben‹ *des biographisch selbstbestimmenden Menschen - Desintegration* Metabolischer (Energie-) Breakdown

Manifestation chronischer Erkrankungen
(Autoimmun, Krebs, Depression)

Funktionelle Erkrankungen, Infektanfälligkeit, Unfälle, Chronifizierungsdisposition

Abb. 2

Die zentralen Elemente einer sinnvollen Burnout-Therapie, die auf Training beruhen, können in dieser Phase noch nicht zur Anwendung kommen. Hier sind supportive, die Nebenniere entlastende, Hülle gebende, den Wärme-Organismus ansprechende, über die Haut wirksame und medikamentöse Methoden nötig. Ein gutes soziales Fangnetz, das die wirtschaftlichen und administrativen Fragen komplett übernimmt, ist für den Patienten (über)lebensnotwendig. Dies kann einmal die Aufgabe einer »Krankenkasse« sein, die sich nicht nur dem Namen, sondern auch dem Inhalt einer »Gesundheitskasse« verschrieben haben wird.

Stadium 11: Verweigern und Egalisieren

Selbst der Partner oder die eigenen Kinder können nun nicht mehr zu den Betroffenen vordringen. Er beginnt einfache Lebensnotwendigkeiten, soziale Gewohnheiten und auch gesetzliche Vorschriften zu missachten und zu verweigern. Gelegentlich verfällt er in völliges Schweigen und wirkt auf seine Familie so abgesondert, als sei er »vorgestorben«. So wie er sich selbst gleichgültig geworden ist, so sind es nun auch nicht nur Arbeit und frühere Hobbys, sondern er empfindet nun auch nur noch flach oder gar nichts mehr für die, für die er früher positive Gefühle, vielleicht sogar Liebe empfand. Die Gebärde des Abwinkens und das tiefe Bedürfnis, sich einfach die Decke über den Kopf zu ziehen, kennzeichnen dieses Stadium. So erscheint das Vollbild einer Major-Depression.
» *Depressive Phasen*

Stadium 12: Zusammenbrechen und Aufgeben

Wesentliche Stoffwechselleistungen, endokrine Regulationssysteme, Herz-/Kreislauf-Funktionen und das Immunsystem sind im Begriff zusammenzubrechen. Es ist das Bild der Selbstaufgabe und kommt – empfindungsgemäß dem Siechtum des biografischen Ich im hohen Alter entsprechend – dem Sterbewunsch nahe. Interventionen können nun nur noch und ausschließlich andere Menschen einleiten.

» »*Sterben*« des biografisch selbstbestimmenden Menschen – Desintegration

Am Ende dieses ersten Kapitels haben wir unser Ausgangsmaterial gesammelt.

Wir haben unseren typischen Tagesablauf auf seine Inkohärenzen hin untersucht und wissen, wo dort die Ressourcen verborgen liegen.

Wir haben eine Liste der Ereignisse vorliegen, die unsere Energievorräte rasch wieder aufzufüllen in der Lage sind.

Wir kennen den lohnendsten Bereich des Übens dort, wo Weg und Ziel am wenigstens kongruent sind.

Wir haben eine grobe Orientierung über die Ausgangslage unserer Neurotransmitter und die damit in Verbindung stehenden Stärken und Schwächen unseres zentralen Informationsverarbeitungsorgans.

Wir kennen das vorliegende Stadium der aktuellen Burnout-Gefährdung.

Zur leichteren Orientierung haben wir auf der Internetseite *www.burnout.com.es* Fragebögen für diese fünf Bereiche hinterlegt, die zum Eigenbedarf (nicht gewerblich) heruntergeladen werden können.

Kapitel 2: Systemisch strukturelle Sozialfaktoren

»Eines sollten wir nie vergessen, und dies ist für uns eine Gewissheit nach dieser wissenschaftlichen und gleichzeitig persönlichen Reise zum Menschen: »Ich« zu sagen macht nur in einer Gemeinschaft Sinn. Nur noch »Ich« zu sagen ist eine Perversion, ein sich selbst auflösender Akt. Das Ich ist nur denkbar im Wir.« (SIEFER/WEBER 2006)

Im Kapitel über Kraft und Energie wurde klar gezeigt, dass sich geeignete Kraftfelder nur aufbauen können, wenn die räumlichen und zeitlichen Gefüge, die systemisch-strukturellen Faktoren dafür vorhanden sind. Im ersten Kapitel haben wir die Konstellation innerhalb der vier Dimensionen des Menschen betrachtet. Jetzt werden wir das Gefüge beleuchten, in dem sich der einzelne Mensch in Bezug auf andere Menschen befindet.

Das Atom des Sozialen, die kleinste Einheit des Wir, ist die Dyade, die Beziehung zweier Menschen zueinander. Wir werden sehen, dass wie bei allen anderen systemischen Fragen die Anfangsbedingungen von nicht zu überschätzender Bedeutung sind. Wie kommen wir zu unseren Partnern? Zu unseren Lebenspartnern, Freunden, Geschäftspartnern und Kollegen? »Gleich und Gleich gesellt sich gern« und »Gegensätze ziehen sich an«? Dort, wo Gleich und Gleich sich angezogen hat, liegen die gemeinsamen Übungsfelder. Dort, wo sich die Gegensätze einst angezogen, liegt ein bedeutsames Übungsfeld eines jeden selbst. Dyaden bilden oft meist dort eine Art »Burgmentalität«, wo ihre Urteile übereinstimmend fest und manchmal zu Vorurteilen geronnen sind. Zum »Duellierplatz« werden sie oft dort, wo am Andern die pathologische Überzeichnung und unfreie Zwanghaftigkeit dessen aufscheint, was man selbst als Übungsfeld entwickeln könnte. Da der urteilende Blick eher den unfreien Anteil als die eigene Aufgabe sieht, ist dies der Bereich der energieraubenden

Dauerkonflikte. Mit dem »Burgfrieden« der gemeinsamen Urteile verhält es sich nicht anders. Er hat nur solange Bestand, als er die zweifelhafte Gemütlichkeit des Urteilens über andere erlaubt und damit den Blick verstellt für das, was innerhalb dieser Dyade fehlt, unstimmig ist oder verzerrt. Sind die Gruppen größer, werden die Prozesse komplexer. Die grundsätzlichen Fragen hingegen stellen sich in gleicher Weise.

Für die mechanische Welt haben wir seit Newton hinreichend tragfähige Wirklichkeitsbeschreibungen in der auf die euklidische Mathematik aufbauenden Physik. Für die zwar geordneten, jedoch nicht deterministischen Prozesse des Strömens und damit des Lebens hat eine solche Beschreibbarkeit gerade erst begonnen. Mit der fraktalen Mathematik (FELIX MANDELBROT) und der Chaosforschung liegen seit drei Jahrzehnten die Werkzeuge bereit, mit denen die probabilistischen Prozesse des Strömens und Lebens besser erfasst werden können. Was lernen wir daraus?

Das Wahrscheinlichkeitsprinzip

Im Großen und Ganzen verhalten sich lebendige Vorgänge eher vorausahnbar als vorausberechenbar. Je größer die Zahl, umso eher klappt es mit der Vorausberechnung. Handelt es sich um einen Einzelfall, nähert sich die Prognose höchstens einer sehr groben Schätzung.

Das Trägheitsprinzip

Prozesse, die einmal mit ihrer Umwelt in ein rhythmisches Transaktionsgeschehen eingetreten sind, neigen sehr stark dazu, ein so gebildetes System zu erhalten. Systeme erweisen sich auch dann als erstaunlich stabil, wenn sie von ihrem Ursprungsziel stark abweichen, ja sogar wenn sie ihm konträr gegenüberstehen, und sie »fressen« regelrecht mögliche Störungen. Die Energie der »Störungen« können sie so lange nutzen, um sich dadurch sogar zu stabilisieren, solange diese Störungen nicht vitale Regenerationszentren oder Energiequellen treffen und zerstören.

Das Anfangs-Kontext-Prinzip

Den Anfangsbedingungen, subtilsten Details der Anfangsbedingungen, kommt überragende Bedeutung zu. Zunächst hört es sich stark verkürzt und geradezu flapsig an, wenn wir hören, was Friedrich Nietzsche als die einzigen Kriterien einer gelingenden Partnerwahl anführt: gute Beleuchtung und intakte Selbstachtung. Indes: Wie oft verletzen wir, wenn wir im Sozialen etwas beginnen, gerade diese beiden Voraussetzungen. Wir dimmen das Licht (der Bewusstheit), weil wir etwas Bestimmtes unbedingt wollen (oder grade nicht), und wir gehen Kompromisse ein, die uns vor Augen führen, wie verletzt unsere Selbstachtung ist.

Wenn alles noch offen ist, fehlt jede Trägheit des Erhaltenwollens. Noch ist nichts definiert, festgeschrieben und mit klar umrissenen Grenzen versehen. Erinnern gibt es noch nicht, weil es noch kein Beharren auf eine Vergangenheit gibt, die Gründe, Erklärungen, Kenntnisse und Rechtfertigungen liefert. Das macht das frisch Verliebtsein und jeden anderen Anfang so attraktiv für uns alle.

Im Anfang gibt es noch keine Namen, keine Bezeichnungen für das gerade sich vollziehende Empfinden. Der mir unbekannte Mensch, die mir neue Landschaft, der erste Tag im ersehnten Beruf, der noch unverstandene und doch anziehende Gedanke: Allen ist gemeinsam, dass sie eigentümliche Attraktoren sind und wir sie noch nicht begriffen haben. Hingerissen sagen wir – oder: entzückt, entflammt, entbrannt, betört, besessen, verknallt oder toll (vor Begeisterung). Der Vorsichtige und Gehemmte kann sich wenigstens zu einem »zugetan« oder »ergriffen« aufraffen.

Die gerade eben noch – vor wenigen Monaten – so betörende Aussicht auf das Panorama von der Terrasse des neu bezogenen Hauses ist Alltag geworden und ersteht in der lebendigen Begeisterung nur noch, wenn sie dem Besucher demonstriert werden kann, der zum ersten Mal zum Staunen kommt. Das überwältigende Empfinden der Verschmelzung bei der Geburt des erstgeborenen Kindes weicht dem vorgeblichen Kennen dieses Kindes, das in seiner Einzigartigkeit und Unbeschriebenheit vielleicht noch einmal kurz aufscheint, wenn der Blick des fernen Verwandten zum ersten Mal auf ihm ruht. Mit der neuen Erkenntnis, der spannenden Arbeit und dem »Erkennen« des Lebenspartners verhält es sich nicht anders. Nicht allzu lange Zeit muss vergehen, und mit dem Anfang ist das Leben gewichen.

Wir haben etwas begriffen, haben es bezeichnet und uns zuhanden (HEIDEGGER 1989) gemacht.

Aus dem offenen Strömen ist Festes geworden. Und nicht zuletzt gehen wir mit uns selbst in der gleichen Weise um. »Ich bin ein Mensch, der immer ...« beginnen viele Sätze, mit denen Menschen sich selbst charakterisieren, wenn sie in die Lebensmitte gekommen sind. Es ist dies stets der Lebensabschnitt, in dem die Zeit sich zu beschleunigen beginnt. Monate vergehen wie Wochen, schließlich vergehen sogar die Jahre in rasendem Galopp. Und ab und zu trifft man auf einen 70-jährigen Menschen, der einem – physisch gealtert – in aller Jugendlichkeit, Frische und voller Leben begegnet. Sein inneres Erleben der Zeit erinnert an das des Zweijährigen. Wir könnten nun – pathogenetisch – fragen, was die Zeit so beschleunigt erscheinen und im Erleben sein lässt. Wir könnten aber auch – salutogenetisch – fragen, was uns am meisten auffällt an diesem oder dieser einen, bei dem oder der es ganz anders ist.

Ohne im Geringsten naiv zu sein, fehlt ihm/ihr doch etwas Vertrautes und Gewöhnliches: Er/sie wirkt frei von Berechnung.

Der oder die eine teilt die Welt nicht in Kategorien ein, fragt, statt zu behaupten, weilt mit dem Fokus seiner Aufmerksamkeit auf dem Austausch mit dem anderen oder in der Sache, mit einem Wort: Er/sie zeigt nicht Interesse, er/sie ist Interesse: inter-esse – er/sie ist dazwischen, dabei.

Das große soziale Hindernis: Selbstbezüglichkeit und ihre Kinder: Wut/Ärger und Angst

Um mit unserem Verständnis einer solchen Haltung näher zu kommen, fragen wir nach der Polarität dieses Zustandes: Wut (Frustration, Ärger) und Angst (und weniger deutlich auch in den abgewandelten Formen dieser beiden grundlegenden, selbstbezüglichen Emotion) bringen uns ganz und gar aus dem Dazwischensein (interesse) heraus. Wir sind vollständig identifiziert mit uns selbst, getrennt von unserem Potenzial, getrennt von der Welt, getrennt vom Andern.

Diese Basisemotionen spielen sich im Wesentlichen in physiologischen Reaktionen des Organismus ab. Nicht immer kommen sie in ihrer Ursprungsgestalt zu Bewusstsein. Ärger kann als resignative Gestimmtheit oder als fanatische Arroganz, Angst kann als Indolenz oder Manipulationszwang wirken. Wie aber kommen diese beiden Basisemotionen zustande? Ärger folgt stets dem Nichteintreten einer Erwartung. Und Angst? Auch.

Ärger bezieht sich auf das Nichteintreten einer konkreten oder unspezifischen Vorstellung von dem, was erhofft, erwartet, vereinbart worden ist. Angst tritt auf, wenn die unterschwellige Erwartung, dass alles so weitergeht, durch ein unerwünschtes Ereignis unterbrochen wird. Die am tiefsten wirksamen Agenzien der Angst sind – wie oben erläutert – Schwindel, Atemnot und Schmerz.

Schauen wir noch etwas tiefer und beobachten wir sorgfältig die inneren Prozesse dieser Basisemotionen, dann stoßen wir auf ein grundlegendes Geschehen: das rhythmisch schwingende Gleichgewicht zwischen innen und außen geht verloren. Innen meint hier nicht den Körper und außen nicht die Umwelt. Vielmehr stehen diese beiden Begriffe jeweils für das intentionale Feld unserer Wahrnehmung, abhängig vom Standort unserer Ich-Identifikation. So kann sich dann das Außen sehr gut auch auf den eigenen Körper und sein Prozessgeschehen beziehen. Das Innen kann jedoch im Falle des Gleichgewichtsverlustes auch das »Innenerlebnis« extremer Geschehnisse in der Welt und/oder im Gegenüber (das nicht mehr als solches erlebt wird) sein.

Außen also ist Nicht-Ich, gleichgültig, ob dieses Außen im oder um den Körper herum wahrgenommen wird. Innen ist Ich. Und zwischen dem Innen und dem Außen atmet es nicht mehr, wenn Wut/Ärger oder Angst auftreten. Wut/Ärger entwickeln sich in uns, wenn ein Außen sich unserer Handlungsintention in den Weg stellt oder sie verzögert. Angst entwickelt sich, wenn ein Außen sich unserer Wahrnehmungserwartung verweigert und so anders ist, dass wir es nicht einordnen, benennen, kategorisieren und kompatibel mit unserer Erfahrung machen können.

Die meisten sozialen Beziehungen weisen nach einer gewissen Zeit ein charakteristisches Bild auf: Wut/Ärger (respektive ihre weitgehende Unterdrückung) und Angst (respektive Indolenz und Manipulation) wechseln sich ab mit mehr oder minder großem und letztlich vergeblichem Bemühen, Wut/Ärger und Angst zu vermeiden. Vermeidungsziele sind aus prinzipiellen Gründen zum Scheitern verurteilt. Wie aber würde das Annäherungsziel des Sozialen lauten? »Sieh von Dir selber ab und richte Deine Lebenspraxis an Prinzipien aus«? Prinzipien, die dann zu Werten und darüber zu Bedeutung/Sinn evolutionieren? Die dann als Nebenwirkung Freude/Glück hervorrufen?

Prinzipielle Orientierung von Unternehmungen (von Partnerschaften bis zu großen Unternehmen)

Die Orientierung vieler Unternehmungen, Unternehmen und Institutionen an Leistung und positiven Ergebnissen bewirkt – von kurzzeitigen Anfangserfolgen abgesehen – gerade das Gegenteil dessen, was diese Ausrichtung beabsichtigt. Arbeitszusammenhänge hingegen, die sich an (Arbeits-)Freude durch die Möglichkeit sinnvollen

Beitragenkönnens und Anerkennung/Beteiligung der Mitspieler/
-arbeiter an positiven Ergebnissen orientieren, führen dazu, dass
Krankenstände zurückgehen, der Teamgeist gefördert wird, die Leistungsbereitschaft zunimmt und die Ergebnisse sich verbessern. Institutionen, zu deren Gepflogenheiten es gehört, dass der eine den
anderen freistellt von unterschwelligen Überforderungen – insbesondere in der Top-Down-Richtung –, verfügen auch über die Wach-
heits- und Unterstützungssysteme, die dem Einzelnen Rückmeldung
über seinen Zustand geben und aktiv den Raum für ihn öffnen, Hilfe
annehmen zu können.

Im Folgenden werden wir die strukturell systemischen Voraussetzungen in Unternehmen und Institutionen betrachten, die geeignet
sind, einzeln oder in Kombination, zur Burnout-Entwicklung mit
beizutragen. Bei vielen sozialen und therapeutischen Dienstleis-
tungsberufen ist das subjektive Erfolgserlebnis nicht leicht zu erreichen. Von Einzelfällen – wie zum Beispiel der Geburtshilfe oder
Frühpädagogik – einmal abgesehen, treten die sichtbaren positiven
Ergebnisse entweder erst nach einer langen Latenzzeit ein oder sind
grundsätzlich nur in einem bescheidenen Umfang möglich. In einzelnen Fällen sind sie sogar daran gebunden, dass die unmittelbaren
Folgen des eigenen Handelns negativ erlebt werden, während die
später möglichen positiven Folgen von nachfolgenden Betreuern/In-
stitution geerntet werden. Wo die Sterberate, wie auf Intensiv- oder
Krebsstationen, hoch ist, die Rückfallquote eine große Bedeutung
hat, wie zum Beispiel in der Alkohol- und Drogenberatung, oder wo
generell Besserung oder Heilung die Ausnahme darstellen, wie bei
manchen chronisch progredienten Erkrankungen oder Soziopathi-
en, besteht schon aus der Sache heraus eine stark erhöhte Burnout-
Disposition der Mitarbeitenden. Verstärkend kommt dann oft noch
hinzu, dass in solchen Bereichen die Erfolgsparameter inadäquat
gewählt werden. Wenn man Heilung anstrebt in einem Bereich,
in dem die Besserung bestimmter Symptome – Schmerz, Angst, Lebensqualität, Rückgang krimineller Aktivitäten und so fort – bereits

bedeutende Erfolge darstellen und zu einer gelingenden Handlungs-Wirkungs-Sequenz (siehe weiter unten) führen, würde gleichwohl das Gefühl permanenten Ungenügens eintreten, wenn man dauerhafte Heilungen oder Lösungen anstrebt.

Überdies gilt: Während trotz Krise Manager, Administratoren und (Börsen-)Spekulanten noch immer über ausreichende personelle und übermäßige finanzielle Ressourcen verfügen, werden diese Mittel im sozialen Dienstleistungsbereich so stark gekürzt, dass chronische Überarbeitung und Überforderung alleine schon aus dem Mangel personeller, materieller und finanzieller Ausstattungen hervorgehen können.

Ein weiterer wichtiger Bereich ist das Feld des Feedbacks, das der Einzelne für seine Arbeit erhält. Unpräzise, pauschalierend, zeitverzögert, angesammelt, an der Person, statt an der Sache orientiert – in dieser Reihenfolge nimmt die Burnout verstärkende Wirkung ungeeigneter Feedback-Äußerungen zu.

In weltanschaulich gebundenen Institutionen sind die Negativwirkungen am meisten ausgeprägt. Solche Institutionen sind meist intransparent in ihrer Verantwortungsstruktur, weisen weniger klare Arbeitsplatzbeschreibungen auf, fordern und fördern übertriebene Involviertheit der Mitarbeiter in die Arbeit (bis hin zur »Selbstausbeutung«) und be- oder verhindern eigenverantwortliche Teambildungen oft mehr, als dies bei weltanschaulich ungebundenen Institutionen der Fall ist.

Das besonders schädliche, schleichende Gift negativen Haltungsfeedbacks ist oft dort stärker verbreitet, wo eine bestimmte Weltanschauung Grundlage der gemeinsamen Arbeit ist. Welche Kleidung man trägt, ob man geschminkt ist, welchen Freizeitaktivitäten man nachgeht, wie man seine privaten Partnerschaften gestaltet, ob man an den Veranstaltungen und Gruppenprozessen der jeweiligen Überzeugungsgruppen teilnimmt: Dies alles kann als Fehlen oder Verfehlen einer erwarteten Haltung stärker betont werden, als dies auf positive Ergebnisse zutrifft, die ein Mitarbeiter im Hinblick auf das Leitbild erbringt.

Mehr noch als bei anderen Institutionen führt die einseitige unausgewogene Ausrichtung auf die Erfordernisse der Klienten unter Hintanstellung persönlicher Bedürfnisse der Mitarbeiter zu einem Burnout-Krisen fördernden Klima. Dies kann so weit gehen, dass regenerative, freudvolle Aktivitäten in der Freizeit geringschätzig betrachtet, gelegentlich sogar moralisch abgewertet oder auch entwertet werden. Leider ist gar nicht so selten zu beobachten, dass es bis zu der Perversion kommt, nur den überarbeitet ausgemergelten Kollegen als denjenigen auszugeben, der den jeweiligen idealistischen Zielen glaubwürdig folgt, während sich jemand in gutem seelischen und körperlichen Zustand dem Verdacht mangelnden Engagements aussetzt.

In nicht wenigen bereits länger bestehenden Unternehmen lassen sich mangelnde Anpassung betrieblicher oder institutioneller Routinen an die individuellen Bedürfnisse und vor allem das Ausblenden von Zeitgegebenheiten als Faktoren anführen, die Burnout fördern. Arbeiten von heute mit Werkzeugen von gestern lösen zu müssen, führt über die damit verbundene Frustration zu einem Herabsinken der Burnout-Schwelle.

Genauso fatal wirken aber auch abrupte Wechsel der Arbeitsabläufe, der Zielausrichtung und Leitbilder, vor allen Dingen, wenn sie, ohne das Miteinbeziehen der die Arbeit Ausführenden, reaktiv – anlassabhängig und ohne durchdacht zu sein – am grünen Tisch der formalen Leitungsgremien entschieden werden.

In gleicher Richtung wirkt es, wenn Änderungen in den zum Mythos erhobenen Bedeutungsskalen eines Unternehmens vollzogen werden, ohne dem Einzelnen, der sich danach richten soll, die jeweiligen Änderungen nach- und mitvollziehbar nahe zu bringen. Der derart mit Änderungen Überzogene erlebt dann nur eine Art von verordnetem Sinn, gegen den er – verausgabend seine Energien aufbrauchend – meint, sich zum Erhalt seiner Menschenwürde stemmen zu müssen.

Die salutogenetischen Kriterien für Kohärenz – Handhabbarkeit, Verstehbarkeit und Bedeutung – gelten in gleichem Umfang für soziale Organisationen wie für den Einzelnen. So wie Entropie, die niedrigwertigste und völlige inkohärente Form von Energie, hochwertige Energie regelrecht frisst, so können bestimmte Institutionen ein derart ungeeignetes Arbeitsklima aufweisen, dass sie auch die hoch kohärente Energie eines weitgehend gesunden Menschen auffressen, wenn er sich in der Phase der Einarbeitung an ein solches System adaptiert. Und doch kann auch hier jemand, der in dem später erläuterten besten Sinne rücksichtslos wird, Keime im Sozialen veranlagen, von denen aus eine solche Institution gesunden kann.

Inkohärenz wirkt ansteckend, Kohärenz zum Glück aber auch.

Einseitig am wirtschaftlichen Ergebnis orientierte Menschen schieben die Bedeutung von Arbeitsfreude, innerbetrieblicher Kommunikation, Förderung von Kultur, Bewegung und Entspannung gerne als »weiche Faktoren« zur Seite oder verschieben sie auf »später«. Aber: Gerade die harten Fakten belegen, dass auf diese Weise mögliche, doch stets nur kurzzeitig realisierte Erfolge deutlich hinter jenen zurückstehen, die in Unternehmen und Einrichtungen verwirklicht sind, bei denen die weichen Faktoren eine ebenso zentrale Rolle spielen wie die wirtschaftlichen Unternehmensziele selbst.

Gerade in der Wiedereingliederung nach der Überwindung eines fortgeschrittenen Burnout-Stadiums kann es für den einzelnen Menschen eine große Hilfe sein, wenn er, unter Inkaufnahme anderer Nachteile (Status, Gehalt, Fahrtstrecke ...), in einem Arbeitszusammenhang seine Tätigkeit aufzunehmen beginnt, der möglichst wenige der oben genannten Risikofaktoren aufweist.

Jede Wiedereingliederung ist ein Anfang.

Nach der Trainingszeit, am besten einer Kur fernab der bestehenden Verhältnisse, werden wir wieder in den Alltag zurückkehren. Es kann sein, dass Wesentliches begonnen hat, ja, dass sogar schon erste Erfolge durch die Übung der neuen Werkzeuge eingetreten sind. Jetzt warten die verschiedenen Bezugsrahmen: Arbeit, Beziehung, sozialer Kontext. Können wir uns erinnern, wo die größte Diskrepanz war zwischen inneren Zielen und den bisher beschrittenen Wegen? Können wir uns erinnern, wie träge Systeme sind und wie beständig darin, sich zu erhalten? Auch wenn es die von allen gewünschten Eigenschaften sind, die wir mitbringen: Die einzelnen Menschen treten als Teilnehmer eines systemischen Zusammenhangs hinter diesen Zusammenhang zurück und wirken so, dass das System selbst erhalten bleibt.

Es kann helfen, ein wenig Guerilla-Taktik zu studieren: Wie unterwandert man ein System erfolgreich und nachhaltig? Das braucht einen langen Atem. Ändern wir zu viel und zu schnell, tritt ein paradoxer Effekt ein. Immer wenn wir eine bestimmte Fähigkeit neu erlernt haben und auf einen Kontext treffen, der uns verunsichert, kehren wir unbewusst zu einem älteren und damit stabileren (Verhaltens-)Muster zurück. Wir verhalten uns dann wie das kleine Kind, das zwar schon ein wenig stehen und gehen kann, aber sofort zum Krabbeln übergeht (= zurückkehrt), wenn die Familie zu Besuch in einer fremden Umgebung ist. So verlockend es auch ist, viele und rasche Revolutionen zu entfachen: Nachhaltig werden wir nur erfolgreich sein, wenn es uns gelingt, mit nur minimalen, dafür aber »langatmigen« Variationen zu arbeiten, damit wir nicht die alten Muster reaktivieren, die uns in den Burnout geführt haben.

Wenn wir aber etwas Neues beginnen oder beginnen müssen, dann kann es sehr hilfreich sein, sich des Kapitelanfangs zu erinnern. Gute Beleuchtung (ein sehr klarer, heller Verstand ohne emotionale Widerstände und Anziehungen) und intakte Selbstachtung (die beständige Übung des Selbstwertgefühls) können uns dazu verhelfen, »kein Geschäft« als eine ehrlich gleichwertige Alternative gegenüber einem bereits zu Beginn »schiefen« Verhältnis zu begreifen.

Kapitel 3: Medizinische Grundlagen

Ein Katalysator ist ein Zustand oder Stoff, der durch seine Anwesenheit Reaktionen herbeiführt oder in ihrem Verlauf beeinflusst, selbst aber unverändert bleibt.

Wie BURISCH zu Recht betont, ist Burnout eine begriffliche Qualle. Im Versuch diesen Begriff zu fassen, greift man in ein gallertiges Nichts. Zwar ist es neuerdings möglich, im Diagnoseverschlüsselungssystem ICD-10 »Burnout« einen Schlüsselkode zuzuweisen (Z73). Dennoch ist wichtig klarzustellen, dass es innerhalb der Patho-Logik nicht adäquat ist, Burnout als Krankheit zu diagnostizieren. Angemessener ist es, Burnout als einen Katalysator zu begreifen, der eine Vielzahl körperlich und seelisch disponierter Erkrankungen auslösen oder verstärken kann.

Burnout als Metapher der Erkrankungsschwelle

Wir wollen also angesichts der Schwierigkeiten einer hinreichenden Definition versuchen, die Wirkung des Burnout-Prozesses als eine Metapher zu verstehen:

Wir betrachten dazu ein abgegrenztes Biotop. Sagen wir ein einsam gelegenes Hochtal. Einige der dort wachsenden Bäume verfügen über die genetische Disposition, die Zusammensetzung des Fruchtfleisches so zu verändern, dass die Früchte bereits vor der Reife am Baum verfaulen. Einige der dort lebenden Schafe sind durch einseitige Ernährung so gefährdet, dass sie zu einer vermehrten Fehlgeburtsrate neigen. Einige der in diesem Tal lebenden Bienenvölker weisen eine besondere Schwäche gegenüber Milben aus. Einige Menschen in dieser Gegend tragen eine Veranlagung zu einer verminderten Entgiftungsleistung ihrer Nieren in sich. Die genannten Symptome bei den Bäumen, Schafen, Bienen und Menschen treten aber unter normalen Bedingungen selten und dann nur milde auf. Nun sinkt aus hier gleichgültigen Gründen der Grundwasserspiegel dieses Tales erheblich. Jetzt treten die Krankheitserscheinungen – am Baum faulende Früchte, vermehrte Fehlgeburten der Schafe, durch Milben zerstörte Bienenstöcke und an Niereninsuffizienz leidende Menschen – in vermehrter Weise auf. In unserem bildlichen Vergleich steht der sinkende Grundwasserspiegel für die Wirkung von Burnout. Keine der genannten Erkrankungen ist vom sinkenden Grundwasserspiegel verursacht, aber die Schwelle zur Manifestation wird durch ihn deutlich gesenkt. Burnout ist keine und verursacht keine Erkrankung: Burnout macht das Auftreten und das Verschlimmern einen Unzahl von Erkrankungen viel wahrscheinlicher.

In vielen Veröffentlichungen werden angebliche Symptome des Burnout angeführt. Die Listen reichen von Kopfschmerzen, Schwindel, Merk- und Konzentrationsstörungen über erhöhten Blutdruck und Cholesterinspiegel, Herzkreislauf- und Verdauungsprobleme sowie Schlafstörungen bis hin zu Autoimmunerkrankungen, Herzinfarkt und Diabetes.

Für einige dieser Symptome und Erkrankungen sind genetische, toxikologische, biochemische oder mikrobiologische Ursachen bekannt. Seit und für gut 100 Jahre hat sich in der Medizin die einseitige Auffassung durchgesetzt, dass mit der Kenntnis der Ursachen die Pathogenese, die Entstehung von Krankheiten, ausreichend beschrieben sei. Die überragende Bedeutung des Kontextes dafür, ob sich – bei gegebenen Ursachen – eine Krankheit tatsächlich entwickelt und wie (schwer) sie verlaufen wird, wurde lange unterschätzt oder schlichtweg geleugnet. Zum 21. Jahrhundert hin beginnt sich das Blatt erfreulicherweise wieder zu wenden.

»Gesundheit ist danach der ungestörte Aufbau der subjektiven Umwelt, wobei die Umgebung Nützlichkeiten und Schädlichkeiten bieten muss, die den kreativen Fähigkeiten des Lebewesens entsprechen. Krankheit tritt ein,

wenn das raffinierte Gleichgewicht zwischen subjektiver Kreativität und objektivem Angebot gestört ist, wenn – wie Lennart Levi (1971) es formuliert hat – Umgebung sich zum Lebewesen verhält wie ein schlecht passender Schuh.« (THURE VON UEXKÜLL 1998)

Schon im 9. nachchristlichen Jahrhundert wusste der arabische Arzt ISHAQ BEN ALI AR-RUHAVI:

»Der Mensch, der sich durch seinen Verstand von den übrigen Lebewesen unterscheidet, ist für seinen Körper verantwortlich. Um seinen Leib gesund zu erhalten, muss er auf folgende Dinge besonders achten: Luft, Bewegung und Ruhe, auf Essen und Trinken, Entleerung und Verhalten, auf Schlafen und Wachen sowie die seelischen Einwirkungen, aber auch auf die geografische Lage, seine täglichen Gewohnheiten, auf Alter und jeweilige Körperform. Seinen Tageslauf soll man mit einem Gebet beginnen und mit der Lektüre wissenschaftlicher Schriften bei einem Glase Wein ausklingen lassen.«

Zunächst hatte in der Mitte des 19. Jahrhundert eine Ära der Entdeckung solcher Ursachen begonnen. Erst waren es die mikrobiologischen, dann die biochemischen und schließlich die molekular-genetischen Kausalerklärungen, die als die hauptsächlichen Ursachen identifiziert wurden. Schließlich mündete diese Entwicklung in einem weitgehend reduktionistisch mechanistischen Determinismus. Heute aber beginnt sich die Auffassung immer mehr zu verbreiten, dass der Kontext (in unserem Beispiel der sinkende Grundwasserspiegel) eine viel größere Bedeutung hat für Entstehung, Schwere und Verlauf einer Erkrankung als die eigentliche Ursache. Studiert man allerdings die offiziellen medizinischen Verlautbarungen – beispielsweise gerade zu den aktuellen Pandemien –, gewinnt man den Eindruck, dass dieses Wissen im medizinischen Establishment noch deutlich unterrepräsentiert ist.

Die Bedeutung des Kontextes

Wenn wir Louis Pasteur als einen der Urväter dieses mechanistischen, in diesem Fall des mikrobiologischen Denkens in der Medizin begreifen, so gab es doch auch schon zu seiner Zeit, Mitte des 19. Jahrhunderts, den heute noch kaum bekannten Claude Bernard, der sich prägnant äußerte: »*Le microbe n'est rien, le milieu c'est tout.*« – »Die Mikrobe ist nichts, der Kontext ist alles.« Und noch weniger ist bekannt, wie sich Pasteur selbst – in später Einsicht auf seinem Sterbelager – zu Bernards Feststellung äußerte: »*C'est Claude, qui a raison!*« – »Es ist Claude, der Recht hat!«

»*Wenn die Seele im Urteil fehlt, flüchtet man sich ins Rechnen.*«
(Victor von Weizsäcker 1996)

Deshalb kann die Bedeutung von Burnout als einer (vielleicht sogar der) wesentlichen Kontextbedingung für eine Vielzahl von körperlichen und seelischen Erkrankungen gar nicht hoch genug eingeschätzt werden. Andererseits macht es keinen Sinn, Burnout selbst als eine anhand von körperlichen Symptomen parametrisierbare und damit berechenbare Erkrankung misszuverstehen. Es genügt also nicht, Burnout anhand einer Verschlüsselungsliste zu kategorisieren. Vielmehr braucht der im Burnout-Prozess stehende Mensch die zentrale ärztliche Fähigkeit zur Empathie, zum inneren Mitvollzug seelischer Innenräume durch aktives Zuhören.

Dies bedeutet nun aber nicht, dass man die Wechselwirkung seelischer Prozesse mit körperlichen Abläufen (in beide Richtungen gedacht!) nicht bräuchte, um zu einem fruchtbaren Verständnis von Burnout-Folgen zu gelangen. Im Gegenteil: Viele der wirksamen Methoden zur Besserung der Burnout-Krise beruhen gerade auf den Erkenntnissen solcher Wechselwirkungen, die nachfolgend überblicksartig dargestellt werden. Dabei ist zu bedenken, dass die

Hypothesen anfänglich und vorläufig sind und durch weitere Forschungen validiert oder revidiert werden müssen.

Die Transaktion der seelischen und körperlichen Wirkungsfelder

Wir werden dabei nur die für den therapeutischen Zusammenhang
bedeutendsten Bereiche herausgreifen. Diese sind:

- die neurovegetativen (Zusammenwirken des Nervensystems mit
  den physiologischen Prozessen) Wechselwirkungen;
- die neurohumoralen (Zusammenwirken des Nervensystems mit
  den Hormonen) Interferenzen;
- der Zusammenhang zwischen äußerer Sinneswahrnehmung
  (Exterozeption) und der Wahrnehmung der körperinneren Prozesse (Interozeption) sowie die Wahrnehmung der Eigentätigkeit (Propriozeption, insbesondere Kinästhetik).
- Immunologische Prozesse werden wir im Hinblick auf das Entstehen latenter Entzündungen (Prostaglandin-Mechanismus)
  und Autoimmunerkrankungen (über autoaggressive Immun-
  prozesse) im psychoneuroimmunologischen Zusammenhang
  darstellen.
- Wir werden die von seelischen Wirkungen abhängenden Repa-
  raturvorgänge in der DNS sowie
- den Zusammenhang zwischen Schmerz und allgemeinem Leidgedächtnis und dem Absenken der Wahrnehmungsschwelle erläutern.
- Die große Bedeutung der Präfrontalhirndurchblutung im Zusammenhang mit der Ausschüttung oder Hemmung von Neurotransmittern wird an einzelnen Beispielen illustriert.
- Mit der Variabilität des Herzrhythmus können wir eine weitere
  Schnittstelle zwischen seelischen Zuständen und körperlichen

Symptomen verfolgen, hineinreichend bis in die konkrete elektrochemische Wechselwirkung zwischen Gehirn und Herz.

• Den Abschluss dieser Darstellung bildet das kochleär-vestibuläre System (die Organe und Prozesse des Hörens und des Gleichgewichts), das als körperliche Basis für unsere angeborene und für die Burnout-Entwicklung zentral bedeutsame Fallangst anzusprechen ist.

Der Leser, der an dieser Stelle nicht so in die Tiefe gehen möchte, kann ab hier problemlos zu Kapitel 4 übergehen. Dort werden die einzelnen Therapiemöglichkeiten erläutert, die sich unter Einbezug der Grundlagen des folgenden Kapitels zwar besser nachvollziehen lassen, letztlich aber auch ohne diese verstehbar sind.

Traumatisierung und traumatischer Impact

In der Anfangszeit der Stress- und Traumaforschung hat man versucht, die stressende oder traumatisierende Wirkung und ihr Ausmaß von der Art und Stärke des traumatisierenden Ereignisses oder der Stressoren aus zu verstehen. Dies hat sich als nicht praktikabel erwiesen. Was uns die Alltagserfahrung bereits nahe legt, wurde dann auch wissenschaftlich belegt: Auch schwerste potenziell traumatisierende Ereignisse und gravierendste Stressoren lösen bei einzelnen Menschen keine oder nur geringfügige, insgesamt vorübergehende Wirkungen aus. Andere hingegen sind mit lebenslangen Traumafolgen oder schwersten psychosomatischen, lang dauernden Erkrankungen behaftet. Stress und Trauma sind also nicht das, was auf den Menschen einwirkt, sondern das, was aufgrund von Ereignissen im Menschen selbst reaktiv geschieht. Wohl hängen statistisch Schwere und Dauer belastender Einflüsse mit dem Grad von Stress und Trauma zusammen. Individuell sind aber die Unterschiede so groß, dass konkrete prognostische Aussagen über die mögliche Auswirkung bestimmter Ereignisse, bezogen auf den einzelnen Menschen, nicht möglich sind.

Die Gehirnentwicklung lässt sich evolutionär ganz gut mit der Entwicklung des Windows-Betriebssystems für Computer vergleichen. Kein Fachkundiger wird hierbei von intelligentem Design sprechen. Die Entwicklung folgte vielmehr zwei inkompatibel scheinenden Hauptforderungen: den Ansprüchen des jeweils Neuen gerecht zu werden und kompatibel zu bleiben mit der Vorgängerversion. Evolutionär hat sich bei den Sauropsiden, der gemeinsamen Vorstufe von Vögeln und Reptilien, ein erstes komplexes Zentrales Nervensystem (ZNS) herausgebildet. Als die Komplexität der Umwelt zunahm und sich evolutionär komplexere Verhaltensweisen bilden konnten, entstanden die Säugetiere. Deren ungleich differenzierteres zentrales Nervensystem hat nun aber nicht das ursprüngliche Gehirn der Sauropsiden ersetzt. Vielmehr genügte die Anpassung der Architektur den oben genannten zwei Forderungen: der neuen, komplexeren Welt gerecht werden zu können und zugleich kompatibel zu bleiben mit der Vorgängerversion. Mit den höheren Säugetieren und ihrem Zusammenschluss zu sozialen Gemeinschaften kamen die neuen Aufgaben einer komplexen sozialen Interaktion hinzu. Wiederum bildete sich ein neuer, eigenständiger Gehirnteil, der wie eine Art Anbau unter Erhalt der zuvor gebildeten Bereiche diese ummantelte. Schließlich war mit dem Menschen noch die Fähigkeit der Selbsterkenntnis und ethischen Ausrichtung hinzugekommen. Beide hängen eng mit der den Signalaustausch übersteigenden menschlichen Sprache und der darin wirksamen Fähigkeit zur Metaphernbildung (»Erzählergehirn«) zusammen. Dieser Gehirnanteil wölbte die Stirn des erwachsenen Wesens über den Gesichtsschädel und wird als Präfrontalkortex oder Stirnhirn bezeichnet. Die Neubildung der höheren Säugetiere entspricht in der menschlichen Gehirnarchitektur heute dem so genannten Telenzephalon oder der übrigen so genannten Großhirnrinde. Die ursprüngliche Säugetierstufe wird als Mesenzephalon oder Mittelhirn bezeichnet und umfasst im Wesentlichen das so genannte limbische System. Die immer noch vorhandenen und wirksamen Gehirnanteile der Sauropsiden werden beim Menschen als Protenzephalon oder Stammhirn bezeichnet.

Ausgangspunkt von Stress und Trauma ist in den meisten Fällen ein Sinneseindruck, also etwas, das wir sehen, hören, schmecken, riechen oder tasten. In selteneren Fällen kann dies ein körperliches Ereignis sein, das über die innerkörperlichen Sinnesorgane aufgenommen wird. Dies ist beispielsweise bei einem Herzinfarkt, einer akuten Lähmung, einem Krampfanfall, einem Versagen des Gleichgewichtsorgans oder einem Darmverschluss der Fall. Der ganze Bereich, der durch Rezeptoren vermittelten Wahrnehmung wird als »Perzeption« bezeichnet. Wir unterscheiden innerhalb der Perzeption den Bereich der äußeren Sinneseindrücke, den wir als Exterozeption fassen, und den der innerkörperlichen Wahrnehmung, den wir Interozeption nennen.

Wie Bewusstsein von Wirklichkeit auf der neurologischen Ebene geschieht

»Nicht das Gehirn, nur die Empfindung lässt uns denken« K. F. STRAILE

Die organischen Grundlagen unseres Denken, Fühlens und Wollens wurden lange unterschätzt, was in vielen Bereichen auch heutzutage noch gilt. Mein Eindruck ist, dass sie zurzeit in den Neurowissenschaften überschätzt werden und dass man das immaterielle Kraftfeld, das der menschliche Geist ist, mangels messbarer Parameter aus der Wissenschaft vorübergehend verbannt hat. Die jetzt vorliegenden Ergebnisse der Neurowissenschaften sind dennoch für unser Thema zentral. Wir können bei vielen Menschen, am Träger der Transaktion übend, erfolgreicher wirken, als wenn wir uns dem Geist direkt zuwenden würden. Warum? Für die überwiegende Zahl der Betroffenen würden wir damit ungewollt das Thema der Selbstverantwortung in moralischer Weise so berühren, dass Schuldgefühle ausgelöst werden könnten. Derartige psychische Auswirkungen gilt es aber unbedingt zu vermeiden, wozu der Weg über das Verständnis und den trainierenden Umgang mit dem Bewusstseinsträger Gehirn ein geeigneter und letztlich sehr erfolgreicher Mittelweg ist.

Exterozeptive und interozeptive Sinneseindrücke erreichen als Erstes im Mittelhirn eine zentrale Steuerungsstelle, die Thalamus genannt wird.

Die folgende Schilderung ist für das Verständnis zentral. Von dort aus nämlich gehen die Signalwege keineswegs, wie man es sich vielleicht vom erinnerten Schulwissen aus vorstellt, in bestimmte den Sinnesorganen zugeordnete Gehirnareale. Informationen, die beispielsweise vom Auge kommen, gehen nicht unmittelbar via Thalamus an die im Hinterhaupt gelegene Sehrinde. Vielmehr geschieht zuvor folgender bedeutsamer Zwischenschritt.

Die vom Sinnesrezeptor kommende Information wird vom Thalamus aus zunächst auf zwei ganz verschiedene Signalverarbeitungswege aufgeteilt.

Der sympathische Anteil des neurovegetativen Systems ist für die energetisch aktive Seite des Organismus verantwortlich. Diese wird als ergotrop bezeichnet. Anatomisch ist dieses System als Grenzstrang organisiert, darunter versteht man eine paarige Anordnung sympathischer Ganglien (Nervenknäuel) entlang jedes einzelnen Segmentes der Wirbelsäule, außerhalb des Rückenmarks. Alle motorischen und sensorischen Nerven des Körpers interferieren mit diesen sympathischen Ganglien. Das parasympathische System ist für Regeneration und Entspannung des Organismus zuständig und wird als trophotrop bezeichnet. Anatomisch besteht es einerseits aus den kraniosakralen parasympathischen Nervensträngen, die im Hals -und Kreuzbeinbereich dem Rückenmark entspringen, und andererseits aus einem einzelnen Nerven, der als Hirnnerv direkt mit dem Körper kommuniziert, dem Nervus vagus. Dieser versorgt sensibel, sensorisch und motorisch Gesicht, Hals und Torso, also Augen-, Speichel-, Kehlkopffunktion, Bronchien, Magen und obere Darmanteile.

Der erste Weg durchläuft einen Abgleichungsprozess, in dem geprüft wird, ob es zu diesem Sinneseindruck ähnliche, manchmal nur entfernt ähnliche, frühere schmerz- oder leidvolle Erfahrungen gibt, und von dort aus unmittelbar in den Körper. In der Folge des geschilderten Abgleichens stellt sich der Körper auf eine vergleichbare Erfahrung ein. Noch lange bevor uns ein Sinneseindruck bewusst geworden ist, hat also unser Körper schon reagiert. Die Information an den Körper erfolgt über zwei verschiedene Wege: einen schnellen und spezifischen und einen eher langsamen »atmosphärischen« Pfad. Ersterer wird als neurovegetativ bezeichnet und vollzieht sich im Wesentlichen über das sympathische (paravertebrale Ganglien) und das parasympathische Nervensystem (Vagus und Kraniosakral-System).

Die Auswirkungen liegen im Bereich der Durchblutungssteuerung, des Öffnens oder Verschließens der Bronchien, der Wärmeregulation, dem Spannungszustand im Kehlkopf und damit dem Klang der Stimme, dem Speichel- oder Tränenfluss, der Mikromimik, der Herzfrequenz und Herzfrequenzvariabilität, der Zusammensetzung der Verdauungssäfte, der Darm- und Blasenmotilität, der Blutzuckersteuerung sowie neben vielen anderen, hier nicht erwähnten Vorgängen auch im Spannungszustand der Knochen-nahen autochthonen Muskulatur.

Der andere – der endokrine – Zweig der unmittelbaren Mitreaktion des Körpers geht vom Thalamus zum Hypothalamus, wo durch die Ausschüttung so genannter Releasing-Hormone die hierarchisch höchste Ebene der hormonellen Steuerung stattfindet. Diese beeinflussen die Steuerhormonausschüttung in der Hirnanhangdrüse (Hypophyse), von wo aus die Nebenniere (Kortisone, Mineralokortikoide und Sexualhormone), die Schilddrüse, die Eierstöcke beziehungsweise Hoden und die für die Hautbräunung verantwortlichen Zellen (Melanozyten) gesteuert werden. Dieser zweite Weg wird als der neurohumorale bezeichnet. Er beschreibt also den Zusammenhang zwischen zentralem Nervensystem und Hormonausschüttung.

Zeitgleich mit diesem doppelten Signalweg in den Körper hinein (mittels neurovegetativer und neurohumoraler Steuerung) gleicht der Thalamus die eingehende Sinnesinformation mit dem Telenzephalon, der Großhirnrinde, ab. Die meisten Anteile der Großhirnrinde umfassend, werden Signalwege mehrfach durchlaufen, die als kortikothalamische Schleifen bezeichnet werden. Mit diesem Vorgang werden lange vor dem Bewusstwerden die einkommenden Signale mit dem gesamten Bestand vernetzt und abgeglichen.

Jetzt erst erfolgt die spezifische Weiterleitung an das spezialisierte Sinnes-Areal (Sehfeld, Hörfeld, Tastfeld und so fort). Von diesen abgegrenzten Sinnesfeldern teilt sich der Weg wiederum in zwei Anteile, einen begrifflichen, der als kognitive Leistung die Frage beantwortet: »Was ist das, was ich da sehe, höre oder taste?«, und einen zweiten, der zur Einschätzung der Empfindungsqualität führt und die Frage beantwortet, »Wie geht es mir damit, was ich da sehe, höre oder taste?«

Die zwei Wege aus dem Körper und die zwei Wege aus den Sinnesfeldern kommen schließlich im Stirnhirnbereich zusammen und werden dort verrechnet. Das Ergebnis dieser Verarbeitung ist das, was wir unsere bewusste Wirklichkeit nennen. Zwischen dem ersten Sinneseindruck und dem Bewusstwerden dessen, was wir Wirklichkeit nennen, ist mehr als nur ein Lidschlag Zeit vergangen. Langzeitgedächtnis, Schmerzgedächtnis, Leidgedächtnis und vor allen Dingen das Feedback unserer eigenen körperlichen Reaktion haben an diesem Wirklichkeitsbild mitgewirkt.

Wenn mit zunehmendem Burnout Wirklichkeit immer wieder in einer ähnlichen leidvollen Erfahrung erlebt wird, dann wird aus dem gerade Geschilderten deutlich, dass jede tiefgreifende Behandlung den Körper, die Verarbeitung vergangener Ereignisse und vor allem die adäquate Funktion des Präfrontalen Kortex mitumfassen muss.

Das spezifisch menschliche Gehirn

Im Folgenden können wir diesen evolutionär jüngsten und für unser Menschsein zentralen Hirnbereich genauer betrachten; alle wesentlichen spezifisch menschlichen Leistungen sind an seine Funktion gebunden.

Im Einzelnen sind dies die Fähigkeiten,

- sich in einen anderen hineinversetzen und mitfühlen zu können (»theory of mind«);
- Ziele finden, erfinden und nachhaltig verfolgen zu können und den Weg dorthin zu organisieren und zu planen;
- Handlungen zu initiieren und automatische Handlungen, die auf Gewohnheiten oder emotionale Reaktionen zurückgehen, zu hemmen;
- ein Maß entwickeln zu können für die eigene Stellung und Wechselwirkung im Sozialen;
- Probleme schrittweise (mit partiellem Bedürfnisaufschub) zu lösen;
- die Aufmerksamkeit autonom zu steuern, das heißt sich unabhängig zu machen von möglichen Ablenkungen;
- strategisch vorzugehen und ein Arbeitsgedächtnis zu entwickeln, was mit dem Beachten, Erkennen und kontextabhängigen Einhalten von Regeln und Gesetzmäßigkeiten einhergeht;
- sich kognitiv umzustellen, wenn sich der Kontext verändert (so genanntes »switching«);
- sich sprachlich auszudrücken;
- neue Ideen zu entwickeln;
- kreativ zu sein, wobei Kreativität mit dem Begriff »fluency« definiert wird, der wiederum die vorgenannten drei Bereiche zusammenfasst.

In einer gleichwohl noch groben, aber für unsere Zwecke hier ausreichenden Unterteilung können wir vier Areale des Präfrontalen
Kortex unterscheiden: den medialen Präfrontalkortex (Abb. 3) den
rechts- und den linksseitigen Präfrontalkortex sowie den Orbitopräfrontalkortex.

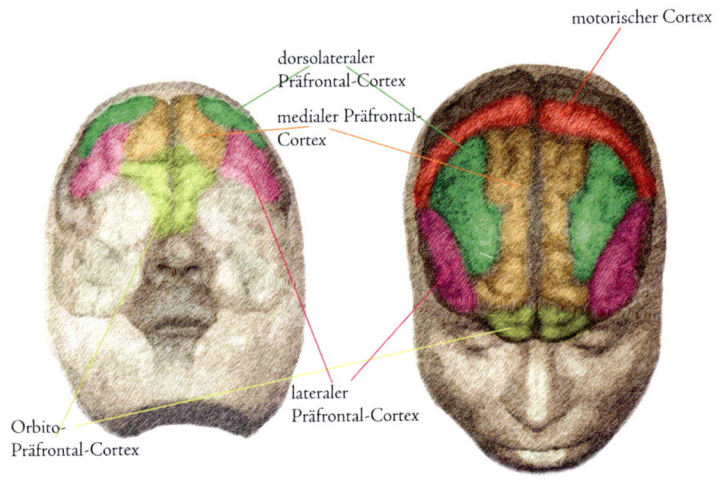

Abb. 3: Lage und Einteilung des Frontalhirns

Der Präfrontalkortex

Der mediale Präfrontalkortex

Mit dem medialen Präfrontalkortex hängen im Wesentlichen die
folgenden neun Funktionen zusammen.

- *Hemmende und beschleunigende Funktionen der Körperregulation,*
  hervorgerufen im Mittel- und Stammhirn, werden hier koordiniert und in eine adäquate Balance gebracht.

- *Die Fähigkeit, die als »theory of mind« bezeichnet wird.* Damit bezeichnet man Erkenntnis-, Empfindungs- und Verhaltensweisen, die nur dann sinnvoll zu verstehen sind, wenn dahinter die Voraussetzung steht, dass der andere ebenfalls über ein Bewusstsein seiner selbst verfügt. Ging man früher davon aus, dass dies eine spezifisch menschliche Fähigkeit ist, so legen neuere Ergebnisse der Verhaltensforschung an mit dem Menschen zusammenlebenden Haustieren nahe, dass auch diese über eine anfängliche »theory of mind« verfügen. Dieser Bereich umfasst die fein abgestimmte non-verbale Kommunikation, die auf einem Resonanzprozess beruht, der die Erfahrung eines anderen Bewusstseins mit der eigenen Aktivität in Bezug setzt.
- *Emotionale Balance.* Diese Fähigkeit bedeutet, dem Affekte generierenden limbischen System so viel Aktivierung zu erlauben, dass das Leben eine gewisse Grundspannung erhält, allerdings nicht so viel, dass es ins Chaotische ausartet. Die emotionale Balance beruht auf dem präfrontalen Vermögen, das limbische Aktivierungsmuster überwachen und bedarfsweise hemmen zu können. Anatomische Grundlage dafür ist ein Informationsfluss hoher Dichte, der zwischen dem subkortikalen limbischen System und bestimmten medialen Regionen des Präfrontalen Kortex stattfindet.
- *Reaktionsflexibilität.* Damit wird die Fähigkeit bezeichnet, unmittelbar vor einer schon gebahnten Handlung, wozu auch das Sprechen gehört, noch innehalten und diesen Handlungsimpuls abfangen zu können. Diese Fähigkeit umfasst das multimediale und rasche Bewerten der eingehenden Sinneseindrücke und Körperreaktionen. Zudem wird es dem Menschen durch die Reaktionsflexibilität ermöglicht, Handlungsimpulse adäquat zu verzögern und sich verschiedene Handlungsoptionen offen zu halten, wozu auch das Nicht-Handeln beziehungsweise Nicht-Sprechen gehört und nicht zuletzt das Zulassen einer als kohärent eingeschätzten Handlung.

Die in den 1990er-Jahren von BENJAMIN LIBET durchgeführten Untersuchungen zeigten zunächst, dass menschlichen Willenshandlungen – jedenfalls unter Laborbedingungen – ein nicht bewusstes Bereitstellungspotential bis zu einer halben Sekunde vorausgeht. Man konnte dabei deutliche elektrochemische Impulse des Gehirns messen, lange bevor der Mensch glaubte, aus freier Entscheidung eine bestimmte Handlung auszulösen. Die Möglichkeit des Handelns unterlag demnach anscheinend nicht der selbstbestimmten Steuerung des Menschen. Damit schien die Frage des freien menschlichen Willens abschlägig beantwortet. In später durchgeführten Experimenten gelang aber der Nachweis, dass es durchaus – unmittelbar vor der Handlung einsetzende – Hemmimpulse aus dem präfrontalen Bereich gibt, die im Bereich der bewussten Selbst-Wahrnehmung liegen. Am Zulassen (Aufheben der Hemmung) und an der Führung (gezielte Teilhemmungen) solcher selbstbestimmter Handlungen sind auch die lateralen Anteile des Präfrontalkortex beteiligt.

- *Die Fähigkeit des Mitempfindenkönnens oder der Empathie.* Wenn Signale einer anderen Person aufgenommen werden, findet, wie oben ausführlich geschildert, eine intensive Wechselwirkung zwischen limbischen, Großhirnrinden- und körperlichen Prozessen statt. Über ein Insula genanntes Hirnareal baut der mittlere Präfrontalkortex mittels Interozeption seine eigenen körperlichen Zustände und die empathische Imagination davon auf, was im Inneren des anderen wohl gerade vorgehen könnte, wobei er sich zusätzlich zur Interozeption subkortikaler, das heißt unterhalb der Großhirnrinde gespeicherter Informationen bedient. An diesem Prozess sind die um das Sprachzentrum herum organisierten Spiegelneuronen zentral beteiligt.

- *Einsicht oder selbsterkennendes Gewahrsein.* In diesem Vorgang vergegenwärtigt sich das Subjekt seiner selbst, indem es seine Vergangenheit, die noch offene Zukunft und die Gegenwart zu einer biografischen Zeitgestalt integriert. Dabei steht der Präfrontale Kortex sowohl mit den autobiografischen Gedächtnisspeichern als auch mit den entsprechenden Zentren des limbischen Systems in Verbindung, die dem Gegenwartsinhalt, der bisher gelebten Lebensgeschichte und den Zukunftsbildern die entsprechende emotionale Textur verleihen.

- *Angstmodulation.* Durch Freisetzung des inhibitorischen Neurotransmitters GABA (siehe Einleitung) können Impulse aufgrund erlernter Angstreaktionen im unteren limbischen System, speziell in den als Mandelkernen oder Amygdalae bezeichneten Bereichen, entstehen. Daher ist es leicht zu verstehen, dass Angst im Säugetiergehirn, dem limbischen System, zwar erlernt wird. Verlernt jedoch wird sie durch die Vermittlung wachsender präfrontaler Neuronennetzwerke. Angstbahnungen werden nicht durch Einsicht aufgelöst, sondern durch neue Erfahrungen überschrieben.

- *Ahnungsbewusstsein.* Noch ist diese Fähigkeit beim Menschen sehr wenig geschult. Das Potenzial dazu ist gleichwohl im Präfrontalkortex veranlagt. Um die großen Organbereiche – Herz, Lunge, Verdauungsorgane und Niere – spannen sich jeweils komplexe Nervensysteme auf, die in ihrem Komplexitätsgrad durchaus die neuerdings gewählten Begriffe »Herzgehirn« und »Bauchgehirn« rechtfertigen. Unsere Körperweisheit ist also mehr als nur eine romantische Metapher. Sie ist vielmehr der Ausdruck messbarer neuronaler Aktivitäten dieser Organsysteme, die Nervennetzwerke umspannen. DAMASIO bezeichnet diese dem Präfrontalkortex zugängliche Information als »somatische Marker«. Die erfolgreichen moderneren Ansätze der Traumatherapie und der Körperpsychotherapie beruhen, unter anderem, im Wesentlichen auf dieser Fähigkeit des Präfrontalen Kortex.

- *Ethische Selbstbestimmung.* Die Fähigkeit zur individuellen und situationsgerechten Anwendung moralischer Regeln in einer komplexen Alltagssituation und die darauf beruhende ethische

Eigenständigkeit sind ebenfalls an das Funktionieren des mittleren präfrontalen Kortex gebunden.

Es ist wichtig hier zu betonen, dass diese Leistungen des menschlichen Bewusstseins zwar nicht die Folge dieser Aktivität einer bestimmten Hirnregion sind, sie aber ohne diese Aktivität nicht möglich wären. Der bekannte Neurowissenschaftler DANIEL SIEGEL beschreibt diesen Umstand sehr anschaulich: Der Fluss von Energie und Information, der das menschliche Bewusstsein ausmacht, benutzt das Gehirn, um sich selbst hervorzubringen.

Der linkshemisphärische Präfrontalkortex

Wir wenden uns nun den Funktionen der lateralen Anteile des Präfrontalen Kortex zu. Auf der linken Seite finden wir die neuronale Grundlage der Fähigkeit, Absichten zu initiieren und sie dauerhaft aufrechtzuerhalten: die Antizipationsfähigkeit, die es ermöglicht, sich aus den gemachten Erfahrungen ein Erwartungsbild für künftige Ereignisse aufzubauen; die Fähigkeit, sich selbst abschirmen zu können gegenüber ablenkenden und die Aufmerksamkeit fremdbestimmend bannenden Sinnesinhalten. Wir finden in diesem Bereich auch die neuroanatomische Grundlage für die Möglichkeit, mit Entmutigung und Angst umgehen zu können.

Der rechtshemisphärische Präfrontalkortex

Im rechtshemisphärischen Präfrontalkortex finden wir die Basis für kohärentes Wissen, des Kontextes und unseres Selbst. Dazu gehört auch die Fähigkeit, fehlende, aber kohärente Bereiche des Kontextes oder unseres Selbst durch Fantasie ergänzen zu können. Die Aufmerksamkeit funktioniert in diesem Bereich besonders gut für kongruenzbetonte Sinnesinhalte, also solche, die untereinander ähnlich sind oder vollständig übereinstimmen. Die Möglichkeit, Schmerz und Wut bewältigen zu können, ist an die Funktion rechtspräfrontaler Gehirnareale gebunden.

Der Orbitopräfrontalkortex

Unter dem Orbitopräfrontalkortex versteht man jene Bereiche des Stirnhirns, die hinter der Nasenwurzel und den Augenbrauen liegen. Von der Funktion dieser Areale hängen im Wesentlichen Motivation und zielgerichtetes Verhalten ab. Verhalten und Motivation sind auf dreierlei Weise verbunden:

Je nach motivationaler Ausrichtung wird das Verhalten von unerwünschten Zielen (Vermeidungszielen) ab- oder auf gewünschte Ziele (Attraktorziele) hingewendet.

Durch andere Motivationszustände gelingt es, das subjektive Verhalten so zu organisieren, dass Teilziele generiert werden, die zu aufeinander aufbauenden, zielführenden Verhaltensabläufen hinleiten.

Der Level der allgemeinen Aufmerksamkeit wird erhöht, was dazu führt, dass der Einzelne eher zum Handeln bereit ist.

Die vom Selbst des Menschen ausgehende (intrinsische) Motivation hängt von der adäquaten Funktion des Orbitopräfrontalkortex ab. Extrinsische (also streng genommen konditionierende) Motivation hingegen ist an die Funktion des Säugetiergehirns (Limbisches System) gebunden.

Handlungsepisoden zielgerichteten Verhaltens

Zielgerichtetes Verhalten hängt sehr stark von der wiederholten Erfahrung gelingender Handlungsepisoden ab.

Die entscheidende Stelle für das Gelingen oder Misslingen einer Handlungsepisode ist die Art des Feedbacks, das als Beurteilung der Ergebnisse der eigenen Handlung erlebt wird. Für das Wahrnehmen erlernter und damit eingeübter positiver Rückmeldungen ist nicht der Orbitopräfrontalkortex, sondern das Anerkennungs-Belohnungssystem im Säugetiergehirn (Nucleus accumbens) zuständig. Unter Einbeziehung dieses Gehirnareals ist Fremd- und Selbstkonditionierung möglich. Im Orbitopräfrontalkortex hingegen ist die

Fähigkeit verankert, bei Wegfall oder Minderung vertrauter Anerkennungswege den Wandel oder Wechsel eines Belohnungssystems selbst einzuleiten.

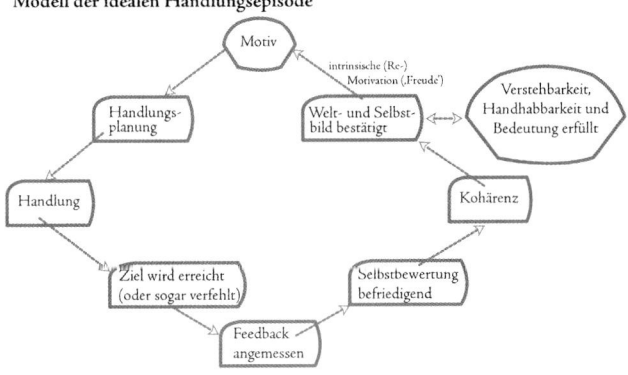

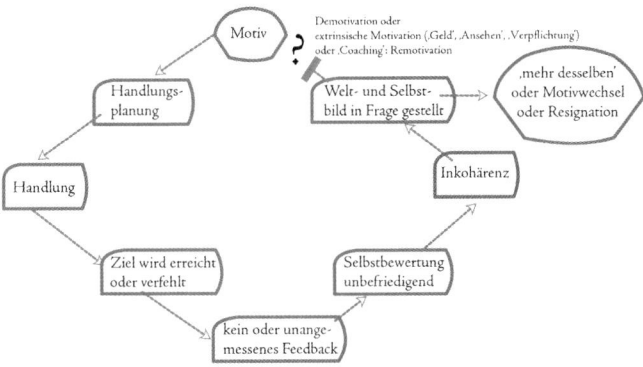

Abb. 4: Schema gelingender und scheiternder Handlungsepisoden. Wichtig ist zu bemerken, dass nicht nur misslingende, sondern durchaus auch gelingende Handlungen durch fehlendes oder unangemessenes Feedback zu einem demotivierenden Inkohärenzempfinden führen und misslingende Handlungen bei angemessenem Feedback eben auch zu Kohärenzempfinden und intrinsischer (Re-)Motivation beitragen können.

Dieser Umstand ist sehr wesentlich im Vorfeld der Burnout-Entstehung, weil es hier, wie beim gewöhnlichen Altern auch, ein deutliches Überwiegen in der Wahrnehmung defizitärer Belohnungssysteme gibt, die mit der Minderung oder dem Wegfall bestimmter Fähigkeiten zusammenhängen kann. Ist der Orbitopräfrontalkortex minderdurchblutet, ist es nicht möglich, in flexibler Weise Anerkennung als solche zu erfahren, wenn sie für andere Handlungen und/oder in anderer als der vertrauten Art gegeben wird. Andere, anders vorgetragene oder in anderen als den vertrauten Bereichen geäußerte Anerkennung kann dann in solchen Fällen oft nicht registriert und auf diese Weise nicht als Wertschätzung aufgenommen werden. Über den komplexen Zusammenhang des Orbitopräfrontalen Kortex mit den verschiedensten Hirnzentren gibt Abb. 5 Auskunft.

Zusammenfassend lesen sich die möglichen Folgen einer funktionellen Störung der genannten vier Areale des Präfrontalkortex wie eine Phänomenologie der für Burnout charakteristischen Verhaltens- und Bewusstseinsveränderungen.

Im Verhalten finden sich extreme Stimmungsschwankungen mit eingeschränkter Affektkontrolle und nicht ausreichender emotionaler Selbstführung, eingeschränkte Motivation bis hin zur Gleichgültigkeit. Neben Zwangsverhalten ist des Weiteren die Tendenz zu nennen, einmal begonnene Handlungen in einer Art von mechanisch bewegter Erstarrung weiter auszuführen oder sie stereotyp zu wiederholen. Dazu zählt zwanghaftes Aufmerksamkeitsverhalten – im Wahrnehmungsbereich auftretende, stark diskriminierte Sinnesinhalte ziehen die Aufmerksamkeit von der Konzentration ab und bannen sie. Darüber hinaus auffällig ist zwanghaftes Verwendungsverhalten – Gegenstände, die im Wahrnehmungsfeld auftreten, werden ohne Bewusstsein ergriffen und benutzt, auch wenn keinerlei kontextuelle Notwendigkeit dafür vorliegt. Überdies anzuführen ist zwanghaftes Imitationsverhalten, was dazu führt, dass der Betroffene Mimik, Gestik, Tonfall und Wortwahl des jeweiligen Gegenübers

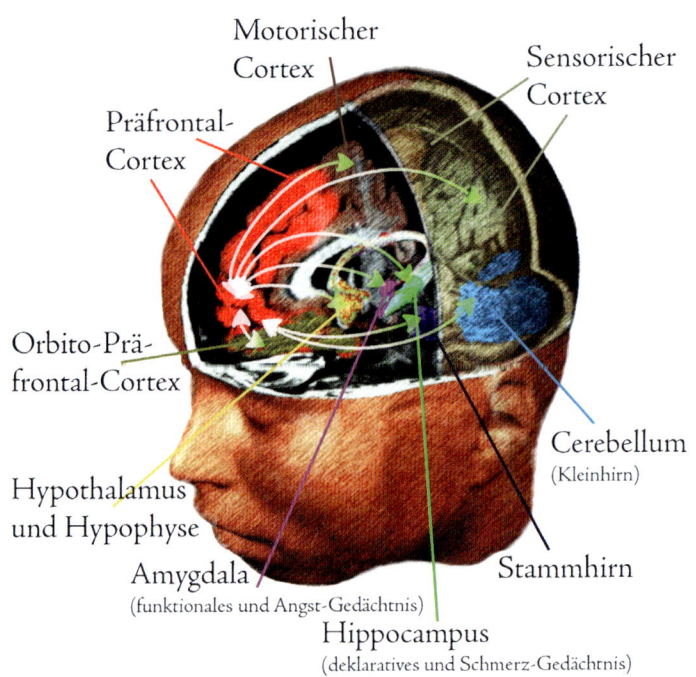

Abb. 5: Das präfrontale Gehirn bietet ideale Voraussetzungen zur Koordination aller anderen Gehirnbereiche. Sowohl durch seine neuronalen Verbindungen wie auch durch seine Einbindung in das Neurotransmittersystem kann man es als den Globalen Integrator ansehen.

Die neuronalen Verbindungen gehen in erster Linie zum Parietal- und Temporallappen, zum Okzipitallappen, den Basalganglien, zum Kleinhirn, zum Hirnstamm, zum Limbischen System, zum motorischen und prämotorischen Cortex. Weiterhin koordiniert und synchronisiert es viele aktive Verbindungen der beiden Hirnhälften miteinander.

Die Neurotransmitter weisen unterschiedliche Konzentrationen in den verschiedenen Hirnarealen auf. Vor allem das Präfrontalhirn zeigt dabei eine besonders dichte und vielfältige Anreicherung: das Dopamin-System geht mit seinen Fasern im ventralen Tegmentum zum Präfrontalhirn, das Noradrenal-System verläuft coeruleocortical dorthin, das Serotonin-System entlang der Raphe-Kerne, das Cholin-System vom basalen Frontalhirn aus und die GABA-, Glutamat- und Aspartat-Systeme über die präfrontostriatalen und präfrontothalamischen Axone.

unbewusst annimmt. Das Bewusstsein betreffende Auswirkungen sind vor allen Dingen: das Nichtwahrnehmenkönnen des eigenen Zustandes, auch dann, wenn bereits stark abweichendes oder krankhaftes Verhalten vorliegt; die Einschränkung der Fähigkeit, An- und Neuordnungen im Bereich von Relevanz und Dringlichkeit vornehmen zu können; das Fremdwerden zuvor vertrauter Menschen und Inhalte.

Autonomie – Heteronomie

Die Verletzung der Autonomiegrenzen durch heteronome Eingriffe (Hierarchie, ideologische Erwartung, abhängig machende Belohnungs- und Bestrafungssysteme) und mehr noch durch den Bereich des internalisierten Müssens und Sollens (habituierte Heteronomie) ist einer der ganz zentralen Punkte der Burnout-Entwicklung. In meiner eigenen Erfahrung mit Burnout-Betroffenen liegt das Problem zwar auch in der Einschränkung der Fähigkeit zur Grenzziehung solchen Ansprüchen gegenüber. Viel verbreiteter aber ist die mangelnde Bewusstheit dafür, wann und wie die Autonomiegrenzen überhaupt tangiert und überschritten werden. Deshalb wird vielen Burnout-Betroffenen die Grenzverletzung erst dann bewusst, wenn sie schon so tief darin verstrickt sind, dass ganze Netzwerke von Abhängigkeiten entstanden sind, durch die sich die Schwierigkeiten des Aufrechterhaltens der eigenen Autonomie erheblich komplizieren. Noch tiefer in das eigene »Land der Autonomie« ist der heteronome Wille in jenen Fällen eingedrungen, in denen erst die Grenze der totalen Erschöpfung für das Bewusstwerden erreicht werden muss. Dann steht an Stelle des nicht bewusst gewordenen »Ich will nicht!« das bewusste »Ich kann nicht mehr!« Die Diskriminationsfähigkeit, das heißt die Fähigkeit, subtile Unterschiede rechtzeitig erfassen zu können, hängt stark davon ab, dass die zerebralen Teilsysteme synchronisiert und damit kohärent zu wirken in der Lage sind.

Das fraktale Bewusstsein

Wie die westliche Wissenschaft nicht allzu lange weiß und es der kontemplativen Erkenntnis seit über 2.000 Jahren bekannt ist, lässt sich Bewusstsein nicht als Kontinuum fassen. Bewusstsein (unseres Selbst und der Welt) leuchtet für einen kurzen Moment auf, worauf – im rhythmischen Wechsel – eine Pause der Unbestimmtheit folgt. Dies geschieht 40-mal in einer Sekunde, sodass dieses Phänomen zwar wissenschaftlich untersucht werden kann, der Selbstwahrnehmung des ungeübten Beobachters jedoch entgeht. Unsere alltägliche Wachheit bewegt sich in der Unterscheidungsfähigkeit von etwa 5 bis 25 Ereignissen in der Sekunde. Der interessierte Leser kann sich dies leicht selbst klar machen. Wenn Einzelbilder rascher als 18- bis 20-mal in der Sekunde aufeinanderfolgend gezeigt werden, fließen sie für die alltägliche Beobachtung zu einem Kontinuum zusammen, das wir Film nennen. Bei den alten Filmen der Stummfilmära, die mit 12 bis 15 Bildern pro Sekunde gezeigt wurden, können wir gleichwohl das Ruckeln der diskontinuierlichen Einzelbilder deutlich erkennen.

Menschen, die über eine jahrelange Bewusstseinsschulung verfügen, sind jedoch durchaus in der Lage, den diskontinuierlichen Charakter unseres Bewusstseins auch ohne wissenschaftliche Messapparaturen zu erkennen.

Die zum Teil begeistert aufgenommene, zum Teil polemisch abgelehnte Theorie von STUART HAMEROFF und ROGER PENROSE geht davon aus, dass Unbestimmtheitszustände in den Mikrotubuli genannten Strukturen des Zellskeletts der Neuronen im 40-Hz-Rhythmus kurzen Momenten der örtlichen und zeitlichen Bestimmtheit weichen, die das physische Äquivalent unserer Bewusstseinswirklichkeit darstellen. Ihre Theorie betrachtet nicht nur die Synapsen (wo Dendrit und Axon des anderen Neurons miteinander kommunizieren), sondern auch die nichtsynaptische Verbindung von Dendriten großer Neuronennetzwerke, die als gap-junction bezeichnet wird. Während in der Dendrit-Axon-

Verbindung, der Synapse also, als wirksames Prinzip die Neurotransmitter bekannt sind, ist der Informationsaustausch über die gap-junction noch spekulativ. Es existiert allerdings eine zumindest theoretisch evidente Hypothese, dass diese Zell-Zell-Kommunikation auf der Basis kohärenten Lichts geschieht, die man Biophotonen-Interaktion nennt. Die bewusstseinsverändernde Wirkung von Narkosemitteln, Drogen und der so genannten Elektronarkose lassen sich damit konsistenter erklären als mit dem klassischen Rezeptor-Synapsen-Neurotransmitter-Ansatz.

In der kontemplativen Bewusstseinsforschung, die ausschließlich auf meditativer Selbstbeobachtung beruht, ist dies bereits lange bekannt. Diese Forschungsperspektive wird in der Kognitionsforschung als »Erste-Person«-Perspektive bezeichnet. Im Gegensatz zur »Dritte-Person«-Perspektive der westlichen Wissenschaft, in der die Bewusstseinsforschung gerade an prinzipielle Grenzen stößt, liegt für den ersten Ansatz vor allen Dingen im Tibetischen Buddhismus eine jahrhundertelange Forschungstradition vor. Die Beschreibung des Bewusstseinsdiskontinuums ist hier zwar messtechnisch nicht so präzise, aber metaphorisch sprechend. Es heißt dort, dass das Bewusstsein jeweils nur für den 64sten Teil der Dauer eines Fingerschnippens aufleuchtet, abgelöst von einer längeren Phase des Bewusstseinsdunkels.

Es überrascht deshalb nicht, dass Menschen, die jahrelang Achtsamkeitsmeditation praktizieren, eindrucksvolle Veränderungen ihrer Hirnphysiologie aufweisen. Gerade jene Frequenz von 40-mal pro Sekunde (40 Hz oder Gamma-Frequenz) tritt bei so geübten Menschen in einer Stärke und Häufigkeit auf, dass sie sich im Mehrfachen des oberen Normbereiches bewegen. Man bezeichnet diese Gamma-Frequenz auch als den »Binding Factor«, jenen Faktor der elektrochemischen Hirnaktivität, der die Teilsysteme des Gehirns funktionell-integrierend einbindet.

Ausgangspunkt dieser Frequenzaktivität ist wiederum der Stirnhirnbereich. Der Präfrontalbereich wird aus diesem Grunde oft als das Globalsystem oder als der Große Integrator bezeichnet. Wie wir später im Abschnitt über audiovisuelle Gehirnstimulation sehen werden, lässt sich diese Gamma-Frequenz im Stirnhirnbereich auch auf eine andere Weise anregen als durch jahrzehntelange und täglich viele Stunden umfassende Meditation. Dem von Burnout Betroffenen kann man Meditation zwar sehr anempfehlen. Die raschen Erfolge jedoch, die er zunächst benötigt, wird man in seinem Interesse zunächst eher auf eine technisch unterstützte Weise herbeiführen, die nach und nach von seiner eigenen regelmäßigen Übungspraxis abgelöst werden kann.

Hirndurchblutungstraining als Schlüsselmethode

Die regionale Hirndurchblutung, der regionale Glukosestoffwechsel und die elektrochemische Aktivierung einer bestimmten Hirnregion sind korreliert. Damit kann die Aktivität eines bestimmten Areals anhand des Verbrauchs radioaktiv markierter Glukosemoleküle (SPECT = Single Positron Emission Computer Tomography) oder mittels Durchblutungsmessung erfasst werden. Die SPECT-Technik ist zwar äußerst präzise, jedoch unter Echtzeitbedingungen nicht und in Bezug auf verlässliche Alltagsbedingungen nur sehr eingeschränkt durchführbar. Die Durchblutungsmessung kann indirekt über die Abstrahlung von Infrarot-C zumindest für den für unsere Fragestellung interessantesten Bereich des Gehirns, das Stirnhirn, mit geringerer, aber immer noch weit hinreichender Präzision gemessen werden (bezüglich Reliabilität und Validität siehe: COBEN 2007).

Der große Vorteil dieser Infrarot-Messtechnik ist die Tatsache, dass sie unter Echtzeitbedingungen funktioniert und unter Alltagsbedingungen durchgeführt werden kann. Eine zweite Durchblutungs-Messmethode nutzt die spektralen Unterschiede zwischen den Farben sauerstoffreichen und sauerstoffarmen Blutes, um mit dem

Reflex eines in den Schädel eingestrahlten Laserbeams diese Messung durchführen zu können. Beide Methoden wurden im Vergleich mit SPECT-Aufnahmen validiert.

Ein klarer Zusammenhang zwischen verminderter Durchblutung und dem Auftreten bestimmter Symptome ist für Depressionen belegt. In unserem eigenen Krankengut finden wir bei von Burnout Betroffenen mehrheitlich die für die Depression typische Minderdurchblutung des rechtsseitigen Präfrontalkortex sowie des medialen Orbitopräfrontalkortex. Im späteren Kapitel über HEG werden einige Fallbeispiele gebracht, die eindrucksvoll zeigen, von welch praktischem Nutzen diese Erkenntnisse sind.

Obwohl dafür noch keine ausreichenden wissenschaftlichen Daten vorliegen, legt die klinische Beobachtung nahe, dass Menschen, die mit bestimmten Verhaltensweisen negative Erfahrungen gemacht haben, die Durchblutung dabei funktionell involvierter Hirnareale drosseln.

Stirnhirndurchblutung und Depression

Immer wieder fällt auf, dass Menschen mit Depressionssymptomen auf eine Kindheit zurückschauen, in der sie sich an eine besonders tiefe Empfindungsfähigkeit für seelische Zusammenhänge erinnern. Charakteristisch ist, dass die Äußerung dieser Empfindungen im familiären Kontext dieser Patienten als unangemessen, unpassend, situationsinadäquat oder befremdlich galt. Diese Fähigkeit, unausgesprochene Stimmungen, unterdrücktes Leid, die Diskrepanz zwischen intentionalen seelischen Äußerungen und unbewussten Signalen empfinden zu können, ist eine Leistung des rechtsseitigen Präfrontalkortex. Weiter fällt auf, dass Patienten mit depressiven Symptomen immer wieder über Phasen hilflos unterdrückter Wut berichten. Die Regulation und der kongruente Ausdruck von Wut sind ebenfalls Leistungen des rechtsseitigen Präfrontalkortex. Genau

149

dieser Bereich ist es, den wir bei fast allen depressiven Patienten als minderdurchblutet betroffen finden.

Stirnhirndurchblutung und Angst

Bei Patienten, die zu Angsterkrankungen vom Typ der Panikatta-cken neigen, finden wir häufig eine für die Kindheitszeit erinnerte Tendenz zum Konfabulieren und Pläneschmieden, zu wechselnden, aber jeweils tiefen eigenständigen Interessen, die dann auch schöp-ferisch umgesetzt wurden. Wird diese Schöpfungskraft häufig frus-triert, indem sie nicht ernst genommen, nicht gefördert oder sogar unterdrückt wird, können bestimmte Bereiche des für diese genann-ten Fähigkeiten typisch verantwortlichen linksseitigen Präfrontal-kortex gehemmt und damit minderdurchblutet werden. Genau die-sen Befund finden wir häufig bei Patienten mit Panikattacken in der Vorgeschichte.

Wird die Anwendung des Durchblutungstrainings für den Stirn-hirnbereich von einer subtilen ressourcenorientierten Verhaltens-therapie begleitet, lassen sich im Erwachsenenalter diese in der Kindheit gesetzten Schranken überwinden, was den Kontakt zum eigenen Potenzial ermöglicht.

Das komplexe Rhythmusgefüge des Herzens

Unser Herz verfügt über ein komplexes Neuronennetzwerk, das neu-erdings gelegentlich durchaus zutreffend als Herzgehirn bezeichnet worden ist. Alle körperlichen und seelischen Ereignisse spiegeln sich in einem gewissen Umfang in der Herzfrequenz, vielmehr aber noch in der Art und Weise, wie die Herzfrequenz selbst in einem eigenen Rhythmus variiert wird.

Sowohl das neurovegetative (Sympathikus- und Parasympathikus-System) als auch das neurohumorale System beeinflussen die Schnelligkeit, mit der das Herz schlägt.

Bis zu einer Frequenz von 100 bis 110 Schlägen pro Minute geht die Frequenzerhöhung in erster Linie auf eine Minderung des parasympathischen Einflusses zurück.

Erst in Fällen noch höherer Frequenzsteigerungen kommt die stimulierende Wirkung des Sympathikus hinzu.

Mäßige Herzfrequenzerhöhungen sind demnach Ausdruck ungenügender Entspannung.

Höhere Frequenzsteigerungen hingegen gehen auf die direkt stimulierende Wirkung von Aufregungsimpulsen zurück.

Nicht nur die Frequenz, sondern auch ein Rhythmus, in dem diese Frequenz steigt und fällt, sowie die Variationsbreite dieser Schwankung fallen diagnostisch stark ins Gewicht. Dabei beobachten wir sehr schmale, fast starr wirkende Frequenzfluktuationen, aber auch heftige Variabilitäten. Menschen mit sehr guter emotionaler Selbstregulation und guter körperlicher Verfassung weisen im Allgemeinen heftige Frequenzschwankungen auf, die jedoch – weit entfernt von einem chaotischen Auf und Ab – als eine rhythmisch kohärente Schwingung ablaufen. Menschen mit Angsterkrankungen zeigen ebenfalls meist gesteigerte Schwankungsamplituden der Herzfrequenz, die jedoch eher zeitlich ungeordnet bis chaotisch sind. Depressive hingegen weisen in ihrer Herzfrequenzvariabilität nur eine kleine oder gar keine Amplitude auf, die als hochgeordneter Rhythmus jedoch zur Starre neigt.

Dabei stehen Herz und Gehirn in einem regen Austausch. Die Pulsvolumenschwankung, die der Variabilität der Herzfrequenz folgt, wirkt sich direkt auf die Regelmäßigkeit und Ordnung der Hirndurchblutung aus. Weiterhin löst die kräftige elektromagnetische Aktivität des Herzens direkt Potenzialschwankungen der Elektrochemie des Gehirns aus (so genannte kardial evozierte Potenziale). Andererseits steuert das Gehirn über das vegetative Nervensystem und bestimmte Hormone Kraft, Schlagfolge und Schlagvolumen des Herzens. Variabilität und Ordnung der Schwankungen der Herzfrequenz lassen sich durch Training zuverlässig verbessern. Nach einigen Wochen der regelmäßigen Übung stellen sich Verbesserungen in der seelischen Befindlichkeit, aber auch handfest messbare körperliche Fortschritte ein.

Psycho-Neuro-Immunologie

Latente (unscheinbare) und disseminierte (über den Körper ausgesäte Entzündungen) werden beim Gros der Erkrankungen als zentrale oder Kofaktoren gefunden. Das reicht von Arteriosklerose und Thrombosen, Schlaganfällen sowie Herzinfarkten über nichtinfektiöse Leber- und Nierenerkrankungen bis hin zu den Autoimmunerkrankungen, wie zum Beispiel Multipler Sklerose, Neurodermitis, primär chronischer Polyarthritis oder Diabetes. Auch hier ergeben die vorliegenden wissenschaftlichen Daten noch kein derart klares zusammenhängendes Bild, wie es sich immer wieder bei vielen Menschen klinisch bestätigen lässt.

Dabei zeigt sich, dass es nicht in erster Linie die negativen Emotionen selbst sind, die sich auf diese Weise immunologisch auswirken, sondern vielmehr das andauernde Empfinden der Betroffenen, diesen negativen Emotionen gegenüber mehr oder minder ohnmächtig ausgeliefert zu sein. Am stärksten wirkt sich dies bei lang anhaltenden Resignationszuständen aus, die sich im Rahmen des komplexen Burnout-Geschehens oft lange unter dem Bild des zähen Durchhaltens der Betroffenen kaschiert. Diese Camouflage reicht meist bis in die mittleren Burnout-Stadien hinein, wo die für die Resignation sonst oft typischen Begleiterscheinungen der Untätigkeit und Lethargie noch durch verstärkten, mit großem Aufwand betriebenen Einsatz verborgen werden kann.

Diese Art des Stresses, der eher länger dauert oder sich oft unter ähnlichen, zur Ohnmacht führenden Bedingungen wiederholt, wird, wie oben bereits erwähnt, oft – im Gegensatz zu den CANNON-Stress genannten Alarmreaktionen – als erlernte Hilflosigkeit oder SELYE-Stress bezeichnet. Während die Alarmwirkung des so genannten CANNON-Stresses zunächst mit einer Verminderung der parasympathischen und einer Steigerung der Sympathikusaktivität einhergeht, ist für den SELYE-Stress zunächst charakteristisch, dass er die Hormonausschüttung der Nebenniere beeinflusst.

Entzündungen

In der Folge kommt es verbunden mit weiteren biochemischen Reaktionen zur veränderten Synthese und Ausschüttung der Prostaglandine. Prostaglandine sind die wesentlichen Mediatoren für Entzündungen im Körper. Bereits jede Wundheilung ist streng genommen ein Entzündungsprozess, der durch Prostaglandine induziert wird. Im Rahmen des SELYE-Stresses setzen diese Entzündungsprozesse jedoch ohne das Vorliegen einer Verletzung oder Infektion ein. Die Entzündung ruft ab einem bestimmten Grad Schmerzen hervor. Diese sekundären Schmerzen jedoch führen selbst wieder zu einer Verstärkung dieses resignativen Prozesses.

Autoimmunreaktionen

So wie die Entzündung ein gesundheitsfördernder und lebenserhaltender Prozess ist, aber krankhaft wirken kann, wenn kein körperlicher Anlass dazu vorliegt, so gilt das Gleiche auch für jenen Bereich der körperlichen Funktionen, der dafür sorgt, dass nicht mehr gebrauchtes Gewebe abgebaut wird. Was der Organismus nicht mehr braucht, ist ihm, obschon noch im Körperinneren befindlich – metaphorisch gesprochen – derart »fremd« geworden, als handle es sich um eindringende Bakterien oder um das Gewebe eines anderen Organismus. Derartig fremdes oder fremd gewordenes Gewebe wird von der zellulären Immunabwehr als solches erkannt. Im

Wesentlichen sind es die Thymus- beziehungsweise T-Lymphozyten, die für diese Art des Erkennens zuständig sind. Beziehen diese sich auf den eigenen Körper, werden sie als autoreaktive T-Lymphozyten bezeichnet.

Im gesunden Organismus werden etwa 20-mal so viele autoreaktive T-Lymphozyten produziert als tatsächlich benötigt werden. Ihre Passage durch den hinter dem Brustbein gelegenen Thymus führt im Normalfall dazu, dass diese 95 Prozent nicht benötigter T-Lymphozyten rechtzeitig genug inaktiviert werden, bevor sie unangemessenen Schaden im Organismus anrichten können.

Chronische Erschöpfungs- und Resignationszustände vom Typ des SELYE-Stresses führen zu einer anhaltenden Minderdurchblutung und bindegeweblgen Degeneration des Thymusorgans. Folge davon ist, dass nicht benötigte autoreaktive T-Lymphozyten ins Blut eingeschwemmt werden und Schaden dort anrichten, wo der einzelne Mensch – beispielsweise genetisch oder toxikologisch disponiert – bereits eine Schwachstelle aufweist. Besonders eindrucksvoll kann man diesen Zusammenhang bei Erkrankungen wie der HASHIMOTO-Thyreoiditis (Autoimmunerkrankung der Schilddrüse), der Neurodermitis oder unter vielen anderen auch der Multiplen Sklerose beobachten.

Lokal setzen dann die entsprechenden T-Lymphozyten an den betroffenen Geweben eine Reihe von zellulären und biochemischen Abläufen in Gang. Dabei veranlassen sie ihre Schwesterzellen, die B-Lymphozyten, Botenstoffe für andere aggressive Zellen und gewebetoxische Substanzen freizusetzen, die ihrerseits wieder ein Entzündungsbild auslösen, das auch hier nichts mit Heilung oder Regeneration zu tun hat.

Chronische Entzündungsprozesse fordern selbstverständlich zu ihrer Überwindung – gleich ob sie über die Prostaglandinsynthese oder über T-Lymphozyten vermittelt sind – gerade jene Energie, an der es Burnout-Betroffenen ohnehin mangelt.

Zelluläre Vorgänge: Neuropeptide und eingeschränkte DNS-Reparatur

Bis vor kurzem hat sich der genaue Zusammenhang emotionaler Zustände und manifester Gewebeveränderungen (bis hin zu malignen Neubildungen) noch weitgehend der wissenschaftlichen Erklärung entzogen. Candace Pert und nach ihr viele andere haben nun aber zeigen können, dass Neuropeptide in der Lage sind, diese Erklärungslücke zu schließen. Neuropeptide sind biochemisch hochreaktive Aktivatoren, Eiweiß-ähnliche Strukturen, mit deren Hilfe Neuronen (Nervenzellen) miteinander kommunizieren können. Sie wirken über spezifische Rezeptoren auf der Zellmembran auf diese so ein, dass bestimmte Gene exprimiert, andere wiederum supprimiert werden. Auf diese Weise werden emotionale Zustände direkt in die dynamische Struktur des Körpers eingeschrieben.

Unsere Erbinformation, die in einem Doppelhelixstrang angeordnete DNS, wird durch eine ganze Reihe von Umwelteinflüssen ständig leicht verändert. Zu diesen Einflüssen gehören oxidativer Stress durch freie Radikale, toxikologische Einflüsse und die Wirkung natürlicher sowie künstlicher Strahlungsquellen (UV-Strahlung, kosmische Strahlung, Radioaktivität, starke elektromagnetische Felder). Es verhält sich gerade so, als würden die Zutaten in einem Rezeptbuch zufällig und unkalkulierbar verändert, gestrichen oder vertauscht. Letztlich ist die DNA nichts anderes als ein Rezeptbuch zur Herstellung von Proteinen, von Eiweißmolekülen. Veränderungen dieses »Rezeptbuches« DNA können also für fatale Fehler bei der Herstellung der Gewebeproteine, Enzyme und Transmittersubstanzen verantwortlich sein.

Diesen Gefahren beugt der gesunde Organismus durch ein regelmäßiges Reparaturprogramm vor, mithilfe dessen die DNA immer wieder in ihren Ursprungszustand versetzt wird. In ganz seltenen Ausnahmen gelingt dies nicht. Dann können Zellen redupliziert werden, die derart verändertes Erbgut enthalten. In nahezu allen Fällen wird dies zu mehr oder minder schweren Gesundheitsstörungen bis hin zu gutartigen Tumorbildungen (beispielsweise Myomen in der Gebärmutter) führen, schlimmstenfalls durch onkogene (krebsfördernde) Veränderungen auch zu Krebs oder dem Verlust von tumorunterdrückenden Genen (Tumorsuppressor-Genen), der sich bis zum Verlust der Zellteilungshemmung nach einer bestimmten Zahl von Teilungsschritten auswirken kann. Dadurch geht wiederum die Fähigkeit zur Apoptose verloren, die DNS-gesteuerte Einleitung des gezielten Zelltodes, der vor ungehemmtem Wachstum schützt. In astronomisch seltenen Fällen kann eine Veränderung der DNA über extrem lange Zeiträume auch zu einer mutativen Veränderung führen, die dann, wenn sie sich als tragfähig herausstellt, zum eigentlichen Motor der Evolution wird.

Chronisch erschöpfender Stress behindert diese Selbstreparatur des genetischen Kodes im Organismus. Der biologisch evolutionäre Grund für diese Blockade der DNS-Selbstreparatur liegt auf der Hand.

Chronische Erschöpfung der Lebensfunktionen ruft nach Veränderung. Hält die Erschöpfung langzeitig an, ist dies ein klares Zeichen dafür, dass die Anpassung dieses Organismus an seine Umwelt dauerhaft nicht gelingt. Vom Fortschritt der Art und der notwendigen Adaptationsfähigkeit aus betrachtet ist es folgerichtig, nun mehr Variationen zuzulassen, unter denen sich durch die schiere Anzahl auch Varianten finden werden, die irgendwann die Maladaptation verhindern. Die Art profitiert davon. Das einzelne Individuum hingegen ist mit großer Wahrscheinlichkeit den krankmachenden Wirkungen dieser »Öffnung zur Veränderung« ausgesetzt.

Schmerz- und Angstgedächtnis

Als letzten Punkt dieses Grundlagenkapitels betrachten wir die Schnittstelle zwischen Psyche und Körper, die für die Burnout-Entwicklung möglicherweise am zentralsten ist. Weiter oben haben wir schon angedeutet, dass es eigene Gedächtnisstrukturen für leidvolle Erfahrungen gibt. Offensichtlich war es einmal von großem evolutionären Vorteil, negative Erfahrungen gut erinnern und entsprechend vorsichtig agieren zu können. Diese aus wilderen Zeiten der Menschheitsurgeschichte stammende Erblast tragen wir noch heute mit uns herum.

Im Durchschnitt können wir uns vier- bis siebenmal besser an negative als an positive Ereignisse erinnern. Jede schmerzhafte oder angstauslösende Erfahrung führt zur Veranlagung einer neuronalen Bahnung. Jede hinzu kommende ähnliche Erfahrung verstärkt diese Bahnung, sowohl im Hinblick auf die Komplexität des Neuronennetzwerks als auch mit Bezug auf die Leitgeschwindigkeit. Dementsprechend reagiert unser Körper, vermittelt durch dieses Leidgedächtnis, auf eine potenziell leidvolle Erfahrung in einer atemberaubenden Geschwindigkeit, wenn wir ähnliche Situationen schon öfter erlebt haben. Neuroanatomisch kommt dies dadurch zustande, dass die nervenumhüllende Myelinscheide mit zunehmender Konditionierung immer dicker wird. Die Dicke der Myelinscheide wiederum korreliert direkt mit der Geschwindigkeit, in der sie diese Informationen elektrisch weiterleiten kann.

Daraus wird verständlich, weshalb uns die für die eigene Biografie charakteristischen, leidvollen Erfahrungen mit solcher Schnelligkeit und Heftigkeit überwältigen und warum wir ohne entsprechendes Training und die dafür notwendigen »Werkzeuge« nicht in der Lage sind, den einmal eingeschlagenen Weg einer gerade ablaufenden, offensichtlich zu emotionaler Belastung führenden Situation wirksam zu hemmen (ohne sie zu verdrängen oder sie zu unterdrücken, was ja damit zusammenhängende, ebenfalls unerwünschte Folgen zeitigen würde) .

Von dieser allgemeingültigen Regel der Schmerz- und Angstkonditionierung leidvoller Erfahrungen gibt es eine bedeutsame Ausnahme: die Fallangst.

Verlieren wir das erste Mal in unserem Leben den Halt, haben wir auch dann Angst, wenn wir zuvor niemals unangenehme Erfahrungen mit dem Fallen gemacht haben. Bei der Erstuntersuchung wird, den Richtlinien gemäß, bei jedem Neugeborenen innerhalb der ersten Lebensstunde diese Fallangst dadurch ausgelöst, dass man das Kind abrupt, aber vollkommen geschützt nach hinten fallen lässt, um seine dadurch ausgelöste Greifreaktion zu überprüfen, den so genannten MORO-Reflex. Auf dieses dosierte Fallen antwortet ein neuro-integrativ gesunder Säugling ohne jede vorherige Erfahrung mit Erschrecken, Abduktion (Ausbreiten) und Adduktion (Beugen) der Arme sowie Greifen der Hände, als wolle er sich festhalten, alles meist verbunden mit Schreien.

Fallangstreaktionen laufen demnach bereits von Geburt an reflexartig schnell ab, ohne dass sie konditioniert werden müssten. Die ebenfalls zum MORO-Reflex zählende, bei der Neugeborenen-Untersuchung durchgeführte Hörprobe hingegen führt uns die Leidkonditionierung plastisch vor Augen. Ein erster, mehr oder minder lauter Knall eines Aufschlagens oder Klatschens neben dem kindlichen Ohr löst keinerlei erkennbare Reaktion aus. Das darauffolgende zweite Klatschen mit der Hand wird bereits auf der Basis der ersten, gerade durchgemachten unangenehmen Erfahrung erlebt. Dies führt dazu, dass das Kind, unmittelbar auf das zweite Klatschen reagierend, zusammenzuckt und in der Folge die oben beschriebenen charakteristischen Reaktionen zeigt.

Diese Art der Leidreaktion ist also erlernt und kann infolgedessen auch verlernt werden, was im einfachsten Falle (Um-)Gewöhnung bedeutet.

Die Fallangst jedoch kann nicht durch Gewöhnung verlernt, wohl aber deutlich gemindert werden. Immer wenn uns etwas unvertraut ist, wenn die Welt oder wir selbst uns unerwartet rasch verändern, wenn wir plötzlich nicht mehr über unsere Sinnesorgane, Denkprozesse oder motorischen Ausdrucksmöglichkeiten verfügen, ergreift uns diese elementare Form der Angst. Einige Menschen versuchen dennoch, diese Elementar-Angst zu verlernen oder auszuschalten. Psychologisch bezeichnet man dieses Verhalten als kontraphobisch. Aber auch das Geschick, noch so viele gefahrvolle Situationen überstanden zu haben, verringert das Grauen der Fallangst nicht vollständig. Die kontraphobische Anstrengung vermittelt Außenstehenden oft den Eindruck, darin geübte Menschen seien mutig oder waghalsig. Doch letztlich verbrauchen sich solche »Fallangstvermeider« meist in dieser Anstrengung und können der Urangst doch nicht entgehen. Im späteren Abschnitt über »Vermeidungs-Meditationen« werde ich einige damit im Zusammenhang stehende Fragen ausführlicher erläutern.

Vielleicht ist es auch falsch, diese erste Greifreaktion, die angstgeweiteten Pupillen, den angespannten Gesichtsausdruck, das Absinken und sprunghafte Ansteigen der Herzfrequenz, die Bronchokonstriktion und anschließende -dilatation sowie nicht zuletzt den trockenen Mund des neugeborenen Kindes während dieser ersten Fallerfahrung »Angst« zu nennen. Vielleicht ist dies nur unsere Projektion.

Wenn jedoch im dritten Lebensjahr das Kind durch unsere Sprachwirklichkeit entsprechend eintrainiert ist, sich selbst als ein abgegrenztes Individuum zu begreifen, das sich Ich nennt, dann spätestens verbindet sich der drohende Verlust dieses Ich mit genau der genannten physiologischen Wirkung. Dieses Ich kann dadurch gefährdet werden, dass sich seine Welt abrupt, unnachvollziehbar und nicht mehr handhabbar verändert. Gleichartiges geschieht, wenn sich die inneren Zustände in einer krisenhaften Weise (»Vernichtungsgefühl«) ebenso abrupt verändern.

Im Allgemeinen unternehmen wir ungeheure und uns wenig bis gar nicht bewusste Anstrengungen, um derartige Erfahrungen zu vermeiden. Generell erkennen wir nicht, dass wir uns in einer Pseudosicherheit wiegen, die uns von vielen möglichen Erfahrungen eines kraftvollen Lebens ausschließt. Wer mit dieser zentralen Fallangst umzugehen lernt, lernt loszulassen, und macht damit die Erfahrung, dass sich beide Möglichkeiten des Loslassens – die des vorgestellten und damit scheinbar begriffenen Ich und die der vorgestellten und damit scheinbar begriffenen Welt – schließlich positiv auswirken werden.

In den allermeisten Fällen werden wir nicht fallen, wenn wir loslassen. Ganz im Gegenteil werden wir die durchaus beglückende Erfahrung machen, dass wir häufig viel mehr getragen werden, als wir es uns bislang vorstellen konnten.

Durch das Vermögen, sich zu trauen, lässt sich Vertrauen regelrecht einüben. Sarkastisch oft wird dies Burnout-Betroffenen bewusst, wenn sie schließlich ganz ausfallen und zu ihrer Überraschung feststellen, von wie viel sie auch zuvor schon getragen worden wären, hätten sie es nur vermocht, sich selbst dahin zu trauen und mithin das Vertrauen in sich selbst und in die Welt aufzubringen.

Tatsächlich werden wir seltener fallen, wenn wir loslassen. Aber selbst wenn wir gefallen sind, können wir durchaus noch positive Erfahrungen machen. Dies ist, was Resilienz meint: Nach dem Fallen in der überaus beglückenden Erfahrung aufgefangen zu werden, uns selbst oder mit der Hilfeleistung innerhalb eines Netzwerks wieder aufrichten zu können. Vorbild dafür ist das Kind, das zu stehen und zu gehen lernt. Dies mit seiner unendlich scheinenden Zähigkeit, immer wieder aus dem Fallen aufzustehen und schließlich über das sich Aufrichten den freien Stand zu beherrschen.

Die Einzelheiten hierzu stelle ich im Abschnitt über Resilienz-Förderung dar.

Kapitel 4: Praxiserprobte und bewährte Behandlungs- und Trainingsmethoden

Ab dem Burnout-Stadium 7 ist die Unterbrechung der Arbeit für eine sechswöchige Kur ratsam, an die sich möglicherweise eine vierwöchige Nachkur anschließt. In sehr schweren Fällen kann diese Auszeit auch einmal drei Monate umfassen, gefolgt von einer schrittweisen Neueingliederung. Längere Unterbrechungen (»Sabbatjahr«) führen erfahrungsgemäß eher dazu, dass die Schwelle zum Erproben des Eingeübten unter Alltagsbedingungen stark anwächst. Ist aber diese Alltagsschwelle so angewachsen, dann kann an die Stelle der möglichen Freude über das praktische Einsetzen der trainierten Fähigkeiten unter Alltagsbedingungen die Beklommenheit treten, ob man es überhaupt schaffen wird. Ab dem Burnout-Stadium 4 ist eine vier- bis sechswöchige Kur ratsam, wenn auch noch nicht notwendig.

In drei Jahrzehnten ärztlicher Begleitung chronisch Kranker und im Lauf der Zeit von immer mehr Burnout-Betroffenen haben sich die im Folgenden dargestellten Methoden schließlich bewährt. Davor lagen Erfahrungen mit zwar Erfolg versprechenden, schlussendlich aber in Sackgassen führenden Methoden. Heute bin ich überzeugt davon, dass nur ein individuell auf den Betroffenen zugeschnittener Behandlungs- und Trainingsplan, der auf eine breite Palette unterschiedlicher Dimensionen zurückgreifen kann, angemessen effizient ist. Andere – hier nicht erwähnte – Ansätze will ich dadurch weder abwerten noch geringschätzen. Wenn einzelne Methoden jedoch mit dem Habitus des Alleinanspruchs als die Burnout-Behandlung auftreten, dann verfehlen sie das multifaktorielle Geschehen und werden schließlich – unter Vernachlässigung der individuellen Bedürfnisse von Betroffenen – pauschalierend angewandt.

Die Darstellung der Methoden folgt dem Weg von den tiefsten Burnout-Stadien, in denen es zunächst gilt, die somatischen

Ressourcen wieder zu veranlagen, bis dorthin, wo in Wiedereingliederung und Rezidiv-Prävention das Vorhaben der Zukunft im Vordergrund steht.

Die Gliederung in

- Metabolische Anregung
- Somatische Regulation
- Psycho-Emotionale Selbstregulation
- Autonomietraining
- Sich selbst und die Zukunft neu erfinden
- Wiedereingliederung

entspricht in dieser Reihenfolge der Anwendung bei den schwersten Burnout-Formen innerhalb unseres Zentrums. Liegen mittlere oder leichtere Burnout-Stadien vor, können, wie auch im Rahmen der Prävention, einige der anfänglich aufgeführten Methoden übersprungen werden. Selbstverständlich brechen über den einzelnen Menschen nicht alle oder die Mehrzahl der angeführten Anwendungen und Trainingsweisen herein.

Anregung des Wärme-Energie-Haushalts

Die grundsätzliche Fragen des menschlichen Wärme-/Energie-Haushalts sind die der Produktion, der Verteilung/Regulation und Aufrechterhaltung der eigenständigen Wärme gegenüber einer relativ zur Körperwärme zu hohen oder zu niedrigen Umgebungstemperatur.

Was die Pflanze einmal im Prozess der Photosynthese an Sonnenenergie aufgenommen und in der Struktur organischer Moleküle gespeichert hat, wird im zellulären Stoffwechsel der Tiere und auch des Menschen wieder als Wärmeenergie freigesetzt oder in Form energiereicher Phosphate zwischengespeichert. Das Freisetzen der

Wärmeenergie aus organischen Molekülen in den menschlichen Zellen wird »Zitronensäurezyklus« genannt. Verläuft er vollständig, so bleiben am Ende nichts als Kohlendioxid, Wasser und Energie übrig, die wiederum die Ausgangsprodukte pflanzlicher Substanzbildung sind. Verläuft der Zitronensäurezyklus mangels ausreichender Zellatmung unvollständig, wird erheblich weniger, konkret nur etwa 30 Prozent der möglichen Energie produziert. Die organische Substanz wird nicht bis zum Kohlendioxid und Wasser zerlegt, sondern nur bis zur Milchsäure, zum Laktat. Diese säuert das Gewebe an und stört damit eine große Zahl notwendiger biochemischer und enzymatischer Steuerungsprozesse, die in ihrer Mehrzahl auf ein schwach basisches Niveau angewiesen sind. Der Regulationsspielraum des Säure/Basen-Haushalts beim Menschen ist sehr klein. Ein Absinken um nur ein halbes Prozent, vom idealen pH 7,4 auf pH 7,36, ist gerade noch tolerabel.

Wie kommt es zu diesem unvollständigen Zitronensäurezyklus? Die ersten Stufen dieses Energiegewinnungsprozesses, bis zur Milchsäure hin, können ohne das Vorhandensein von Sauerstoff, also anaerob, durchgeführt werden. Wenn durch Mehrbedarf der großen Energieverbraucher (zum Beispiel der größten: Gehirn und Muskulatur) Energie bereitgestellt werden muss, ohne dass genügend Sauerstoff in dieser Region vorhanden ist, dann wird dieser verkürzte Energiegewinnungsprozess beschritten, der jedoch mit Übersäuerungsgefahren einhergeht.

Die Gründe hierfür können folgende sein, aufgeführt in der Reihenfolge vom sehr unwahrscheinlichen bis hin zum häufigen Grund: verminderte Sauerstoffmenge in der Atemluft, flache Atmung, arrhythmische Atmung, Anämie (Verringerung der für den Sauerstofftransport notwendigen roten Blutkörperchen), mechanische oder funktionelle Gefäßverengungen oder Gefäßverschluss und am häufigsten Umverteilung des Blutes in andere Regionen, was dadurch bewerkstelligt wird, dass Gefäße erweitert und zusammengezogen (dilatiert und kontrahiert) werden und dass Kurzschlüsse (arteriovenöse Anastomosen) ganze Bereiche von der Durchblutung ausschalten. Die beiden häufigsten, hier zuletzt genannten Gründe stehen wiederum mit den Bedingungen des Burnout in direktem Zusammenhang. Innere Anspannungen führen neurovegetativ und hormonell (vor allen Dingen über die Steuerung von Niere und Nebenniere) zu einer funktionellen Verengung der Gefäße. Die chronisch mechanische Gefäßverengung durch Plaques-Bildungen in der Gefäßinnenwand (Intima) hingegen geht – zu mehr als 90 Prozent stressabhängig – auf erhöhte Cholesterinspiegel zurück.

Die Verteilung des Blutvolumens hängt direkt von seelischen Prozessen ab, denen wir unterworfen sind. Schamvolles Erröten durch Öffnen der Hautgefäße im Gesicht und eiskalte Hände und Füße,

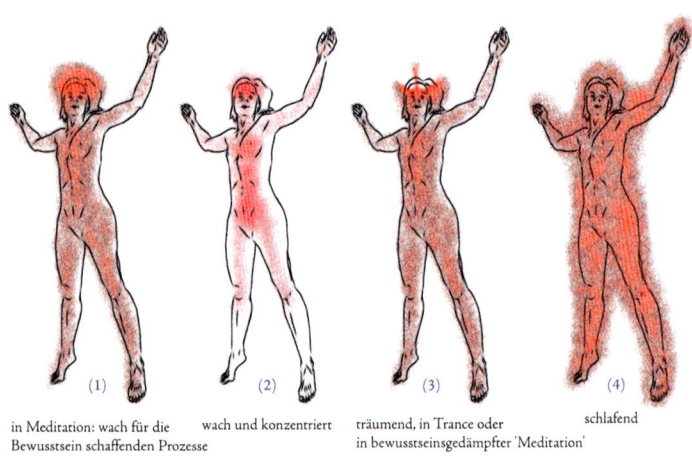

(1) in Meditation: wach für die Bewusstsein schaffenden Prozesse

(2) wach und konzentriert

(3) träumend, in Trance oder in bewusstseinsgedämpfter 'Meditation'

(4) schlafend

Abb. 6: Im wachen und konzentrierten Zustand (2), gesteigert noch bei Ekel, Schmerz oder Angst, ist die Wärmestrahlung des Körpers gering und nur um den Kopf herum ausgeprägt (Zentralisierung). Für einen erholsamen Schlaf (4) ist es geradezu eine Voraussetzung, dass die Wärmestrahlung gleichmäßig vom ganzen Körper aus erfolgt. Im Traumschlaf (3) ist die periphere Abstrahlung geringer, ist aber im Kopfbereich über den dorsolateralen Präfrontalarealen deutlich reduziert. In einer das Bewusstsein in Achtsamkeit haltenden Meditation (1) sind auch diese Areale, die für die aktive Handlungsführung verantwortlich sind, gut durchblutet.

panikbedingt hervorgerufen durch Gefäßverengungen in der Peripherie, sind leicht nachvollziehbare Beispiele.

Durch die weiter oben erwähnten umweltbedingten Fehler in der menschlichen DNS kommt es immer dann, wenn die Reparaturprozesse versagen, zu kleinen Tumorzellinseln. Normalerweise werden diese von einem gut funktionierenden Immunsystem erkannt, von Natural-Killer-Zellen vernichtet oder eingekapselt. Im Burnout-Geschehen kommt, neben den bereits erwähnten ungünstigen Faktoren der Minderung der DNS-Reparatur und eingeschränkten Immunreaktionen, auch noch der Umstand hinzu, dass die gewöhnlich flachere Atmung, die stressbedingte Minderdurchblutung und die konsekutive Übersäuerung ein ideales Milieu für Tumorzellwachstum darstellen. Die von dem Nobelpreisträger OTTO WARBURG in den 1930er-Jahren vertretene Auffassung, dass gute Durchwärmung und Sauerstoffversorgung als Tumorprophylaxe und -therapie wirksam sein könnten, wurde erst kürzlich wissenschaftlich bestätigt. Dies nach mehr als 70 Jahren, in denen dieses Postulat als alternativmedizinisch unwissenschaftlich abgetan worden war.

Abgesehen von lokalen Entzündungen hängt die Verteilung der Körperwärme direkt von der Blutvolumenverteilung ab. Im Tiefschlaf ist die Wärme ganz gleichmäßig im Organismus verteilt. Sobald Bewusstseinsprozesse einsetzen, verändert sich dies dahingehend, dass Rumpf und Schädelinneres wärmer, Extremitäten und peripher liegendes Gewebe schwächer durchblutet werden. Diesen Effekt kann man bereits ein wenig beim Träumen feststellen. Zunehmende Grade an Bewusstsein sind mit einem immer deutlicheren Ungleichgewicht der genannten Art verbunden. Die extremste Polarität zwischen zentraler Wärme und peripherer Kälte tritt bei der mit der Fallangst verbundenen Panik auf, wenn wir uns selbst nicht mehr halten zu können glauben (Abb. 6).

Hochwache Meditationszustände mit offenem Fokus hingegen führen zu dem vollständig homogenen Wärmeverteilungsbild des

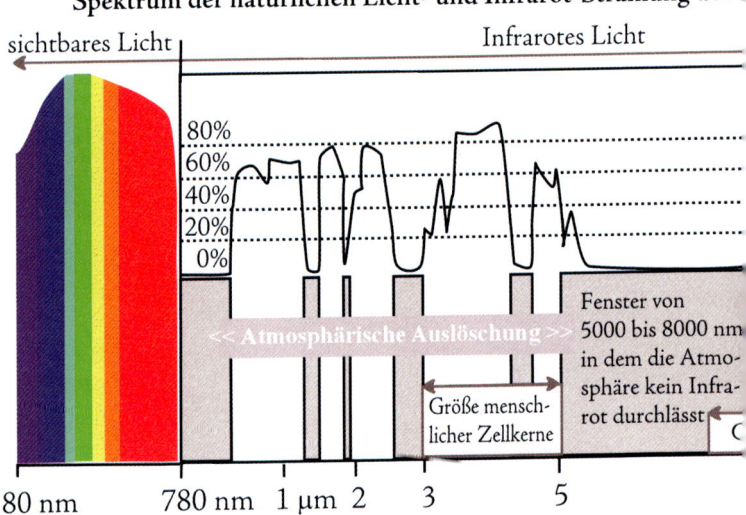

Spektrum der natürlichen Licht- und Infrarot-Strahlung der

sichtbares Licht | | Infrarotes Licht

80%
60%
40%
20%
0%

<< **Atmosphärische Auslöschung** >>

Fenster von
5000 bis 8000 nm
in dem die Atmo-
sphäre kein Infra-
rot durchlässt

Größe mensch-
licher Zellkerne

380 nm   780 nm   1 µm   2   3   5

Tiefschlafs. Wenn es uns also gelingt, viele alltägliche Aufgaben mit dem gleichen Modus der Achtsamkeit und gelassenen Offenheit durchzuführen, dann treten nirgendwo im Organismus Kälte, Minderdurchblutung und funktionelle Übersäuerung auf.

Bereits in der Einleitung habe ich darauf hingewiesen, wie wichtig es ist, zwischen Wärme und Wärme zu unterscheiden. Wärme zum einen verstanden als der Ausdruck chaotischer atomarer und molekularer Bewegung. Und andererseits Wärme als Wärmelicht, das heißt Strahlungswärme von der Art des sichtbaren Lichtes mit größerer Wellenlänge, das zwar wir Menschen nicht, aber zum Beispiel Bienen und Klapperschlangen »sehen« können. Die an materielle Bewegung gebundene Wärme hat im Organismus in erster Linie als Leitungs- und Stauungswärme strukturauflösende Bedeutung. Die immaterielle Strahlungswärme hingegen wird für die Gewebeneu- und -umgestaltung benötigt. Gewebe sind »Zellen im Dialog«. Die Basis dieser Zell-Zell-Kommunikation ist an das Vorhandensein von

ch Durchgang durch die Atmosphäre

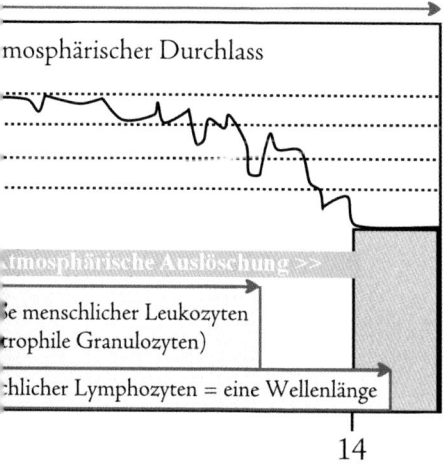

mosphärischer Durchlass

.tmosphärische Auslöschung >>

e menschlicher Leukozyten
rophile Granulozyten)

:hlicher Lymphozyten = eine Wellenlänge

14

Abb. 7: Das infrarote Spektrum, das für die visuellen Systeme vieler Lebewesen zugänglich ist, der menschlichen Wahrnehmung aber ohne technische Hilfmittel verborgen bleibt, weist eine viel größere Bandbreite auf als das für uns sichtbare Licht. Besonders interessant sind jene Wellenbereiche, die in der Resonanzlänge menschlicher Lymphozyten liegen. Es ist zu vermuten, dass der günstige Effekt der FIR-Wärmekabinen auf das Immunsystem mit diesem Resonanzphänomen in Verbindung steht. Die Wellenlänge der heilenden Fieber-Wärmestrahlung liegt mit 9,4 μ ebenfalls in diesem Bereich zwischen 8 und 14 μ.

Strahlungswärme gebunden, die als Trägermedium für Information wirkt.

Infrarot-C-Applikation

Innerhalb des Wärmelicht- beziehungsweise Infrarot-Bereichs unterscheidet man grob kurz-, mittel- und langwellige Strahlung, als Infrarot-A, -B, -C oder, mit etwas anderen Unterteilungen, nahes, mittleres und fernes Infrarot (NIR, MIR, FIR). Im Sonnenlicht, so wie es die Erde durch die Atmosphäre hindurch, erreicht, sind alle drei Strahlungswärmebereiche enthalten, wenn auch nicht als Kontinuum, so doch in einzelnen »Fenstern« (Abb. 7).

Der Infrarot-A-Bereich schließt sich in seiner Wellenlänge direkt an den roten Bereich des sichtbaren Lichtes an. Infrarot-Applikationen mit diesem Wellenlängenbereich sind in der Medizin und im

Heimgebrauch am meisten verbreitet. Sie werden volkstümlich meist als Rotlicht-Therapie bezeichnet. Diese Wärmestrahlung dringt mit ihrer vergleichsweise hohen Schwingungsfrequenz relativ wenig ins Gewebe ein. Sie löst aber dort durch ihre relativ hohe Photonenenergie [1.2 bis 1.6 eV] eine starke Wechselwirkung mit dem Gewebe aus. Diese Wirkung beruht weitgehend auf dieser Freisetzung lokaler, materieller und chaotischer Bewegungswärmeenergie, also dem, was in der Einleitung als Leitungswärme bezeichnet wurde. Natürliche Strahlungsquellen, die Infrarot-A emittieren (ausstrahlen), sind viele Tausende Grad Celsius heiß. Für die medizinische Anwendung wird diese Wärmestrahlungsart heute meist mit Keramikstrahlern realisiert. Durch die kräftige Wechselwirkung mit Materieteilchen heizt sich auch die Umgebungsluft gut auf, sodass diese Strahlungsart auch in den Wärmelampen für Neugeborene zur Anwendung kommt. Da selbst die Keramikstrahler an ihrer Oberfläche noch 600 bis 800 Grad Celsius heiß werden können, müssen zum Berührungsschutz bestimmte Sicherheitsvorkehrungen getroffen werden. Das Gros der weitverbreiteten Infrarot-Saunen ist ebenfalls mit solchen Keramikstrahlern ausgestattet. Wie bei den Wärmelampen für die Neugeborenen heizt sich dadurch die Luft intensiv auf und führt über die große Eindringtiefe dieser Leitungswärme zu einem Schwitzeffekt, welcher der konventionellen Sauna vergleichbar ist. Die Wärmestrahlung (im Gegensatz zur Wärme als molekularer Bewegung) der Infrarot-A- oder NIR-Saunen hingegen dringt wegen der hohen Frequenz und Wechselwirkung mit dem Gewebe kaum in den Körper ein.

Für die Anwendung bei Burnout ist diese Strahlungsart unseres Erachtens ungeeignet. Sie fordert den energetisch geschwächten Organismus zu stark und behindert durch die chaotisierende materielle Wärme die ordnende Reorganisation des Organismus. Ähnliches gilt in abgeschwächter Weise auch für den Infrarot-B-Bereich, der einer Strahlung entspricht, wie sie von glühendem Eisen ausgesandt wird.

Spektralbereiche des Lichtes	Wellenlänge [nm]	Frequenz [THz]	Energie [eV]
Vakuum-Ultraviolett	100 .. 200	3000 .. 1500	12.4 .. 6.2
Fernes UV [UV-C]	200 .. 280	1500 .. 1070	6.2 .. 4.4
Mittleres UV [UV-B]	280 .. 315	1070 .. 950	4.4 .. 3.9
Nahes UV [UV-A]	315 .. 380	950 .. 790	3.9 .. 3.3
Sichtbares Licht	380 .. 780	790 .. 385	3.3 .. 1.6
Nahes Infrarot [NIR : IR-A]	780 .. 1400	385 .. 215	1.6 .. 1.2
Nahes IR [NIR : IR-B]	1400 .. 3000	215 .. 100	1.2 .. 0.9
Mittleres IR [MIR : IR-B]	3000 .. 5000	100 .. 6	0.4 .. 0.025
Fernes IR [FIR : IR-C]	5000 .. 1 Mio	6 .. 0.3	0.025 .. 0.001

Abb. 8: Tabelle der Spektralbereiche (Wellenlänge, Frequenz und Energie) des ultravioletten, sichtbaren und infraroten (Wärme-)Lichtes

Infrarot-C-Flächenstrahler haben ihren Wellenlängenbereich meist zwischen 8.000 und 12.000 Nanometern (8 bis 12 µ), das ist etwa 20-mal so langwellig wie das sichtbare Licht (380 bis 780 Nanometer [nm]) und zehnmal langsamer als Infrarot-A (780 bis 1.400 nm). Die Größe eukaryoter Zellen des Menschen liegt im Bereich zwischen 7.000 und 25.000 nm. Die Größe der Lymphozyten entspricht sogar mehr oder minder exakt einer Wellenlänge der Infrarot-C-Bereiche von 9.000 bis 10.000 nm. Natürliche Strahlungsquellen für Infrarot-C liegen im Wärmebereich lebender biologischer und biochemischer Prozesse und in einem Temperaturbereich von gefrierendem bis kochendem Wasser. Lebende Pflanzen resorbieren Infrarotstrahlung erst oberhalb des Infrarot-A-Bereiches. Dieser Effekt ist sogar so ausgeprägt, dass Pflanzen den IRA-Bereich sechsmal mehr reflektieren (also zurückweisen) als sichtbares und langwelliges infrarotes Licht.

Die Eindringtiefe dieser langwelligen Infrarot-C-Strahlung beträgt nur etwa 1 mm, was die lokale Wärmewirkung im materiellen

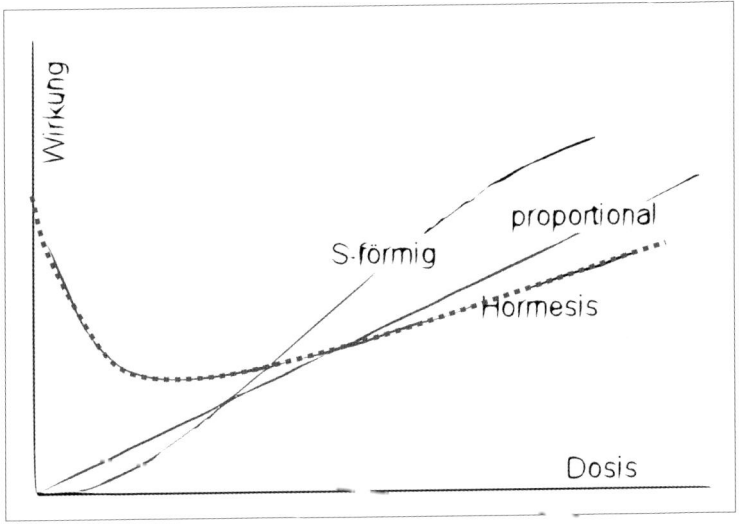

Abb. 9: Proportionale (und S-förmige) Dosis-Wirkungs-Verhältnisse sind uns vertraut: linear oder exponentiell gilt dann »je mehr desto stärker«. Viele biologische Prozesse, vor allem in der Sinneswahrnehmung, folgen der »Hormesis«-Kurve.

Bereich betrifft. Damit ist die chaotisierende Wärmewirkung auf die äußeren Hautschichten beschränkt. Da langwellige Strahler sehr viel weniger mit Gewebe interferieren, dringt die Strahlungswärme jedoch ungehindert sehr viel tiefer ein, als es die bloße Wärmewirkung vermuten lässt. Die natürliche Wärmestrahlung des lebenden menschlichen Organismus liegt innerhalb des Infrarot-C-Bereiches bei 9.400 bis 9.600 nm. Wärmelichtkabinen (die sinnvollerweise nicht als Sauna bezeichnet werden sollten) mit Karbon-Strahlern im Infrarot-C-Bereich haben sich vor allem in den schweren Burnout-Stadien zur Anfangsstabilisierung sehr bewährt. Mit Einstellungen zwischen 35 und 40 Grad Celsius fordern sie den Organismus nicht, vielmehr sprechen sie die Haut als Sinnesorgan lediglich auf der informationsenergetischen Seite an. Wir erinnern uns hier der ARNDT/ SCHULZ'schen Regel, die Allgemeingültigkeit im gesamten Bereich des Lebendigen besitzt: Starke Anreize schwächen, schwache Stimuli stärken. »Schwache Reize fachen die Lebenstätigkeit an, mittelstarke Reize fördern sie, starke hemmen sie, stärkste heben sie auf.« Wir legen hier ihre zeitgemäß revidierte Fassung der Hormesis – Theorem der adaptiven Anpassung – zugrunde.

Drei bis fünf Anwendungen von je einer halben Stunde Dauer im Bereich subjektiv gerade noch angenehm herausfordernd empfundener Wärme haben sich in der Praxis bewährt. Aus der Einleitung zu diesem Kapitel wurde ersichtlich, dass sowohl der schlafende als auch der im offenen meditativen Fokus befindliche Mensch eine gleichmäßige Verteilung des Wärmefeldes aufweist. Genau diesen Effekt erzielt diese vergleichsweise milde, aber nachhaltige Anwendung. Diese Art der Wärme entspricht der Urerfahrung strahlender Wärme, die uns in der Embryonalzeit (Schwangerschaft) im Mutterleib alle einmal umgeben hat. Sich nicht mehr ausgesetzt zu fühlen, sondern wieder eine urtümliche Erfahrung des Geborgenseins im eigenen Körper zu machen, vermittelt eben gerade die Haut, unser mit Abstand größtes Sinnesorgan, mit ihrem Wärmesinn.

Infrarot-Laser

Immer wieder kommt es vor, dass einzelne Organbereiche, beispielsweise durch autoimmunologische Prozesse, chronische Minderdurchblutung oder andere Ursachen, im Rahmen des Burnout-Geschehens funktionell beeinträchtigt sind. Hier kann es sinnvoll sein, nicht nur den Infrarot-C-Bereich wie in der FIR-Wärmekabine zu nutzen, sondern auch im Bereich des Infrarot-A zu arbeiten. Um aber die materielle und aggressive Wärmewirkung aufzuheben, müssen die einzelnen Wellenzüge des Wärmelichtes so miteinander synchronisiert sein, dass sie vollständig kohärent miteinander schwingen. Damit wird erreicht, dass das Wärmelicht auch im Infrarot-A-Bereich 70 bis 80 mm tief in den Organismus eindringen und als energetische Information die Wiederherstellung einer heilenden Zell-Zell-Kommunikation fördern kann.

Die natürliche Quelle für kohärentes Licht ist die Sonne. Allerdings gilt dies nur im Kosmos. Die irdische Atmosphäre verwirbelt das Sonnenlicht stark. Technisch lässt sich kohärentes Licht so herstellen, dass inkohärentes chaotisches Licht derart lange (viele tausend Mal) hin und her gespiegelt wird, bis sich alle Wellenzüge eingeschwungen haben. Dieses technisch erzeugte kohärente Licht wird als Laser bezeichnet. Mit sehr hoher Energie angewandt und sehr eng gebündelt, löst es die gleiche, wenn auch viel intensivere Wirkung aus, wie wir es weiter oben bei normalem Infrarot-A geschildert haben: sehr starke lokale Wärmewirkung, die in diesem Falle dazu benutzt wird, Gewebe zu zerschneiden, zu verdampfen und Blutgefäße durch Hitzewirkung zu verschließen. In einem um viele Größenordnungen niedrigeren Energiebereich, den man als Low-Level-Laser-Therapie (LLLT) bezeichnet, treten die genannten aggressiven Wirkungen nicht einmal mehr in Spuren auf. Im Gegensatz zu dieser destruktiven Wirkung des Operationslasers wirkt die LLLT rekonstruktiv und reorganisierend.

Dabei kommen grundsätzlich zwei Applikationsweisen in Frage: Deutet die Anamnese darauf hin, dass die Funktion der Nebennieren chronisch geschwächt ist, kann das Laser-Array mit gutem Erfolg direkt auf die Nebennierenregion gerichtet angewandt werden.

Lässt sich hingegen der allgemein niedrige Energielevel nicht so klar eingrenzen, empfiehlt sich eher eine systemische Anwendung, die in Regionen erfolgt, in denen die Blutgefäße kräftig entwickelt und oberflächennah gelegen sind, wie zum Beispiel auf den Innenseiten der Unterarme.

In der Praxis haben sich lokale Anwendungen im Bereich von 800 bis 920 Nanometern mit 50 bis 200 Milliwatt (tausendstel Watt) zwischen 10 und 40 Minuten täglich bis zweitägig bewährt. Dauer und

Pulsfrequenz des Lasers werden den individuellen Bedürfnissen und Reaktionen angepasst.

Hyperthermie

In den zurückliegenden Jahren hat die Hyperthermie wieder größere Bedeutung in der Medizin erlangt. Bis ins erste Drittel des 20. Jahrhunderts hinein hatte man der Wärmeanwendung noch große Bedeutung zugemessen. Diese Handhabung trat durch die »Pharmakologische Revolution«, beginnend mit den Erfolgen von Aspirin und Penizillin, erst einmal in den Hintergrund.

Dass die Überwärmungs- und Fiebertherapien eine Renaissance erlebt haben, ist angesichts ihrer schlichtweg nicht zu leugnenden Erfolge nur allzu verständlich. Die Hyperthermie wird jedoch überwiegend auf eine Weise angewendet, mit der meines Erachtens noch nicht ihr volles Potenzial ausgeschöpft ist.

Nahezu ausschließlich werden konventionell Infrarot-A- Keramikstrahler verwendet, um den Organismus in Gänze oder in Teilbereichen aufzuheizen. Die Nachteile der Anwendung dieses Frequenzbereiches im infraroten Licht wurden oben ausführlich geschildert. Es kann daher nicht überraschen, dass die meisten Patienten diese Therapie als eher sehr anstrengend, zum Teil gar als erschöpfend empfinden.

Oft liegt bei den (alternativmedizinisch ausgerichteten) Anwendern die – dort weit verbreitete – generelle Überzeugung vor, Fieber sei bei bestimmten Erkrankungen generell förderlich. Fieber erweist sich jedoch nur dann als heilsame Wärme, wenn es mit einer verstärkten Strahlungsaktivität des Organismus im Infrarot-C-Bereich einhergeht. Beruht erhöhte Körperwärme jedoch auf physikalischer Wärme im Sinne gesteigerter molekularer Bewegung, so ist es als konsumierendes Fieber nachteilig und sollte denn auch im Interesse des Patienten gesenkt werden.

Die großen Erfolge der Fiebertherapie Anfang des 20. Jahrhunderts waren vor allem auf die Tatsache zurückzuführen, dass man mit unterschiedlichen Methoden aktive Fieberreaktionen bei derart behandelten Patienten hervorgerufen hat. Diese Methoden sind heutzutage jedoch so nicht mehr durchführbar, weil sich die rechtlichen und marktpolitischen Rahmenbedingungen verändert haben.

Hyperthermie brauchen wir im Rahmen des Burnout-Syndroms für den Fall, dass autoimmunologische Prozesse damit einhergehen oder einhergehen können, vor allen Dingen, um das Thymusorgan zu regenerieren. Chronische Energiemangelzustände gehen mit Minderdurchblutung und schließlich einer bindegewebigen Degeneration der Thymusdrüse einher. Noch vor wenigen Jahrzehnten wurde deshalb die Funktion des Thymus für Erwachsene stark unterschätzt. Die pathologisch-anatomischen Untersuchungen der nach Siechtum verstorbenen Menschen zeigte kaum mehr funktionelles Gewebe. Dieser Umstand wurde als Ausdruck eines altersbedingten Normalzustandes missinterpretiert. Die funktionelle Einschränkung des Thymus geht einher mit einer Zunahme der Einschwemmung autoreaktiver Thymus-(T)-Lymphozyten ins Blut. Diese interagieren mit körpereigenem Gewebe und rufen dort Entzündungen aufgrund ihrer zelltoxischen und Phagozytose induzierenden Wirkung hervor. In einem gesunden Thymus werden diese autoreaktiven Lymphozyten erkannt und ausgegliedert. Betroffen ist dabei die überwiegende Zahl der Lymphozyten, die den Thymus durchlaufen.

Das autoaggressive Prinzip scheint also als dosiertes Prinzip des Gewebetodes ein probates Mittel zu sein, mit dem sich der Mensch an wechselnde Umwelten auch geweblich anpassen kann. Kein Tier weist ein auch nur annähernd vergleichbares autoimmunologisches Potenzial auf. Mit einer geeigneten Form der Hyperthermie kann man die Rekapillarisierung und damit die Geweberegeneration des Thymus anregen, was dazu beiträgt, dass sich die enorm energie-

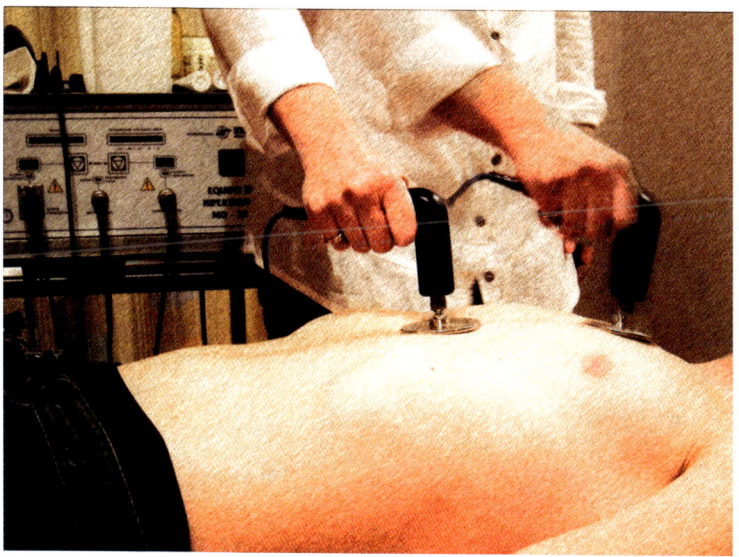

Abb. 10: Bei der resistiven Hyperthermie kommt es auf eine sehr feine Wahrnehmung des Behandelnden an. Der elektromagnetische Reiz muss so stark sein, dass eine Gewebereaktion eintritt und darf dennoch den Schmerzbereich nur gerade eben berühren. Deshalb wird der Edelstahlteller vom Behandler in ständiger und reaktionsabhängiger Bewegung gehalten.

verbrauchenden Entzündungsprozesse aufgrund gesteigerter auto-aggressiver Prozesse vermindern lassen.

Mit einem als kapazitiv-resistive Hyperthermie bezeichneten Verfahren wird eine elektromagnetische Schwingung von 485.000 Hz mittels eines Edelstahlapplikators auf die Haut über dem Brustbein übertragen, die von dort aus den Thymus bis hin zu einer Gegenelektrode im Rücken durchschwingt. Der in dieser Anwendung geschulte Therapeut bewegt den Applikator beständig über dem gesamten Thymusbereich und regelt die Stärke (Amplitude) der Schwingung immer wieder neu und gegenwärtig am Feedback des Patienten ausgerichtet. Dieser gibt an, ob er die Wärme, die er selbst aktiv als Reaktion auf diese Schwingung hervorbringt, noch als angenehm kräftig oder bereits als etwas unangenehm brennend empfindet. Genau unterhalb dieser Grenze entfaltet sich die therapeutische Wirkung. Die Anwendungsdauer beträgt 10 bis 15 Minuten täglich bis zweitägig. Die meisten Patienten empfinden ein derart großes Wohlgefühl nach dieser kurzen Behandlung, dass sie davon außerordentlich müde werden und in einen erholsamen Schlaf kommen. Die bei den passiven Hyperthermie-Verfahren immer wieder auftretende erschöpfende Wirkung haben wir noch in keinem Einzelfall einer aktiven Hyperthermie erlebt.

Eine ganz besonders wirkungsvolle, aber auch aufwändige Anwendungsweise der Hyperthermie ist die Sauerstoffionen-Überwärmungs-Methode.

Da heute Sauerstoff-Konzentratoren (Geräte, die aus der Raumluft Sauerstoff in einem Reinheitsgrad von mehr als 90 Prozent extrahieren) sehr kostengünstig zum Preis eines einfacheren Fahrrades zu erhalten sind, kann diese Methode auch zu Hause durchgeführt werden.

Dabei nutzt man drei salutogenetische Prinzipien: Rhythmus (Anregung der chronobiologischen Selbstregulierung), Hyperthermie (Resynchronisierung durch Fieber) und zellbiologische Regenerierung (durch Sauerstoff). Es ist sehr zu empfehlen, die Technik und den Ablauf ein- oder zweimal mit darin erfahrenen Therapeuten durchzuführen.

Vor dem Bad wird der Organismus zwei Stunden lang mit fünf Litern Sauerstoff pro Minute geflutet. Dabei kann man bequem alltäglichen Verrichtungen nachgehen. Mit der Atemmaske besteigt man schließlich das auf eine subjektiv angenehme Wärme aufgeheizte Bad. Dann wird in einem 10- bis 15-Minuten-Intervall heißes Wasser zugegeben und alle 15 Minuten die Körperkerntemperatur per Ohrthermometer gemessen. Ideal ist, dass die Badetemperatur so weit gesteigert wird, bis die Kerntemperatur über 39, besser 39,5 Grad Celsius liegt. Diese Temperatur sollte noch für 15 bis 20 Minuten gehalten werden. Anfänglich ist dies nur sehr schwer zu bewerkstelligen, weil der Badende das Bad in den meisten Fällen so schnell wie möglich verlassen will. Um die extrinsische Motivation zu gewährleisten, hilft die Anwesenheit einer Begleitperson sehr.

Man verlässt das Bad und trocknet sich nur sehr wenig ab, schlüpft in einen bereitliegenden Bademantel und legt sich, gut eingehüllt, ins Bett. Die Sauerstoffgabe wird dann noch eine Stunde mit fünf Litern pro Minute fortgesetzt. Danach kann man aufstehen oder direkt in den Nachtschlaf übergehen.

Das Kriterium der Wirksamkeit erfüllt sich am nächsten Morgen. Man sollte sich so fühlen, als hätte man einen oder zwei Tage sehr wohliger Erholung hinter sich.

Vorteilhaft wählt man immer den gleichen Wochentag (oder in schweren Fällen zwei Wochentage) und immer die gleiche Tageszeit. Der Organismus schwingt sich dann chronobiologisch auf diesen Rhythmus ein und »erwartet« bereits nach einer vierwöchigen Trainingsphase sein Wohlbefinden.

Die Anwendung kann intensiviert werden, wenn der applizierte Sauerstoff zuvor ionisiert wird. Negative Sauerstoffionen sind das, was uns die Luft in einem Pinienwald am Atlantik so erfrischend erleben lässt. Ungeladene oder positiv geladene Ionen (ein besonderer Faktor hierfür stellen Laserdrucker und -kopierer dar) machen uns müde, wir erleben die Luft als »verbraucht«. Die Ionisierung des Sauerstoffs intensiviert den positiven Sauerstoffeffekt um das Fünf- bis Sechsfache. Die Handhabung dieser Technik ist einfach, allerdings liegen die zusätzlichen Kosten im Preisbereich eines guten Mountainbikes.

Frontalhirndurchblutungstraining – HEG

Hämenzephalographie (HEG) ist die Echtzeitregistrierung und -darstellung der aktuellen Stirnhirn-Durchblutung. Unabhängig voneinander haben HERSHEL TOOMIN, Professor für Neuropsychologie

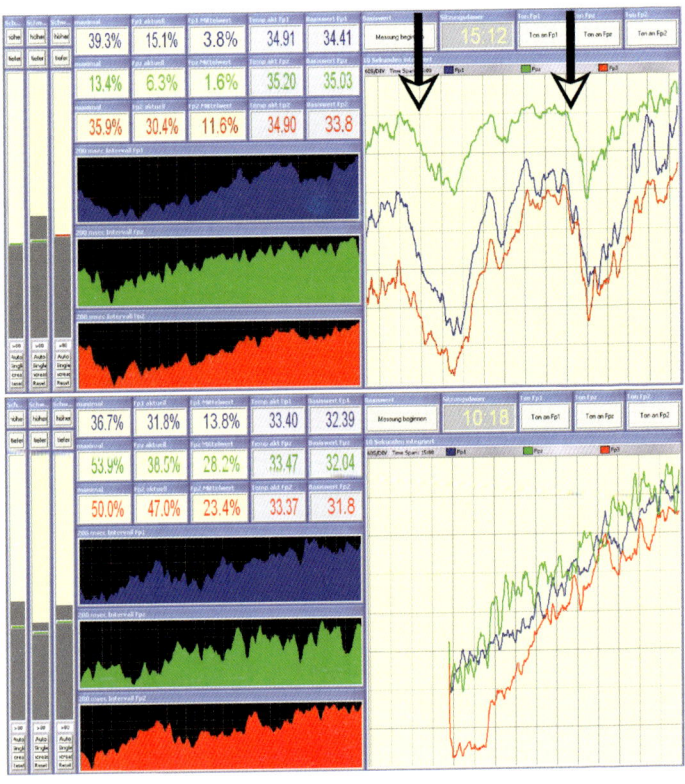

Abb. 11: Bildschirm-Shots zweier HEG-Sitzungen eines Burnout-Patienten (R.E., 56 Jahre). Ziel ist es, dass alle drei Kurven ungefähr in einer Höhe sind. Sie sind die Messergebnisse der Durchblutung des rechten (rot), mittleren (grün) und linken (blau) Präfrontalcortex. Die obere Abbildung repräsentiert den Übungserfolg nach etwa zwei Wochen. Die Pfeile zeigen an, wie rasch sich die Durchblutung verschlechtert, wenn man den Patienten an eine für ihn als Dilemma erlebte Situation heranführt. Die untere Abbildung zeigt die Fähigkeit der Autoregulation am Ende einer vierwöchigen Kur. Dabei ist der Patient in der Lage, somatosensorisch die Durchblutung seines präfrontalen Hirn ohne Messapparatur selbst zu spüren und zu regulieren.

an der UCLA (Universität von Kalifornien in Los Angeles), und JEFF CARMIN, Klinischer Psychologe, diese Methode vor etwas mehr als zehn Jahren entwickelt. Im europäischen Raum ist sie bislang noch wenig bekannt, ausgenommen in der Schweiz, wo einige Institute

HEG seit einigen Jahren praktisch anwenden. Die zentrale Rolle der vier Areale des Stirnhirn-Bereichs für körperliche und seelische Gesundheit wurde im Grundlagenkapitel ausführlich erläutert.

Therapeutisch relevante Durchblutungssteigerungen im Bereich des Präfrontalen Kortex haben bei Depressionen gut bestätigte therapeutische Wirkungen erzielt. Letztere wurden bislang in verschiedenen wissenschaftlichen Studien durch das Anwenden extrem starker Magnetfelder erreicht. Diese Behandlung, als transkranielle Magnetstimulation bezeichnet, ruft bis zu 30-prozentige Durchblutungsverbesserungen hervor, die mit klinisch als hocheffizient nachweisbaren Besserungen depressiver Zustände einhergehen. Neben dem erheblichen technischen Aufwand ist als gravierendster Nachteil zu bemängeln, dass ähnlich wie bei anderen symptomatischen Verfahren der Effekt nur so lange anhält, wie die Behandlung durchgeführt wird.

Beim HEG hingegen verliert sich die erworbene Fähigkeit nicht, eine Verbesserung des zerebralen Blutflusses herbeiführen zu können. Sie nimmt im Gegenteil mit der Dauer der Übung zu. Auch hier ist die Besserung lange Zeit an die Durchführung der Übung gebunden. Diese aber kann nach einer vergleichsweise kurzen Trainingsdauer von den Patienten selbst durchgeführt und somit in den Alltag integriert werden.

Die Verfahren nach TOOMIN und CARMIN unterscheiden sich lediglich messtechnisch. Das Verfahren nach TOOMIN misst die Reflexion in den Schädel eingestrahlten kohärenten (Laser-)Lichts in zwei verschiedenen Wellenlängenbereichen, die jeweils für sauerstoffreiches beziehungsweise sauerstoffarmes Blut charakteristisch sind. Der Ansatz von JEFF CARMIN misst die Abstrahlung von Infrarot-C im Stirnhirn-Bereich mittels hochempfindlicher und reaktionsschneller Thermosensoren, die optimiert sind für den mit Durchblutungsveränderungen einhergehenden Wärmestrahlungsbereich im Stirnhirnbereich.

Im Übrigen entsprechen die darauf aufbauenden Trainingsverfahren dem klassischen Biofeedback-Ansatz. Dabei werden Verbesserungen der Stirnhirn-Durchblutung mit einem positiven Feedback technischer Natur »belohnt«, gelegentlich auch Verschlechterungen mit negativem Feedback beantwortet. Negatives Feedback kann beispielsweise aus zunehmendem Rauschen oder dissonanten Klängen resultieren, während die Belohnungsantwort aus einer harmonischen Tonfolge, im Allgemeinen aus Naturgeräuschen, die als schön empfunden werden, oder dem Zeigen eines vom Patienten gern angeschauten Films bestehen kann.

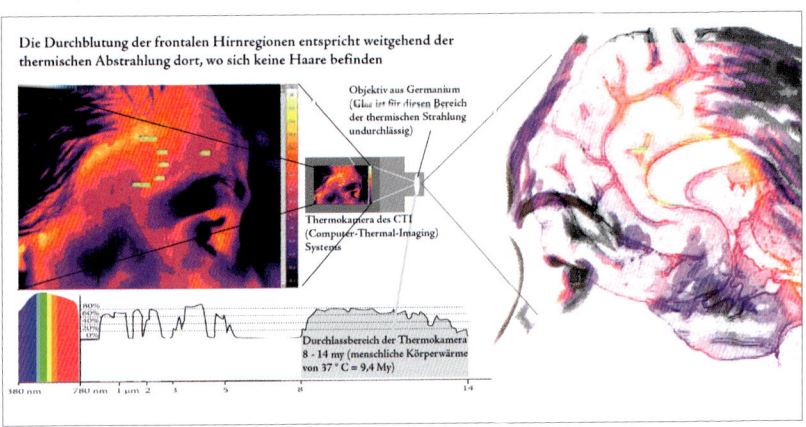

Abb. 12: Die aktuelle Durchblutung des Gehirns entspricht seiner Wärmestrahlung im Bereich um 9,4 μ. Haare sind gute thermische Isolatoren und hemmen diese Strahlung. Glücklicherweise ist der für die Selbstführung wichtigste Bereich, die menschliche Stirn, nicht behaart. So kann dies zu diagnostischen und Trainings-Zwecken benutzt werden.

Unser eigener Ansatz unterscheidet sich davon radikal. Wir verzichten auf jede Form technischen Feedbacks. Positive Signale (in Form verbaler oder nonverbaler Verstärkung) kommen ausschließlich vom Feedback-Therapeuten selbst und werden behutsam an die Verständnis- und emotionalen Voraussetzungen des Patienten angepasst.

Die wichtigste und für den nachhaltigen Erfolg entscheidende Unterscheidung aber liegt darin, dass wir den Trainierenden beständig dazu anhalten, auf seine somatischen Marker (DAMASIO), und damit auf subtile Veränderungen seiner Interozeption selbst zu achten. Die technische Darstellung der gemessenen aktuellen Durchblutung wird dann im Dialog mit dem Therapeuten mit den eigenen Wahrnehmungen abgeglichen.

Wir sehen darin einen unschätzbaren Vorteil, weil der Trainierende schon von diesem Zeitpunkt an selbst und ohne das technische Interface die Verbesserung seiner Stirnhirn-Durchblutung zunächst erahnen, schließlich zuverlässig erspüren kann. Auf diese Weise wird er innerhalb einer einzigen Anwendungsserie frei von der Notwendigkeit, sich in regelmäßige Biofeedback-Sitzungen begeben zu müssen und sich damit weiter wie ein Patient zu fühlen.

Darüber hinaus wirkt die dabei gewonnene Interozeptionsfähigkeit wie ein Katalysator für eine ganze Reihe weiterer Trainings- und Therapiemethoden. Während alle anderen Methoden fakultativ eingesetzt werden, bilden drei Ansätze das Rückgrat nahezu jeder unserer Burnout-Therapien: HEG, Körperstrukturarbeit und Biokainographik/Traumawandlung.

Wir erheben vor dem HEG-Training den Ausgangsbefund der Stirnhirndurchblutung, mittels CTI (Computer-Thermal-Imaging). Strahlungsunterschiede im Infrarot-C-Bereich, die einem Temperaturäquivalent von nur 0,03 Grad Celsius entsprechen, werden mit einer hochauflösenden bildgebenden Sensorik aufgenommen (Abb. 12). In einem ausführlichen Gespräch erläutern wir dem Patienten die Befunde. Dabei sind die Patienten oft überrascht, wie präzise das erläuterte Bild ihrer Stirnhirndurchblutung mit ihrer Befindlichkeit übereinstimmt. Aufgrund dieses Eingangsbefundes werden die Trainingsbereiche (die Areale verminderter oder stark vermehrter Durchblutung) gefunden und mit dem Patienten zusammen festgelegt.

Bei den zweitägigen Sitzungen trägt der Trainierende ein Stirnband, in dem die thermischen Sensoren auf diese Areale ausgerichtet sind. Nach einer etwa dreiminütigen Kalibrierungsphase beginnt eine 20- bis 30-minütige Trainingseinheit, in welcher der Patient zu einfachen Imaginationsübungen angeleitet wird, deren Effizienz unmittelbar an der Darstellung der aktuellen Hirndurchblutung des untersuchten Bereiches überprüft wird. Wir haben immer wieder die Erfahrung gemacht, dass es Trainierenden mit meditativer Vorerfahrung im Allgemeinen leichter fällt, diese Übungen umzusetzen.

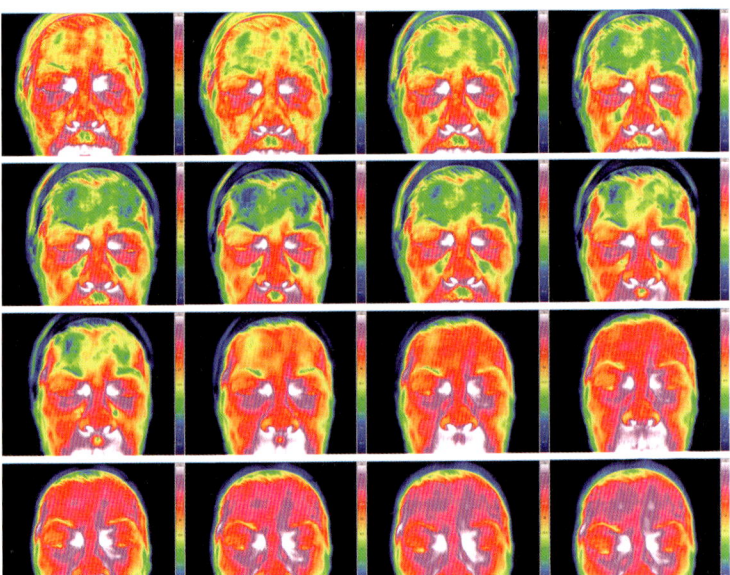

Abb. 13: Ausschnitte aus einer halbstündigen Übungssitzung. Am Anfang (links oben) fallen neben der relativ geringen Frontalhirndurchblutung vor allem auch die sehr fleckige Verteilung der Wärmestrahlung im Gesichtsbereich auf. Die zunehmende Konzentration zeigt zwei Effekte: Abnahme der Frontalhirndurchblutung durch ungewohnte Aufgaben und dennoch bereits Homogenisierung der Gesichtsdurchblutung. Das Stirnband und die Haare zeigen ebenfalls geringere Werte an, weil die Strahlungsdichte auch dort geringer ist (Kalibrierungsintervall 5 sec, Abstand der Aufnahmen 2 min). Mit zunehmendem Gelingen der Übung sieht man eine massive Zunahme und vor allem eine Homogenisierung der Areale des Präfrontalcortex (untere Zeile, von links nach rechts).

Menschen, die nicht mit derartigen Vorerfahrungen aufwarten können, brauchen allerdings meist nur einige Trainingseinheiten mehr, um die Übungen genauso zuverlässig umsetzen zu können.

Sobald es den Übenden gelingt, was regelmäßig zwischen der vierten und siebten Trainingseinheit eintritt, die messbaren Veränderungen der Hirndurchblutung auch selbst zu ahnen beziehungsweise zu spüren, bitten wir sie – unter Kurbedingungen – diese Übungen mehrfach täglich selbstständig durchzuführen, was der Mehrzahl der Trainierenden auch tatsächlich gelingt.

Wenn die Fähigkeit der Interozeption so weit angewachsen ist, dass vorausgeahnt werden kann, wann sich die Durchblutung kurze Zeit später tatsächlich verbessern wird, setzen wir diese Fähigkeit für eine klassische Selbstkonditionierung ein.

Oft ausgelöst durch frühkindliche Prägungsmuster (manchmal auch durch spätere Traumatisierung) haben die Patienten »gelernt«, zum eigenen Schutz vor Stressoren oder anderen unangenehmen Erfahrungen ihre Hirndurchblutung in jenen Bereichen gerade dann zu drosseln, wenn sie sie besonders nötig bräuchten. Um in einer neuen und selbstbestimmten Weise mit solchen herausfordernden Situationen umzugehen, unterstützen wir Patienten dabei, eine einfache charakteristische, zu keinem anderen Zweck dienliche oder benutzte Handlung oder Geste übend genau dann auszuführen, wenn sie den Durchblutungsanstieg vorausahnen. Einmal eingeübt und in der Biographik beziehungsweise Traumatherapie entsprechend verankert, wirkt dies so fruchtbar wie ein Notanker, mit dessen Hilfe es gelingt, die eingeübte Bahnung nach und nach zu verlernen und so die Spielräume zu erweitern. Zum Abschluss einer solchen Übungsserie führen wir noch einmal ein CTI durch, immer mindestens 24 Stunden nach der letzten HEG-Sitzung. Die in Abb. 13 gezeigten eindrucksvollen Verbesserungen innerhalb eines Vier-Wochen-Zyklus stellen keineswegs einen besonders günstigen Einzelverlauf dar, vielmehr entsprechen sie dem unserer Erfahrung nach durchschnittlichen Erwartungsbereich.

Somatische Autoregulation

Der Zusammenhang zwischen Psyche und Körper ist keine Einbahnstraße. Wie wir gesehen haben, wirken die Sinneseindrücke reguliert von der Gehirn/Körper-Schnittstelle Thalamus über neurovegetative und hormonelle Steuerungen auf die Körperfunktionen ein. Das, was wir Wirklichkeit nennen, ist jedoch ein Vorgang, der sich in unserem Stirnhirn abspielt. Dort wird integriert, wie ein bestimmter Sinneseindruck begrifflich verstanden worden ist und »was der Körper dazu sagt«. Als unscheinbar gering eingeschätzte Veränderungen unserer körperlichen Befindlichkeit verändern dabei nicht nur die momentane Einschätzung unseres seelischen Status. Wie neuerdings gezeigt werden konnte, hängen sogar die generellen biografischen Selbsteinschätzungen wesentlich von momentanen körperlichen Funktionen ab. Die wichtigsten sind die Qualität unseres Schlafes, die Körperhaltung, Atem und Stimme, die Herz-Kreislauf-Rhythmen, die Qualität des Hörens (für die seelische Befindlichkeit viel wichtiger als die Qualität des Sehens), die Synchronisation der zerebralen Prozesse, vertraute körperliche Nähe, Sexualität, körperliche Fitness und Ernährung.

Einschlafen, Durchschlafen und aktives Träumen

Eines der frühesten und häufigsten Symptome des Burnout ist die Verschlechterung der Schlafqualität. Diese Verschlechterung bezieht sich sowohl auf Schwierigkeiten beim Einschlafen als auch auf wiederholtes nächtliches Erwachen und nicht zuletzt auf eine verminderte Traumaktivität. Durch die Traumdämpfung wird die Qualität des Aufwachens wohl am stärksten beeinträchtigt, und gerade dieser kommt möglicherweise die größte Bedeutung im Rahmen des Burnout zu.

Schlafen ist eine langwellig rhythmische Körperfunktion. Dieser Rhythmus ist nicht angeboren, er beginnt sich zum ersten Mal beim sechs Wochen alten Neugeborenen anzudeuten und ist erst am Ende der Adoleszenz voll entwickelt. Die Wellenlänge dieses Rhythmus beträgt etwa 90 Minuten und gliedert gesunden Schlaf in folgender Weise. Wenn wir einschlafen, erreichen wir nach kurzer Zeit die größte Schlaftiefe, die so genannte Schlafphase IV. Sie ist gekennzeichnet durch einen extrem langsamen Rhythmus der Hirnaktivität (Delta-Aktivität = 1 bis 4 Hz [Schwingungen pro Sekunde]). Überraschenderweise ist die Stärke der Hirnaktivität (gemessen als Spannungsamplitude der elektrochemischen Hirnaktivität in Mikrovolt) in dieser Phase etwa vier- bis fünfmal höher als während der normalen Tageswachheit. In der darauffolgenden Schlafphase verringert sich bereits die Schlaftiefe. Die einzelnen Tiefschlafphasen werden regelmäßig alle 75 bis 120 Minuten durch eine heftige Bewegung der Augäpfel unterbrochen. In dieser REM (»Rapid Eye

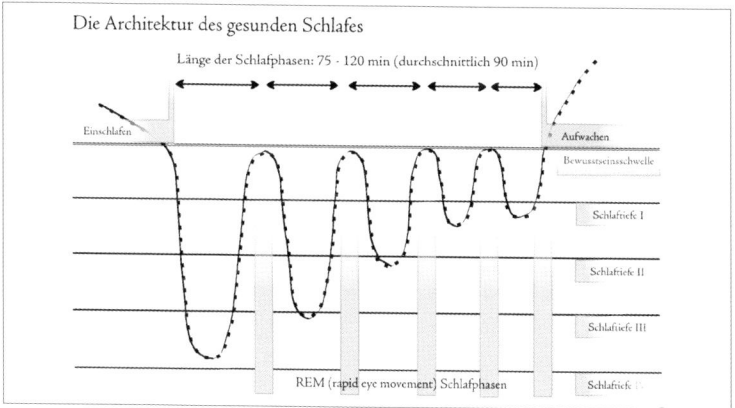

Abb. 14: Schematische Darstellung der Schlafarchitektur. Die Balken repräsentieren die REM-Schlafphasen, in den der Schlafende sich nicht bewegt (bis auf die schnellen Augenbewegungen), aber sehr nahe an die Bewusstseinsschwelle kommt. Gegen Morgen hin werden die REM-Schlafphasen immer länger. Mit dem Älterwerden nehmen sie allgemein ab und die gesamte Schlafarchitektur zerfällt in vielen Fällen. Dies ist auch ein charakteristisches Zeichen des Burnout-Syndroms.

Movement«)-Schlaf genannte Phase träumen wir gewöhnlich. Bis zur nächsten REM-Schlafphase nimmt dann mit jedem Zyklus die Schlaftiefe kontinuierlich ab.

Wenn wir nicht durch äußere Einflüsse (Wecker oder Ähnliches) geweckt werden, erwachen wir schließlich aus einer REM-Schlafphase heraus. Die erlebte Qualität des Aufwachens verschlechtert sich bemerkbar, wenn wir nicht aus einer REM-Schlafphase, sondern aus dem Tiefschlaf (auch der Schlaftiefe I) heraus erwachen. Der letzte Tiefschlafzyklus kann erheblich verkürzt und in eine effektive REM-Schlafphase überführt werden, wenn wir durch sanftes Licht langsam an die Bewusstseinsschwelle herangeführt werden. Diesen Effekt nutzen die sehr empfehlenswerten »Licht- oder Sonnenaufgangswecker«.

Die Hirnwellenaktivität während der REM-Schlafphase ist derjenigen des Alltagsbewusstseins schon recht ähnlich, sodass sich einige Menschen ganz gut an diese Aufwachträume erinnern können.

Etwa mit dem 50. Lebensjahr beginnt sich bei vielen Menschen die gerade geschilderte und in Abb. 14 dargestellte Gestalt eines gesunden Schlafs zu verändern. Der klare 90-Minuten-Rhythmus wird unregelmäßig, die Schlaftiefe IV wird nicht mehr oder zu häufig erreicht, die REM-Schlafphasen können wegfallen oder reduziert sein oder bereits mitten in der Nacht (mehrfach) zum Aufwachen führen. Bei einem ausgeprägten Burnout-Syndrom finden wir meist Schlafstörungen, wie sie für die Mehrzahl alter Menschen typisch sind. Diese Schlafstörungen ihrerseits tragen mit ihren Tagesfolgen dazu bei, dass sich »die Schere weiter öffnet«.

In ihrer Not greifen viele Burnout-Betroffene dann irgendwann doch zu Schlafmitteln, die allerdings Schlaf nur vorgaukeln, da sie zwar zum für den Schlaf typischen Bewusstseinsverlust führen, keineswegs aber dazu in der Lage sind, einen gesunden Schlafrhythmus herbeizuführen. Je nach verwendeter chemischer Substanz fallen entweder die Tiefschlafphasen und/oder die REM-Schlafphasen und/oder der gesunde Rhythmus weg. Hinzu kommt, dass bei vielen Präparaten durch den verzögerten Abbau in der Leber ein so genannter Überhangeffekt (»Hangover«-Effekt) der Bewusstseinsdämpfung eintritt. Dadurch können Vigilanz, zielgerichtete Aufmerksamkeit, Reaktionsfähigkeit und emotionale Selbstführung beeinträchtigt sein.

Die folgenden fünf Gesichtspunkte können helfen, die Schlafqualität Burnout-Betroffener zu verbessern. Manchmal reicht dies allerdings nicht aus und man benötigt eine sorgfältige Diagnostik, die sich auf ein autochrones Bild der Tages- und Nachtaktivität (vor allem der Herzfrequenzvariabilität) und ein Quantitatives EEG (QEEG) der Hirnaktivität in der Nacht beziehen sollte.

Schlafplatzhygiene

Wir schlafen mit geschlossenen Augen, was bedeutet: Alle visuellen Aspekte des Schlafbereiches sind beim Schlafen bedeutungslos. Vor dem Einschlafen jedoch nehmen unsere Augen (und damit unser Sehfeld im Hinterkopf) sehr viel mehr wahr, als uns bewusst wird. Wenn sich im Schlafzimmer die getragene Wäsche der vergangenen Tage zu türmen beginnt und das Nachtschränkchen überquillt von Lesestoff und/oder Resten früher konsumierter Betthupferl, dann ist dies nur dann für unserer Einschlafen störend, wenn wir eigentlich mit einer solchen Unordnung nicht einverstanden sind. Jedes Nein stört unser Loslassen und die Ausbreitung unseres Wärmemantels über die Körpergrenzen hinaus (was die unbedingte Voraussetzung zum Einschlafen ist). Unser Auge bestimmt sinnvollerweise die Gestaltung der Einschlafsituation. Des Weiteren ist zu bedenken, dass wir keineswegs mit geschlossenen Ohren schlafen und auch nicht mit einem abgeschaltetem Körperempfinden (kin- und som-ästhetischer Sinn). Wenn wir unseren Schlafplatz wählen und einrichten, sollte also unser Auge »schweigen«. Richten wir uns jedoch nach Hören und Körperempfinden aus, können wir unter Umständen leicht in Konflikt kommen mit ästhetischen (praktisch immer von den Augen vermittelten) Gesichtspunkten: mit lang gehegten eigenen Vorurteilen, wie und wo man schlafen sollte, sowie mit Wünschen und Forderungen eines Partners. Es könnte sein, dass Sie am besten in einer Hängematte auf dem Balkon alleine schlafen wollen. Es könnte sein, dass Sie ein Himmelbett für sich alleine benötigen, in einem übermäßig großen, sonst ungenutzten und leeren Raum. Es könnte sein, dass Sie ohne klassische Schlafzimmereinrichtung, ohne elektrischen Strom und in einem unmodernen, aber dennoch behaglichen Holzbett oder in einem mongolischen Rundzelt (einer Jurte) im Garten schlafen wollen. Dies wäre ein erster Schritt zur Autonomie: den Schlafplatz, die Schlafplatzeinrichtung, die Frage des Alleine- oder Miteinanderschlafens von der Ästhetik, den allgemeinen Empfehlungen, den eigenen Vorurteilen und den Erwartungshaltungen anderer zu lösen und dem inneren Lauschen auf Stimmigkeit genügend Platz einzuräumen. Vielen Menschen hilft es, ein sehr spärlich eingerichtetes, gut gelüftetes, sauberes und vor allen Dingen ordentlich aufgeräumtes Schlafzimmer vor dem Schlafen vorzufinden, wenn sie ein Abendritual in sich verankern möchten. Aber einige brauchen auch Krimskrams und ein kreatives Chaos, um sich ihrem Schlaf zu überantworten. Ich meine, dass es auch hier nicht einfach ist, sich vom Blick der Vergangenheit und dem Blick der Konvention zu lösen. Und ich meine, dass es sich sehr lohnen kann, dafür den individualisierenden Mut zur Selbstverantwortung zu erproben.

Der richtige Zeitpunkt

Es gibt ideale und es gibt ungeeignete Zeitpunkte, schlafen zu gehen. Dem weiter oben angeführten 90-minütigen REM-Schlaf-Zyklus entspricht ein ebenfalls 90-minütiger, durch den gesamten Tag hindurch wirkender Rhythmus von Wachheit und Schlafbereitschaft (BRAC = Basic Rest Aktivity Cycle). Die ideale Zeit, um schlafen zu gehen, ist im absteigenden Schenkel eines abendlichen BRAC-Zyklus gegeben, sodass Sie im unteren Wendepunkt tatsächlich einschlafen können. Erwiesenermaßen ist dann das Einschlafen am einfachsten möglich. Wenn Sie in dieser Phase eben noch ein paar E-Mails beantworten, ein paar Arbeiten korrigieren oder noch kurz die Küche aufräumen müssen, dann kann es sein, dass sie über diesen Wendepunkt des BRAC-Zyklus hinauskommen und infolgedessen an Einschlafstörungen leiden. Zu diesen Störungen kann es auch kommen, wenn die Absprache zwischen Partnern, die einen gemeinsamen Schlafplatz teilen, die genannten Gesichtspunkte unberücksichtigt lässt. Dies erweist sich in der Praxis als besonders dramatisch, wenn »Eulen« mit »Lerchen« das Schlafzimmer zu teilen versuchen. Ist man erst einmal über den Wendepunkt des BRAC-Zyklus hinweg, erlebt man dies subjektiv so, als sei der richtige Zeitpunkt, Schlaf zu finden, überschritten. Dann ist es besser, sich bewusst wieder wach zu machen, bis nach gut einer Stunde der absteigende Schenkel des BRAC-Zyklus erreicht und damit eine realistische Einschlafchance gegeben ist.

Einschlafen

Diejenigen, die unter Einschlafstörungen leiden, tun gut daran, sich ein Einschlafritual anzugewöhnen. Später schlagen wir mit dem »Abendrating« eine Methode vor, wie man sich wesentlicher Qualitäten des abgelaufenen Tages auf einfache Weise bewusst werden kann. Dies oder etwas Ähnliches, nach Möglichkeit immer am gleichen Platz und auf die gleiche Weise durchgeführt, hilft mit, den Körper auf Einschlafen zu konditionieren. Falls Sie es vorziehen, im Bett zu lesen, sollten Sie das Lesen – mag es auch noch so spannend oder interessant sein – sofort dann unterbrechen, wenn Sie die allerersten Zeichen des Schlafbedürfnisses spüren. Viel besser allerdings ist es, wenn Einschlafgefährdete überhaupt nicht im Bett lesen. Wenn Sie starke Einschlafprobleme haben, wird Ihnen der folgende Ratschlag möglicherweise helfen. Betrachten Sie mit geschlossenen Augen eine Fläche, die sich imaginativ etwa so weit vor Ihren Augen befindet, wie es Ihrer normalen Lesedistanz entspricht. Betrachten Sie diese Fläche aufmerksam und suchen Sie mit fokussiertem Blick Muster darin. Vielleicht brauchen Sie dafür einige Tage, höchstwahrscheinlich wird es Ihnen dann aber gelingen, solche irregulären, manchmal an Sprachschriftzeichen erinnernden Muster sehen zu können. Deren Farbe und Form wechseln manchmal rasch sprunghaft, manchmal langsam und unmerklich. Denken und spekulieren Sie nicht über das, was Sie sehen. Versuchen Sie stattdessen – wie ein guter Journalist – jedes, aber auch wirklich jedes Detail bewertungsfrei zu erfassen. Im Allgemeinen schlafen Sie nach wenigen Minuten tief ein.

Durchschlafstörungen

Sollten Sie nachts wach werden, versuchen Sie zunächst zu vermeiden, dass Sie in einen inneren Nein-Strom geraten (»Nein, nicht auch noch das, ich habe morgen diese wichtige Sitzung!«; »Nein, das ist jetzt schon die zehnte Nacht, in der ich nicht richtig schlafe!«). Entscheiden Sie sich stattdessen zu einem klaren Ja: Sagen Sie ja dazu, dass Sie jetzt wach sind. Machen Sie Licht und stehen Sie am besten auf! Erledigen Sie eine Arbeit, die Sie lange vor sich hergeschoben haben oder die Sie immer wieder, dies aber nur widerwillig erledigen müssen. Praktizieren Sie dies etwa 45 Minuten lang. Legen Sie sich dann wieder hin und führen Sie die oben angegebene Einschlafübung konsequent und stetig durch. Machen Sie dies auch, wenn Sie ein zweites oder drittes Mal in der gleichen Nacht erwachen. Im Allgemeinen dauert es nur wenige Nächte, bis sich dadurch die Durchschlafqualität verbessert.

Aktives Träumen

Beginnen Sie ein Traum-Tagebuch zu führen. Wenn Sie nicht richtig durchschlafen können und in der Nacht erwachen, können Sie, noch bevor Sie aufstehen und Ihre ungeliebte Aufgabe erledigen, die Bruchstücke des noch erinnerten Traumes sofort – und ohne auf die

Form zu achten – in Ihr bereitliegendes Traum-Tagebuch eintragen. Gleiches gilt fürs morgendliche Aufwachen.

Viele Menschen brauchen zum Aufwachen einen Wecker. Verwenden Sie dazu einen Lichtwecker, der den Sonnenaufgang simuliert. Die langsam zunehmende Helligkeit führt dazu, dass Sie nicht in einer beliebigen Schlafphase geweckt werden. Vielmehr führt dies zu einer Verkürzung der letzten Tiefschlafphase, sodass Sie in jedem Fall gesundheitsförderlich aus einer REM-Schlafphase heraus erwachen.

Körperstrukturarbeit

Vor einigen Jahren machten einige Ärzte, die Stirnfalten ihrer Patientinnen mit Botulismustoxin behandelt hatten, die verwirrende Erfahrung, dass sich hierdurch – anders als bei ähnlich gelagerten ästhetischen Operationen – zuvor vorhandene depressive Symptome dieser Patientinnen deutlich besserten. Offensichtlich war es also nicht das gewünschte ästhetische Ergebnis, was so positiv seelisch wirkte, sondern ein überraschender anderer Faktor. Das Gift des Botulismuserregers »entspannt« durch effektive Lähmung der motorischen Endplatte die mimischen Muskeln, in diesem Fall in der Stirn.

Zwei Wirkungen folgen aus dieser Veränderung:

Eine entspannte Stirn wirkt unmittelbar zurück auf die Art und Weise, wie wir Wirklichkeit in unserem Bewusstsein hervorbringen und sie bewerten. Weiter oben habe ich ausführlich erläutert, wie jeder Sinneseindruck erst via Limbisches System einmal »den Körper durchlaufen« muss, bevor er mit den Informationen der sensorischen Felder, der begrifflichen Einordnung und dem Schmerz-Angst-Gedächtnis im Präfrontalen Kortex als Wirklichkeit verrechnet wird. Der Ausdruck unseres Körpers, in diesem Fall der Mimik, wirkt selbst dann auf die Psyche ein, wenn er auf eine derart mechanische Weise hervorgerufen wird.

Eine »offener« erscheinende Stirn lädt das Gegenüber zu einer Modifikation des Kommunikationsstils ein. Wie wir gesehen werden und auf welche Weise wir sozial Anerkennung finden, ist von zentraler Bedeutung für die neuronale Aktivität dessen, was als Belohnungs-Anerkennungs-Zentrum im Limbischen System (Nucleus accumbens) die wichtigste Produktionsstätte des Neurotransmitters Serotonin ist. Dieser wiederum bestimmt auf der funktionellen Ebene darüber, ob wir als Geist-Kraftfeld so in Transaktion damit treten können, dass uns soziale Intelligenz, Selbstfürsorge und Durchhaltevermögen gut gelingen.

Der Zusammenhang zwischen Psyche und Körper ist also keine Einbahnstraße. Selbstverständlich drücken Mimik und Körperhaltung unsere momentane seelische Stimmung aus. Ein Gutteil unserer sozialen Intelligenz hängt geradezu davon ab, den mimischen und Haltungs-Ausdruck des anderen so differenziert erkennen zu können, dass sie uns einen Rückschluss auf dessen Befindlichkeit erlauben. Umgekehrt aber hängt eben unsere seelische Befindlichkeit auch von der Mimik und Haltung des Körpers ab. Und nicht zuletzt: Der modifizierte Körperausdruck lässt die soziale Intelligenz des Gegenübers anderes in mir vermuten, als es meinem Zustand gerade noch entsprach. Aber wir ahnen, was der andere in uns sieht. Und wir sind – bis zu einem gewissen Grad – als primär soziale Wesen abhängig davon, als was wir gesehen werden. Wir sind, was wir sind, wesentlich auch im Blick des (zumindest für uns selbst wesentlichen) anderen. Daraus ergibt sich eine einfache, vielfach ungenutzte Möglichkeit der Selbstbestimmung: Die eigene Körperhaltung und der mimische Ausdruck lassen sich meist leichter spielerisch überzeugend variieren als jene Zustände des grauen Einerleis, die wir als depressiv einstufen.

Möglicherweise folgt der eine oder andere Leser der folgenden Einladung, sich jetzt einem kleinen Experiment zu unterziehen.

Erinnern Sie sich bitte an ein ärgerliches Ereignis, das nicht allzu lange zurückliegt. Holen Sie sich dabei diese Erinnerung derart in

Ihr körperliches Erinnern, dass Sie es mit möglichst vielen Sinnen zugleich so spüren können, dass es »wirkt«.

Atmen Sie nun durch ihre Nase so ein, als ob Sie einen feinen köstlichen Duft riechen würden. Achten Sie dabei auf die Leichtigkeit und Offenheit Ihrer Stirn und das unwillkürlich dabei eintretende innere Lächeln ihrer Augenwinkel, wenn Sie diesen Wohlgeruch nun wirklich imaginieren. Nun verlängern Sie Ihre Mundwinkel – in Ihrer Vorstellung – bis hin zu den Ohren, sodass Ihre Oberlippe nach beiden Seiten hin – äußerlich kaum sichtbar – gedehnt wird. Unter Beibehaltung dieser schnüffelnden Einatmung, des Lächelns Ihrer Augenwinkel, der breit bis zu den Ohren ausgedehnten Oberlippen, können Sie nun – als ein inneres Erleben – Ihre Ohren nach unten hin größer und größer werden lassen, dass sie schließlich den Ohren einer konventionellen Buddha-Statue gleichen.

Behalten Sie nun diesen mimischen Ausdruck bei, während Sie erneut an das oben genannte ärgerliche Ereignis denken. Was hat sich verändert?

Sie haben gerade den Beweis dafür angetreten, dass es neben der Wirkungsrichtung Psyche → Körper auch die gegenläufige gibt: Veränderungen des mimischen und des Haltungsausdrucks wirken auf unsere seelische Befindlichkeit zurück.

Noch gravierender wirkt dieser Umstand, wenn man bedenkt, dass der jeweils andere unsere Mimik und Haltung unbewusst registriert und sie uns schließlich mit seiner Reaktion bestätigt. Von daher wäre es von unschätzbarem Vorteil, wenn es uns gelänge, schon im aversiven Geschehen selbst – im Ärger, in der Enttäuschung, in der Wut – umzuschalten vom reflexartigen Automatismus zur Selbstbestimmung des spielerischen Ausdrucks. Umgekehrt: Wenn wir erleben, dass unterschiedliche Menschen in verschiedenen Kontexten immer wieder auf eine ähnliche und leidvolle Weise mit einem umgehen, dann kann das durchaus daran liegen, dass unser körperlicher Ausdruck fixiert ist und geradezu dazu einlädt, auf uns in dieser Weise zuzugehen.

Den für unsere Persönlichkeit charakteristischen Körperausdruck haben wir in unserer Kindheit erlernt. Zu diesem Zeitpunkt entsprach dieser jeweilige Körperausdruck unserem bestmöglichen Verhalten, mit bestimmten atmosphärischen Situationen oder sozialen Interaktionen umzugehen. Lassen wir ein Beispiel sprechen: Reflexartig schützen wir unsere empfindliche Körpervorderseite und unseren Kopf, indem wir in einer Schreckreaktion den Kopf einziehen, den Rücken krümmen, die Rückenmuskulatur verkürzen und sie damit verhärten. Die Verhaltenspsychologie bezeichnet diese Reaktion als »startle response« oder Großkatzenreflex (Großkatzen wie Löwen, Pumas und Tiger waren entwicklungsgeschichtlich die einzigen Tiere, die den Menschen direkt angriffen). Wenn uns also etwas als übermächtig und gefährlich erscheint, nehmen wir auch heute noch diese schützende Haltung ein, selbst wenn uns kein angriffslustiger Puma, sondern ein emotional schlecht regulierter Vater »attackiert«.

Besonders leidvolle Erfahrungen sind zwar gespeichert. Sie können aber oft nicht aktualisiert werden oder sie werden durch so genannte (schützende) »Deckerinnerungen« vor der Aktualisierung »verborgen«. Nicht aktualisierbare Erinnerungen stellen die Grundlage posttraumatischer Störungen dar.

Im Einleitungskapitel haben wir dargestellt, welchen Einfluss unser Leidgedächtnis auf das Zustandekommen unserer Erlebniswirklichkeit hat. Bei extremen leidvollen Erinnerungen, vor allen Dingen dann, wenn sie dem Aktualisierungsgedächtnis nicht zur Verfügung stehen, reichen bereits kleine Versatzstücke (geringste Musterähnlichkeiten) aus, um die ganze zugehörige körperliche Reaktion wieder hervorzurufen. Der bewusste Inhalt kann nicht, die körperliche Reaktion hingegen kann aktualisiert werden.

Dafür reicht unter Umständen eine kleine charakteristische Handbewegung, eine mimische Nuance oder der Duft eines Rasierwassers aus. Deshalb ist es möglich, dass solche eher zufälligen Kleinigkeiten immer wieder die Anfangsbedingungen sozialer Begegnungen bestimmen, die schließlich nach einiger Zeit zu immer wieder ähnlichen leidvollen Erfahrungen führen.

Nun könnte man meinen, man müsse nur intentional einen anderen Gesichtsausdruck oder eine andere Körperhaltung anstreben. Dies aber würde gerade nichts verbessern, im Gegenteil: Der absichtsvolle Anteil wird vom Gegenüber unbewusst »gelesen« und verstärkt dadurch eher noch die Festschreibung des nicht bewusst getroffenen Urteils.

Unser Muskelsystem als ein Ganzes ist dreigegliedert in:

- ein unbewusstes System von Muskeln mit glatten Fasern, die ausschließlich über das Autonome Nervensystem gesteuert werden. Dazu gehören die Muskeln der inneren Organe (Speiseröhre, Bronchien, Magen, Darm), des Auges und Mittelohrs, der Liquorräume im Gehirn, der Genitalorgane und des Gefäßsystems. Herz und Gebärmutter nehmen innerhalb dieses Systems eine Sonderstellung ein. Deren Muskelzellen weisen keine Zellwände auf. Sie sind zu einem einzigen Gewebe ohne Zellgrenzen mit unendlich vielen Zellkernen verschmolzen (Synzytium). Einzelne Bereiche dieses Gewebes können neuronale Schrittmacherfunktionen übernehmen, ohne dass übergeordnete Strukturen sie erregen;
- ein dem Bewusstsein und der bewussten Intention zugängliches System quergestreifter Muskeln. Diese bilden die Basis unserer Willkürmotorik. Der absichtsvolle Anteil motorischer Handlungen wird über diese äußere Muskelschicht verwirklicht;
- eine skelettnahe, ebenfalls quergestreifte Muskulatur, die als autochthone Muskulatur bezeichnet wird. Sie ist der direkten Absicht nicht zugänglich, aber auch nicht nur unterbewusst innerviert wie die glatte Muskulatur der inneren Organe.

Bildhafte Beschreibungen des Muskelspiels erreichen wir am besten mit körperlichen Metaphern:

* als ob wir uns wie eine Katze räkeln würden;
* als lächelte unser Mund bis zu den Ohren;
* als könnten wir die Spitze unseres Brustbeins mit der Atmung vernetzen.

Die letztgenannte mittlere Schicht ist stärker an den Ausgleichsbewegungen, der Mikromimik, sowie an den halbbewussten Ausdrucksgesten beteiligt.

Dort müssen wir ansetzen, wenn wir effektiv durch eine Veränderung unserer Körperhaltung und unseres Gesichtsausdrucks (inklusive unserer Augenbewegungen) Spielräume für neue, als positiv erlebte innere und zwischenmenschliche Erfahrungen schaffen wollen.

Auf eine direkte, absichtsvolle Weise gelingt es also nicht, einen sich immer wieder chronisch verspannenden Muskel beispielsweise aus der Tiefenmuskulatur des Nackens zu entspannen. Ebenso wenig hilft es, einen hypotonen (zu schwachen) Muskel des Beckenbodens durch willkürliches »Anspannen« kräftigen zu wollen. Sie wissen, dass wir unsere Willkürmuskulatur durch willkürliche Anstrengung trainieren können (der ganze Markt der Fitnessstudios lebt davon). Wenn Sie das aber mit Ihrem Beckenboden versuchen, so werden Sie statt der Tiefenmuskulatur gerade jene Bereiche (über)trainieren, die in ihrer Überspannung für die Unterentwicklung der Tiefenmuskulatur mitverantwortlich sind.

Mit Hilfe einfacher und kinästhetischer, das heißt mit unserer Körperempfindung leicht nachvollziehbarer Bilder gelingt es jedoch, diese Muskelschicht sozusagen einzuladen, diesen Bildern zu folgen. Diese Methode nennen wir Körperstrukturarbeit.

Sowohl in Gruppen- als auch in Einzelsitzungen üben Interessierte, die erlernten Verhaltensmuster zu verlernen, indem neue Pfade des motorischen Ausdrucks gebahnt und damit die überkommenen (aus der [Angst- oder Schmerz-]Bewältigung stammenden) Muster überschrieben werden.

Die Trainingseinheiten sind zunächst auf die einzelnen Körperregionen beschränkt. Der Beckenbodenbereich, der Rücken, die Füße, das Gesicht. Auch das so vertraut und gekonnt scheinende Gehen wird zunächst einzeln trainiert, um für eine neue, dem Selbstbild mehr entsprechende Ausdrucksweise die Voraussetzungen zu schaffen.

Bedingung für eine nachhaltige Veränderung ist regelmäßiges weiteres eigenes Üben.

Viele der einmal grundlegend erlernten Trainingseinheiten brauchen dafür gar keine eigene Zeit. Vieles lässt sich spielerisch nebenbei trainieren. Die sternförmig in den Schädel einstrahlende Nackenmuskulatur, der untere Rücken und der Beckenbereich, Hüft- und Beinrotation, das Aufspannen der Fußgewölbe und vor allen Dingen die Ausdrucksexperimente der Gesichtsmuskulatur lassen sich nahezu überall und jederzeit durchführen.

Verwandte, und ebenfalls geeignete Methoden sind unter anderem Cantienica®, Feldenkrais®, Franklin Balancing® und Spiraldynamik®.

Je weniger formale Bestimmungen und Regeln bei einer Methode oder bei einem Ausbilder eingehalten werden müssen und je mehr das Kohärenzempfinden des Übenden selbst zum Maßstab der Vermittlung wird, umso mehr ist ein Verfahren geeignet, den Burnout-Betroffenen dabei zu unterstützen, seine Situation in zweierlei Hinsicht zu verbessern:

Bereits nach kurzer konsequenter Übungszeit macht er die freudige Erfahrung, dass ohne weiteres Zutun subtile Veränderungen in der Art und Weise seiner sozialen Interaktionen auftreten. Mögen diese Spielräume anfänglich noch klein sein, verstärken sie dennoch die Motivation, weiter zu üben, und das Vertrauen, sich wieder auf die eigene Kraft verlassen zu können.

Andererseits stehen dem Körperstrukturarbeit Trainierenden die Körperenergien wiederum zur freien Verfügung, die zuvor einerseits in den Verspannungen der Muskulatur selbst und dann zum andern in der Unterdrückung der damit einhergehenden chronischen Schmerzzustände verbraucht wurden.

Nur für wenige Menschen wird es sinnvoll sein, solche Methoden aus Büchern oder Videoanleitungen zu lernen. Da man ja noch ganz in den alten Mustern steht, ist die Gefahr groß, dass man aus diesen Mustern heraus die Körperübungen in nachteiliger Weise einübt. Leicht mischt sich auch in das autodidaktische Lernen eine Verbissenheit, wie sie einerseits für den Burnout-Betroffenen charakteristisch ist und wie sie sich andererseits auch noch zu einer neuen Verpflichtung auswachsen kann, statt Freude hervorzurufen. Die Stimmung gut geführter Gruppen hingegen zeichnet sich oft durch eine Mischung großen Ernstes in der Aufmerksamkeit, heiterer Ausgelassenheit und zunehmender Gelassenheit den noch nicht gelingenden Übungen gegenüber aus.

Anafonesis – Atem-Stimm-Entwicklung

Wenn man der Geburt eines Menschen beiwohnt, gehört es zu den eindrucksvollsten Erlebnissen, zu beobachten, wann und wie die seelische Eigenart des Neugeborenen zu Tage tritt. Bei einem ungestörten Geburtsverlauf wird das Köpfchen während der vorletzten Presswehe geboren, während der Körper eng gepresst im Geburtskanal noch manchmal mehr als eine Minute auf seine Geburt warten muss. Dabei ist der Gesichtsausdruck des Neugeborenen überraschenderweise völlig entspannt. Man ist zugleich überrascht, dass man zwar die körperlichen Besonderheiten, nichts jedoch von der Einzigartigkeit dieses Wesens ahnen kann.

Ist die Geburt schließlich erfolgt, tritt eine dramatische Veränderung des Blutkreislaufes ein: Arterieller und venöser Schenkel wer-

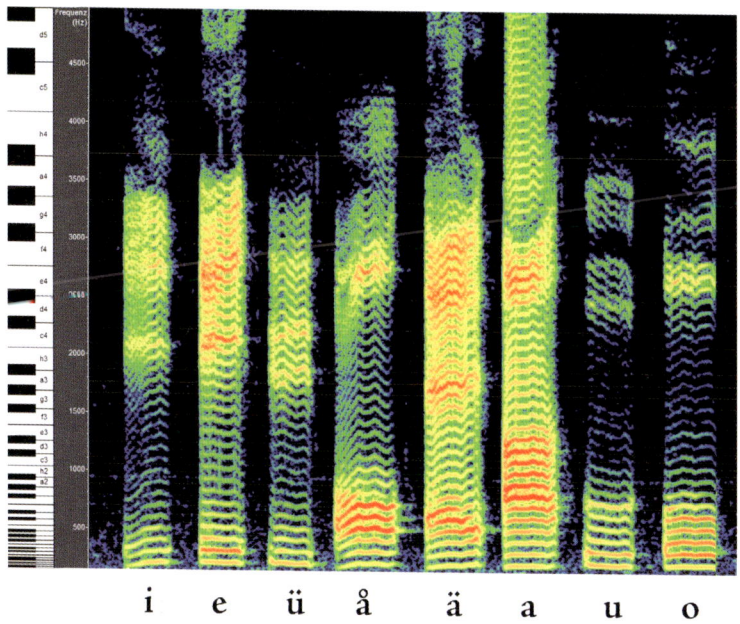

i   e   ü   å   ä   a   u   o

Abb. 15: Spektrogramm von 8 der 10 vom Menschen bildbaren Vokale, die in unserer Sprache eine Hauptrolle spielen. Man kann sehr leicht erkennen, dass der Bereich von 1000 bis 4500 Hertz die charakteristischen Merkmale der Differenzierung der Vokale umfasst.

den nun getrennt. Die Kohlensäure im kindlichen Blut steigt rapide an und löst im Stammhirn den Atemreflex aus. Ein paar Mal noch unregelmäßig, schließlich rhythmisch setzt die Atmung des Kindes ein. Und jetzt, erst jetzt tritt uns eine ausdrucksstarke Mimik entgegen, die uns in diesem Augenblick, mehr noch als in den Tagen und Wochen danach, die Individualität dieses gerade geborenen Menschen offenbart.

Stirbt ein Mensch auf natürliche Weise, dann geht der Atemrhythmus schließlich in eine extrem vertiefte Atmung über, die von äußerst langen Atempausen in Ausatmung unterbrochen ist. Auch hier ist es wieder die zunehmende Blutsäure (Azidose), die zu dieser CHEYNES-

199

Stoke'schen- oder Große-Azidose-Atmung genannten Globalverän-
derung des Menschen führt. Genau in diesem Übergang »sieht« man
die individuelle Eigentlichkeit des Sterbenden. So, als ob alles Vorübergehende wie ein nicht mehr brauchbares Zeitkleid verschwän-
de, ahnen wir für einen Augenblick die Substanz dieses Menschen.
In diesem Augenblick des Erkennens und Erkanntwerdens stellt sich
oft ein großer Friede bei allen Beteiligten ein und es wächst in ihnen
das Bewusstsein für diese seltsame Gefühlslage der Freude des All-
Eins-Seins, die von Trauer um die Endlichkeit durchzogen ist.

Zwischen Schluchzen und Lachen, zwischen Öffnen und Stauen
und den immer feineren Differenzierungen dazwischen entfaltet
sich in der Atmung unsere seelische Wirklichkeit. Auch hier gilt die
gleiche wechselseitige Bedingtheit von Psyche und Körper. So wie
die Atmung seelische Zustände ausdrückt, so verändert die Atmung
selbst wieder die Stimmung. Hier öffnet sich das Tor zu einem heil-
samen Trainingsverfahren: Anafonesis.

Noch gegen Ende des 19. Jahrhunderts findet man im Brockhaus-
Universallexikon unter *Anafonesis* die Beschreibung eines im griechischen Altertum verbreiteten Heilverfahrens für Zustände, die wir
heute als »Depression« bezeichnen würden. Dabei wurde über die
Stimmführung die Atmung so beeinflusst, dass es den Patienten gelang, aus diesen Situationen aus eigener Kraft hinauszufinden. Die
moderne Variante von Anafonesis entstand aus den Bedürfnissen
einer menschenwürdigen Schmerzerleichterung in der Geburtshilfe
(Hemmerich 1998).

Durch Atem-Stimmführung ist es möglich, auch bei extremen
Schmerzzuständen gezielt im Modus des Zeugen sein zu können,
wenn es mit Hilfe von Anafonesis gelingt, aus dem Zustand des hilf-
losen Ausgeliefertseins in die Lage zu kommen, durch Eigentätigkeit
in der Achtsamkeit die Schmerzzustände selbst zu regulieren. Genau
dieser zentrale Umstand – Übergang von erlebter Hilflosigkeit hin
zur Initiative – war es, der dazu führte, den Einsatzbereich von Anafonesis auch auf den großen Bereich derjenigen Konstellationen zu

erweitern, zu denen neben Burnout auch die meisten chronischen Erkrankungen und die SELYE-Stress genannten Zustände gehören.

Nur im Schmerz, im Weinen, im Lachen und bei extremem Ärger erlauben wir uns, den expressiven Anteil unserer Stimme ohne die begriffliche Artikulation einzusetzen. Feinere seelische Zustände werden im Alltag sprachlich *benannt*, aber nicht stimmlich ausgedrückt. Der erste Schritt von Anafonesis besteht also darin, die Sonation, den Klang der Stimme, zu tönen, ohne den Klang durch Gewohnheiten persönlicher oder sprachlicher Natur einzuschränken.

Überraschend lang braucht es meist, bis überhaupt ein einfaches Öffnen der Stimme möglich ist, um den Vokal A anzutönen.

In weiteren Schritten wird dazu angeleitet, derart zu lauschen, dass feinste Veränderungen der Klangqualität so zeitnah gehört werden können, dass sie den Klang zu einem überpersönlichen Ausdruck hin klären. Dieser Schritt wird von den Übenden in einer ähnlichen Weise als lösend empfunden, wie dies im Ausdruckstanz oder bei einer Achtsamkeitsmeditation geschehen kann.

Dann wird die Aufmerksamkeit auf die Mitresonanz des Körpers gerichtet. Dadurch tritt die Erfahrung hinzu, dass die verschiedenen Vokale ganz spezifische Resonanzräume im Körper haben, die man auf diese Weise durch Anafonesis erstmals erfahren kann, ohne dass sie durch Schmerz ins Bewusstsein treten müssten.

Die Vokale A, E und I weisen eine einfache Formantenstruktur auf. Formanten wirken wie verstärkende Filter auf einen Klang ein. Die nebenstehenden Spektrogramme zeigen im Bild die einfachen Schwerpunkte von A, E und I. Ä, O, U und Ü haben jeweils zwei voneinander getrennte Formantenstrukturen, wie aus den Abbildungen von O und U leicht ersichtlich ist (Abb. 16). Diese technisch darstellbare Tatsache kann durch Anafonesis unmittelbar körperlich erfahren werden. Vokale mit komplexen Formantenstrukturen haben nicht nur einen, sondern zwei weit auseinanderliegende Resonanzräume im Körper.

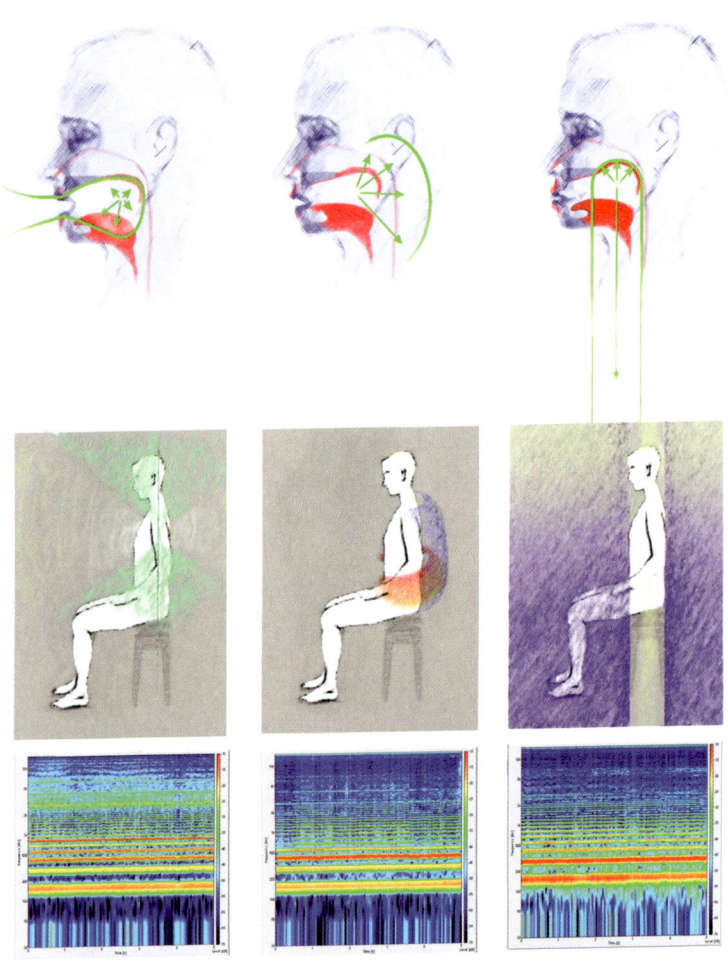

Abb. 16: Resonanzräume, Körperresonanz und Umraumempfinden sowie Spektrogramme der drei Basisvokale A, O, U.

Professionelle Werbepsychologen und Texter wissen dies und bauen ihre Texte so um, dass möglichst viele Vokale mit komplexen Formanten darin vorkommen, sodass durch das komplexere leibliche

Mitschwingen reichere seelische Bilder angeregt werden (womit sich die Werbebotschaft stärker mental vernetzt).

In einem weiteren Schritt wird die Aufmerksamkeit verlagert auf den Übergang zweier ineinander übergeführter Vokale. Damit werden, ausschließlich geführt durch die Aufmerksamkeit, die Partialfrequenzen eines Klanges frei. Befreit von dem oftmals »klebrigen« esoterischen Überbau des so genannten »Obertonsingens« werden dabei die Obertöne hörbar, ohne dass dafür die speziellen, die Stimmgesundheit belastenden Techniken des Obertonsingens notwendig wären.

Bis zu diesem Punkt kann die Trainingsanleitung in der Gruppe erfolgen. Darüber hinausgehende Verfeinerungen inklusive des Konsonantengebrauchs werden in Einzelstunden individuell vermittelt.

Anafonesis führt in erster Linie dazu, dass sich die Atmung hin zur Ausatmung verlagert, was die parasympathikotone (trophotrope) Seite des vegetativen Nervensystems verstärkt. Das Residualvolumen (Luftvolumen, das bei jedem Atemzug in der Lunge zurückbleibt) wird verringert und damit die Atmung vertieft. Dies führt zu einer verbesserten Abatmung des Kohlendioxids und damit zu einem Abbau der sauren Valenzen im Organismus.

Die zerebrale Balkenaktivität wird erhöht und damit die Zusammenarbeit der rechten und linken Hemisphäre synchronisiert. Damit diese Wirkungen erhalten bleiben und sich mit der Zeit sogar noch verbessern, bedarf es der regelmäßigen Übung. Nach und nach führt dies dazu, dass die Resonanzräume im Körper auch dann mitschwingen und sich die genannten neurovegetativen Wirkungen einstellen, wenn, ohne einen hörbaren Laut, allein die Haltung des Tönens eingenommen wird. So kann nach einigen Monaten des Übens die Haltung eines O oder U durchaus in der Lage sein, eine selbstmitleidige oder angstauslösende somatische Reaktionsweise zu mindern oder aufzugeben.

Hörwahrnehmungstraining

Verborgen und geschützt im härtesten Knochen des Menschen, dem Felsenbein, ruhen Gleichgewichts- und Hörorgan, embryologisch aus einer gemeinsamen Anlage entwickelt und über einen gemeinsamen Nerven mit dem Gehirn verbunden. Die zentrale Bedeutung des Gleichgewichtsorgans ist bei der Darstellung der unkonditionierten Fallangst deutlich geworden. Eine ganz strenge Trennung zum Corti'schen Organ, dem Innenohr, ist nicht möglich. Die drei Bogengänge, zugeordnet den drei Raumrichtungen (auf der festen Erde), halten wir meist für das ganze Gleichgewichtsorgan und vergessen dabei, dass es noch zwei weitere – Makulasysteme genannte – Gleichgewichtsorgane gibt: Utriculus und Sacculus. Letzteres Makulaorgan ermöglicht es uns, oben und unten zu unterscheiden, wenn wir unter Wasser sind. Zugleich ist es, was noch weniger

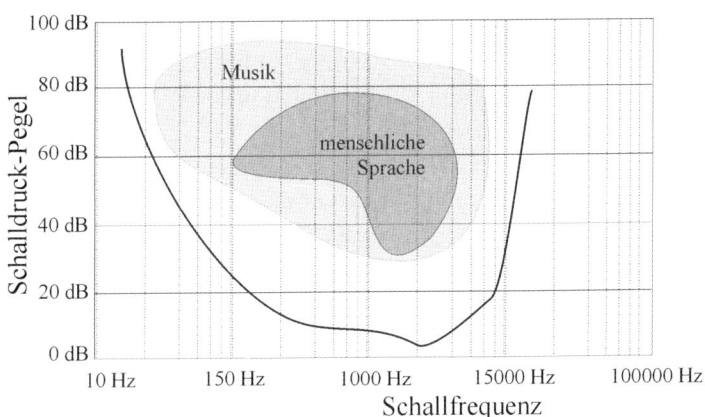

Abb. 17: Die Linie zeigt den Verlauf der typischen Hörkurve eines Menschen. Wenn man sagt, der Hörbereich des jungen Menschen reiche von 20 Hz bis 20.000 Hz, so ist diese Aussage irreführend. Wie man gut sehen kann, ist der notwendige Schalldruck (i.e. Laustärke) für die tiefen und für die hohen Frequenzen um ein Vielfaches höher als im Bereich der Sprachdifferenzierung, wo bereits ein Flüstern ausreicht. Der Verlauf dieses Hörprofils unterscheidet sich bei den verschiedenen Sprachen zum Teil erheblich.

bekannt ist, ein Hörorgan. Der Bereich dieses Hörens geht über die gewöhnliche obere Hörgrenze des Menschen hinaus. Die obere Hörgrenze gibt man normalerweise bei jungen Menschen mit 20.000 Hz an. Die mit dem Älterwerden einhergehende Schwerhörigkeit ist immer eine Hochtonreduktion, die die obere Hörgrenze auf Werte bis unter 10.000 Hz und zum Teil deutlich darunter herabsetzen kann.

Der Schallbereich oberhalb von 20 000 Hz wird als Ultraschall bezeichnet und gilt als für den Menschen nicht wahrnehmbar. Delphine freilich kommunizieren in erster Linie im Bereich dieser Schallfrequenzen. Ihr Sacculus ist groß ausgebildet und gilt als deren eigentliches Hörorgan. Beim Menschen ist zwar eine differenzierte Hörwahrnehmung im Sacculus nur reduziert möglich, gleichwohl gelingt es Menschen ganz zuverlässig, zu empfinden, ob im Obertonspektrum von Klängen die Ultraschallfrequenzen vorhanden oder abgeschnitten sind. Diese Empfindung für das Mitschwingen der Ultraschalltöne wird im Allgemeinen wie eine sanfte Euphorisierung und Energetisierung erlebt.

Das Corti'sche Organ, die Hörschnecke, könnte man als ein regelrechtes Kraftwerk bezeichnen, bestehend aus 20.000 Corti-Zellen, von denen jede für die Verarbeitung der Bewegungsimpulse von 50 bis 100 Zilien (Haarsinneszellen) verantwortlich ist, die sich wie Ähren im Wind in der Innenohrlymphe – dem Frequenzspektrum des Schalls gemäß – bewegen. Dabei können Klänge uns ermüden oder erfrischen. Erfrischende, regelrecht das Gehirn mit Energie aufladende Töne finden wir in zwei Frequenzbereichen. Der eine betrifft mit seinem Obertonspektrum den Bereich um 8.000 Hz herum und wird über das Corti'sche Organ vermittelt. Der andere liegt im Ultraschallfrequenzbereich und wird vor allem durch feinste Silikatkristalle der gesamten Hautoberfläche und deren piezoelektrischen Effekt aufgenommen und im Sacculus neuronal umgesetzt.

Naturgeräusche wie Vogelzwitschern, Insektenzirpen oder das komplexe Rauschen eines Waldes im Wind oder der Meereswellen weisen solche Obertonspektren auf. Allerdings sind die meisten

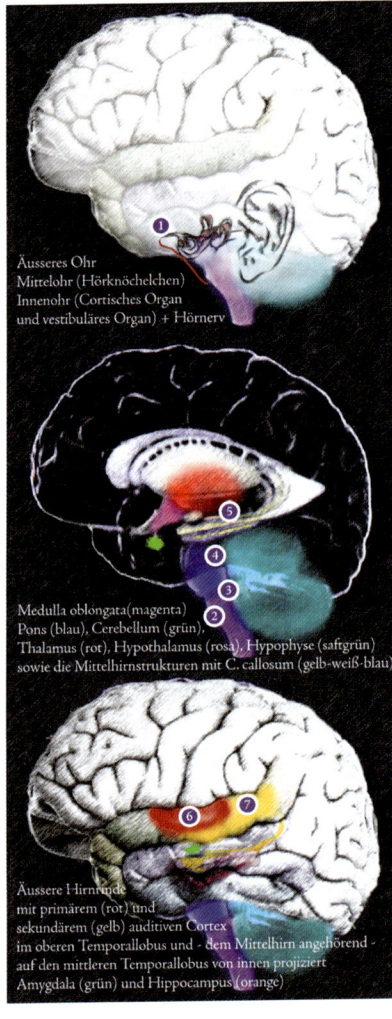

Äusseres Ohr
Mittelohr (Hörknöchelchen)
Innenohr (Cortisches Organ
und vestibuläres Organ) + Hörnerv

Medulla oblongata(magenta)
Pons (blau), Cerebellum (grün),
Thalamus (rot), Hypothalamus (rosa), Hypophyse (saftgrün)
sowie die Mittelhirnstrukturen mit C. callosum (gelb-weiß-blau)

Äussere Hirnrinde
mit primärem (rot) und
sekundärem (gelb) auditiven Cortex
im oberen Temporallobus und - dem Mittelhirn angehörend -
auf den mittleren Temporallobus von innen projiziert
Amygdala (grün) und Hippocampus (orange)

Abb. 18: Die siebengliedrige Hörbahn:
1. Glied: Vom Trommelfell aus wird mit Hilfe der Hörknöchelchen die Stärke der Luftschwingung an das Ohr angepasst, und in die Wasserschwingungen der Hör-(Endo-)Lymphe in der Schnecke übertragen. Das gilt für die tiefen bis mittleren Frequenzen (bis etwa 1000 Hz). Die höheren Frequenzen werden vermehrt über den Schädelknochen selbst aufgenommen und von dort ins CORTI'sche Organ übertragen. In den Haarsinneszellen der Hörschnecke (CORTI-Organ) wird die Bewegungsinformation der Endolymphe umgesetzt in elektrische Energie. Diese wird in Form von Aktionspotentialen über das Ganglion spirale cochleae (spiraliges Nervengeflecht der Schnecke) zu den Nuclei cochleares des verlängerten Marks (medulla oblongata) geleitet, in dem die Steuerung unserer Atmung und des Wärmehaushaltes sitzen.
2. Glied: In den Hörkernen des verlängerten Marks sind einige Kerne entsprechend der Frequenzen (Tonhöhe) angeordnet (tonotop), andere mit den vom übrigen Körper (somatosensorisch) kommenden Fasern interagierend verschaltet.
Der größere Anteil der Fasern in den Hörkernen wechselt auf die andere Seite im Trapezkörper (corpus trapezoideum), in den die oberen Olivenkerne (nuclei olivares superiores) und der Trapezkern (nucleus corporis trapezoidei) eingeschaltet sind. In den oberen Olivenkernen werden sowohl die Laufzeitunterschiede (bis zu 1/40tel Sekunde
[25 msec] Unterschiede werden differenziert) und Intensitätsdifferenzen ausgewertet, die der räumlichen Ortung eines Schallereignisses dienen. Außerdem gehen von den Olivenkernen Fasern im 8. Hirnnerv wieder zurück zum Ohr (bipolare Organisation), die dort die Empfindlichkeit des Innenohrs anpassen.

Der kleinere Teil der Fasern bleibt auf der gleichen Seite und zieht von dort auf das gleichsinnige (ipsilaterale) Hörfeld.

3. Glied: Über den Lemniscus lateralis ziehen die Fasern zum Colliculus inferioris, wo wiederum einige Fasern auf die andere Seite kreuzen.

4. Glied: Über das Brachium colliculi inferioris wird der mediale Kniehöcker (corpus geniculatum mediale) erreicht. Jetzt ist der Stammhirnbereich verlassen und das Mittelhirn erreicht (sogenannter Metathalamus). Ein Teil der Hörinformation geht von hier direkt zum Thalamus und zur Amygdala, von wo er unter Umgehung der höheren Hirnzentren mit dem Vegetativum verschaltet wird. So kann ein lauter Knall, aber auch eine frühere angstbesetzte Hörinformation unmittelbar zu körperlichen Reaktion (Überkeit, Schwindel, Herzrasen, Gänsehaut, Blutdrucksteigerung oder -abfall) führen. Der andere Teil der Hörfasern zieht mit dem fünften Glied in die Rindenregion (auditiver Cortex) im Schläfenbereich (temporaler Cortex).

5. Glied: Neuronale Verbindung des medialen Kniehöckers mit der für die bewusste Hörwahrnehmung zuständigen Rindenbereiche. Dies wird als Hörstrahlung (radiatio auditorio) bezeichnet.

6. Glied: Primärer auditiver Cortex im oberen Querwulst des Schläfengehirn (gyrus temporalis transversi). In diesem, auch Heschl`sche Querwindungen genannten Bereich gibt es sowohl tonotope (entsprechend der Tonhöhe) und periodotope (entsprechend der zeitlichen Hörmuster) Anordnungen.

7. Glied: Sekundärer auditiver Cortex: dieser ist stark lateralisiert, das heißt funktionell sehr unterschiedlich in der rechten und linken Gehirnhälfte. Meist liegt der deklarative (den Sprachinhalt betreffende) Bereich auf der Gegenseite der bevorzugten Händigkeit (bei Rechtshändern also meist links). Er wird als Wernicke-Zentrum bezeichnet. Das anatomisch äquivalente Zentrum der Gegenseite ist in »Lockerungszuständen« eher bemerkbar. Dann treten Empfindungen innerer Hörerlebnisse auf, die im pathologischen Fall bis hin zu akustischen Halluzinationen reichen können.

Lange Zeit ist man von einer Abnutzungstheorie der Leistungsfähigkeit der Hörbahn ausgegangen, wozu der bloße Anschein des mit dem Alter schlechter werdenden Hörens einlädt. Es hat sich jedoch gezeigt, dass sowohl die mit dem Alter als auch die bei Verletzungen oder Ermüdung eintretenden Funktionsbeschränkung nicht passiv, sondern aktiv regenerieren.

Die Hörbahn und die Schmerzbahnen sind an mehreren Stellen (Glied 2, 3 und 4) gekreuzt. Schmerzen bringen mit der Zeit die Autoregulation des Organismus zum »driften« in einen ungesunden Bereich. Über das ausgleichende Hörerlebnis kann die Autoregulation wieder eingestellt werden.

»Die Musik dient nicht zu unverständiger Ergötzung, sondern dazu, die ungeordneten Bahnen unserer Seele in Ordnung und in Einklang mit sich selbst zu bringen.« (Platon).

Menschen heutzutage – dies sogar in ruhigen und ruhefördernden Ferienzeiten – von dieser Art der energetischen Hör-Nahrung fast vollständig abgeschnitten.

Ohr und Gehirn sind überkreuzend miteinander verbunden. Der größte Teil der Nervenfasern des rechten Ohres versorgt die linke Hemisphäre und umgekehrt. Dabei sind die Laufzeiten des rechten und des linken Ohres zur jeweiligen Gehirnhemisphäre nicht gleich. Die Laufzeit des rechten Ohres ist kürzer, weil einige primäre Verarbeitungszentren im Halsmark mehr rechts gelegen sind und die neuronale Information hier geringere Umwege gehen muss. Hinzu kommt, dass die zentralnervöse Verarbeitung des Hörens bei den meisten Menschen in der linken Hemisphäre stattfindet, wohin der direkte Weg des rechten Ohres führt, während die Information des linken Ohres erst noch über die hintere Kommissur von der rechten zur linken Hemisphäre übertragen werden muss.

ALFRED TOMATIS, ein französischer Hals-Nasen-Ohren-Professor, war der Erste, der darauf hinwies, dass es ebenso wie Rechts- oder Linkshänder auch Dominanzen im Bereich der Ohren gibt. Wenn man berücksichtigt, wie stark energetisierend die beiden Frequenzbereiche wirken können, dann wird verständlich, warum linksdominant hörende Menschen nicht den gleichen Grad konzentrierter Wachheit erreichen wie rechtsdominant Hörende und weshalb sie auf akustische Umweltsituationen rascher erschöpft reagieren.

TOMATIS erhielt kurz nach dem Zweiten Weltkrieg von der französischen Luftwaffe den Auftrag, die Zusammenhänge zwischen Lärm und Gehörschädigung zu untersuchen. Seine jahrzehntelangen Forschungen ließen ihn im Verbund mit den Ergebnissen, die er aus der klinischen Praxis des Behandelns chronischer Stimmprobleme von professionellen Sängern gewann, drei elementare Gesetze formulieren:

- In der Stimme eines Menschen kommen nur jene Frequenzen vor, die sein Ohr zu hören in der Lage ist.
- Trainiert man das Ohr darin, die in der Stimme nicht enthaltenen Frequenzen zu hören, dann erscheinen sie augenblicklich und unbewusst auch in der Stimme.
- Wiederholt man dieses Training über eine zur Gewöhnung notwendige Zeitdauer hinweg, dann verändert sich das Gehör dauerhaft und die Stimme erhält ihren vollen Klang.

Für die Behandlung des Burnout-Syndroms sind zwei der genannten Gesichtspunkte von Bedeutung:

Die energetischen Speicher lassen sich über das Gehör wieder aufladen.

Es kommt darauf an, der Stimme ihren vollen Klang zu verleihen, denn erst dadurch kann man sich nachhaltig Gehör – unter Umständen auch für die eigenen Bedürfnisse – verschaffen.

Das Hören der Obertonspektren im Bereich um 8.000 Hz und im Ultraschallbereich lässt sich durch Aufenthalte in der Natur fördern,

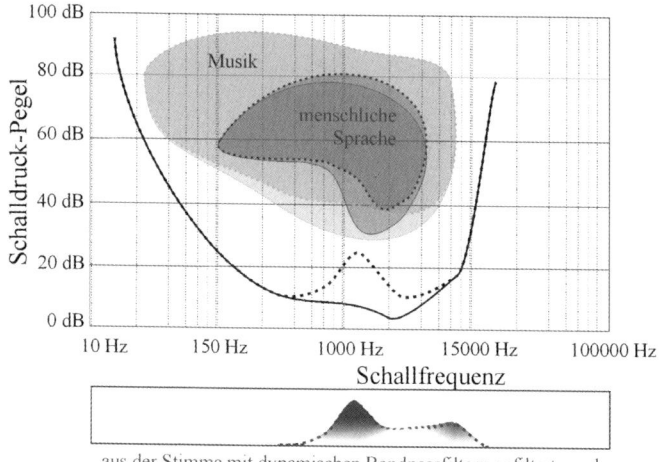

aus der Stimme mit dynamischen Bandpassfiltern gefilterte und damit zur Übung Lautstärke-abhängig betonte Frequenzbereiche

Abb. 19: Im erschöpften Zustand blenden viele Menschen den Bereich der besten Differenzierung der menschlichen Sprache aus, wie in dem hier angeführten Beispiel. Durch die vielfältigen Interferenzen der Hörbahn mit den vegetativen, neuroendokrinen, limbischen und präfrontalen Zentren kann eine solche Einstellung habituell werden und das Hören (vor allem die Differenzierung der menschlichen Sprache) nachhaltig einschränken. Da Hören, vor allem im höheren Frequenzbereich, eine durchaus energetisierende Wirkung hat, wird diese durch eine Hörminderung dieser Art eingeschränkt. Durch die Filterung der Sprechstimme werden die fehlenden Frequenzbereiche dynamik-abhängig verstärkt, sodass ein aktives Training aufgebaut werden kann.

wenn dort noch die Vielfalt solcher Klänge (ohne technische Monotonien) vorhanden ist. Dieses Hörziel zu erreichen stellt sich aber für die meisten Menschen als völlig unrealistisch dar.

Technisch ist es möglich, Musik oder Naturgeräusche so aufzunehmen, zu filtern und dabei die Laufzeitdifferenzen von rechtem und linkem Ohr auszugleichen, dass sogar darüber hinausgehende positive Effekte beim bloßen Hören entsprechend hergestellter CDs – allerdings nur unter Zuhilfenahme von Kopfhörern – möglich sind.

In einzelnen Fällen erweist es sich als sinnvoll, dieses Hörwahrnehmungstraining als individuelles Feedbacktraining durchzuführen. In einer technischen Anordnung, die ALFRED TOMATIS entwickelt und Elektronisches Ohr genannt hat, wird die Stimme des Patienten aufgenommen, gefiltert und bezüglich des Obertonspektrums analysiert. Abhängig von einem individuell festgelegten Schwellenwert der Lautstärke werden ausschließlich diejenigen Frequenzen verstärkt, die im förderlichen Bereich liegen und die vom Patienten selbst bereits in einem bestimmten schwachen Prozentsatz hervorgebracht werden. Heute ist dafür das Elektronische Ohr nicht mehr nötig. Seine analoge Technik ist durch digitale Filterverfahren abgelöst. Dynamische Mehrbandfilter mit einzeln einstellbaren schwellenabhängigen Verstärkern übertreffen sogar die ursprüngliche Technik.

Im Zusammenhang mit der Körperresonanzerfahrung bei Anafonesis kann schließlich das Hörwahrnehmungstraining dazu führen, dass es gelingt, den Eigenton der Stimme empfinden und hervorbringen zu können. Dadurch gelingt es Menschen, sich und die ihnen wichtigen Anliegen in einer zuvor nicht für möglich gehaltenen Weise durchzusetzen, die eigenen Grenzen besser zu wahren und wirksamer in der Lage zu sein, auf die eigenen Bedürfnisse aufmerksam zu machen.

Neuronale Stimulation und Neurofeedback

Man kann das menschliche Gehirn als das große neuronale Integrationsaggregat bezeichnen. Alles was sich in unserem Organismus, im Vegetativum, im Sensorium, in der Motorik, im Stoffwechsel und in der hormonellen Steuerung abspielt, wird im Gehirn (nicht vom Gehirn) miteinander in Beziehung gebracht, mit früheren Situationen und mit den persönlichen Bewertungsskalen verglichen, gefiltert, strukturiert und verarbeitet. Ein kleiner Teil davon wird in denjenigen Arealen präsentiert, welche die Grundlage für unser Bewusstsein bilden. Der größere Teil wird unmittelbar in Steuerungsinformation übersetzt, die von der Ausrichtung unserer Sinnesorgane über die Herz/Kreislauf-Rhythmik und die Wärmeregulation bis hin zu den Milieus der einzelnen Zellen die Regelkreise lenken. Alle diese Leistungen des Gehirns bleiben unbewusst. Da sie aber erhebliche körperliche Wirkungen hervorrufen, sind wir – daran uns bewusst

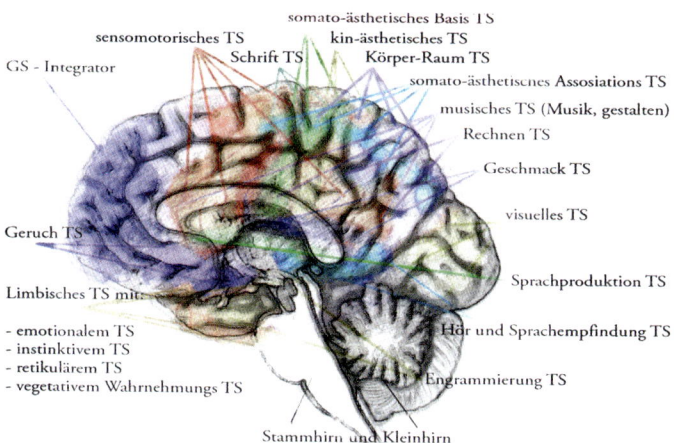

Abb. 20: Einteilung des Gehirns in die bekannten topologischen Teilsysteme. Dies stellt eine grobe Vereinfachung dar, die dem hier erforderlichen Zweck jedoch ausreichend dient. Alle diese Teilsysteme unterliegen der Integration des beim Menschen besonders ausgeprägten Präfrontalcortex (= Gesamtsystem – GS-Integrator)

werdend – deren Folgen ausgesetzt. Diese erleben wir als Emotionen und indirekt auch als weitgehend unbewusste Reaktionen unseres Gegenübers.

Dabei unterscheiden die Neurowissenschaften immer feiner gegliederte Bereiche, denen bestimmte Funktionen zugeordnet werden. Letztere sind jedoch keineswegs fixiert. Vielmehr bleibt das menschliche Gehirn im Gegensatz zu demjenigen der höheren Säugetiere auch über die Adoleszenz hinaus plastisch umformbar, sodass ganze Funktionsbereiche von anderen Arealen übernommen und einmal erlernte neuronale Pfade »verlernt« und in Hinblick auf die Gegenwart neu erlernt werden können.

Funktionelle Grundlage dafür sind elektrochemische und möglicherweise auch quantenmechanische Vorgänge, in denen sich die einzelnen Nervenzellen mit Frequenzen zwischen weniger als einmal bis über 800-mal in der Sekunde (1 bis 800 Hz) laden und entladen. Dabei werden elektromagnetische Schwingungen abgegeben, die mit einer Stärke im Bereich einiger millionstel Volt (5 bis 40 mVolt) aufwarten. Diese überlagern sich und können mit entsprechenden Sensoren auf der Kopfhaut als elektrische Feldschwingungen (EEG) oder im Abstand einiger Zentimeter als magnetische Wellen (MEG) über den verschiedenen Arealen des Gehirns aufgezeichnet werden.

Bestimmte vorherrschende Frequenzbereiche werden dabei bestimmten Wachheits- und Integrationsgraden zugeordnet.

- Delta-Frequenzen – unter 4 Hz angesiedelt – entsprechen dem Bewusstseinsgrad der Schlafphase IV (Tiefschlaf),
- Theta-Frequenzen – dem Bereich von 4 bis 8 Hz angehörig – umschreiben die leichteren Schlafphasen inklusive eines Teils der Traumperioden.
- Alpha-Frequenzen – der Bereich von 8 bis 12 Hz – findet sich bei Tagträumen und entspannter Ruhe mit geschlossenen Augen.
- Beta-Frequenzen mit Werten über 12 bis 35 Hz sind mit unserem Wachbewusstsein assoziiert. Dabei treten die SMR genannten

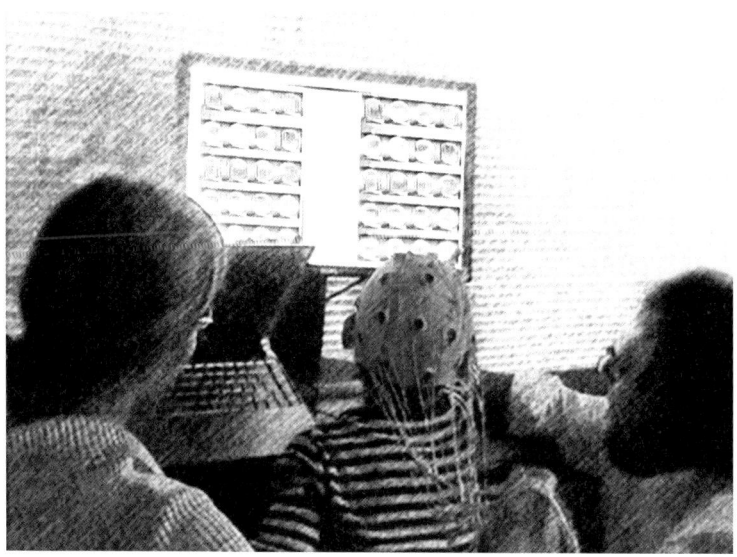

Abb. 21: Typisches Setting für die diagnostische oder therapeutische Erhebung eines quantitativen EEG. Hierbei werden die für das normale EEG typischen Ableitungen intern mit einer Spektrumanalyse verrechnet und so wie eine Landkarte der aktuellen zerebralen Funktion dargestellt. Dies erlaubt eine sehr feine Autoregulation z.B. der durch physische oder psychische Traumen dysfunktionellen Bereiche.

tieferen Beta-Anteile (13 bis 15 Hz) bei dem sehr effizienten Zustand der vollen Konzentration mit gleichzeitiger Entspannung auf, während mit der Zunahme der Frequenz immer mehr Stresselemente und in den ganz hohen Bereichen (»High Beta«: 25 bis 35 Hz) auch Angstsymptome hinzukommen.

• Gamma-Frequenzen: Mit der Entwicklung neuer Messgeräte, die ohne zusätzliche Filterung vor allem die nahen Netzfrequenzen des Wechselstroms von 50/60 Hz abschirmen, lässt sich der Frequenzbereich zwischen 35 und 45 Hz seit ein paar Jahren überhaupt erst erfassen. Schwingungen in diesem Frequenzbereich sind besonders dann vermehrt zu finden, wenn die verschiedenen Gehirnareale in einem in sich zusammenhängenden (kohärenten) Austausch sind. Gerade das also, was unser Denkorgan in erster Linie zur Verfügung stellen soll, Integration nämlich, scheint auf der Basis dieser Trägerfrequenz um 40 Hz herum besonders gut zu funktionieren. Emotional sehr ausgeglichene und sich selbst gut regulierende Menschen, die zu lang anhaltenden Konzentrationsleistungen in der Lage sind und die sich dabei erfrischen, weisen dominante 40-Hz-Anteile in ihrem Hirnstrombild auf. Den Normrahmen völlig sprengende Befunde im Gamma-Bereich hat man in Laboruntersuchungen jener Menschen gefunden, die über jahrelange Erfahrungen mit Achtsamkeits-Meditation verfügen.

Nicht alle Menschen werden den Willen zu einer solchen Schulung und dem notwendigen täglichen Training aufbringen können. Viele verfügen aber auch nicht über die persönlichen und sozialen Voraussetzungen, die dafür notwendig sind. Es erscheint deshalb als sehr berechtigt, nach Verfahren zu suchen, die es vielen Menschen

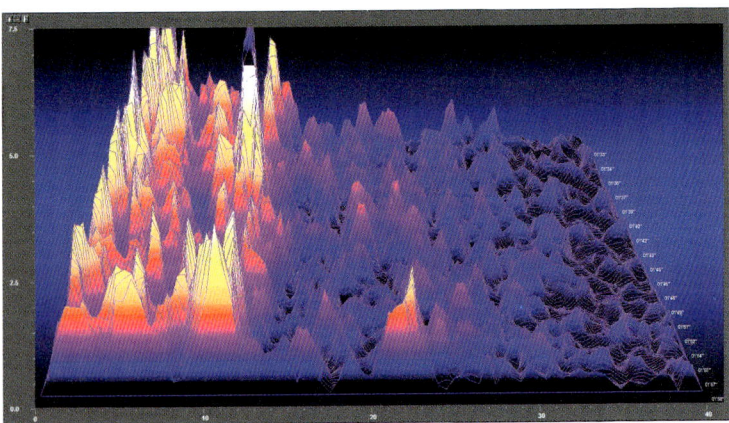

Abb. 22: Sogenanntes »Wasserfall-Diagram« der Spektralbereiche der elektrochemischen Hirnaktivität an einem Ableitungs-Punkt. Von links nach rechts sieht man die spektrale Analyse der beteiligten Frequenzen (von 0 bis 40 Hz) und in die Tiefe die zeitliche Aufeinanderfolge, an der bestimmte Reaktionen abgelesen werden können.

ermöglichen, in den Nutzeffekt einer im Gamma-Frequenzbereich gesteigerten Hirnaktivität zu gelangen.

Es wäre missverständlich, dabei andere förderliche Frequenzbereiche zu übersehen. Für einige Menschen kann ein Training des SMR-Bereichs sehr nützlich sein, vor allem wenn sie unter einer Minderung ihrer Achtsamkeitsleistungen leiden. Schöpferische und wissenschaftlich innovative Menschen können ihre oft aus einer Art Tagtraumbewusstsein geborenen Einfälle und Ideen steigern, wenn sie gezielt in den Alpha-Bereich gelangen können. Aber umgekehrt kann auch das Verlernen der – oftmals durch Traumata verstärkten – Aktivität im Theta- und Delta-Bereich trainiert werden. Dann gelingt es diesen Menschen, allmählich die durch das Trauma eingravierten Schutzmechanismen aufzuheben und wieder frisch an der Gegenwart ihres Lebens teilzunehmen.

Angewandt werden dazu Methoden, die direkt bestimmte Frequenzbereiche stimulieren. Dazu zählt unter anderen CES (Kraniale Elektrostimulation). Benutzt werden dabei bestimmte starre Frequenzen im Millivolt-Bereich, der etwa 1.000-fach stärker als der natürliche Spannungsbereich der Hirnaktivität ist, um den Neuronen eine bestimmte Frequenz aufzuzwingen.

Andere Verfahren wie zum Beispiel LENS (»Low Energy Neuro Stimulation«) arbeiten mit der jeweils eigenen dominanten Frequenz eines Menschen und »laden« mit extrem schwachen (1000-fach schwächer [!] als Impulse der normalen Hirnaktivität) und kurzen, eine bis vier Sekunden dauernden Impulsen die neuronale Aktivität dazu ein, ihr Frequenzspektrum zu »erweitern«, ohne eine rigide Frequenz zu erzwingen.

Feedbackverfahren hingegen erlauben es dem einzelnen Menschen, beobachten zu lernen, wie sich seine Gehirnaktivität aktuell entfaltet, wenn er bestimmte innere Haltungen, Visualisationen oder aktive, leibgerichtete Imaginationen hervorruft. Besonders eindrucksvoll ist dies, wenn man wie im QEEG der Fall, die »Landkarte« des ganzen Gehirns – live und nach Frequenzbereichen gegliedert – beobachten kann, während man bestimmte Übungen erprobt. Vor allem solche Übungsteilnehmer, die zwischen den einzelnen Sitzungen aus eigenem Antrieb immer wieder üben, erreichen sehr schnell einen Zustand, in dem sie völlig selbstständig weitertrainieren können, ohne dass sie diese instrumentelle Kontrolle überhaupt noch benötigen würden.

CefaloStim

Auch direkt über die Sinnesorgane, vor allem über das Ohr (auch in Kombination mit dem Auge oder taktilen Sensoren), ist es möglich, nicht nur die diesen Sinnesbereichen zugeordneten Hirnareale entsprechend auf die Präferenz bestimmter Frequenzbereiche hin zu trainieren. Dabei werden musikalische, synthetische oder Natur klänge so aufbereitet, dass in einer sehr sanften, aber bei regelmäßiger Wiederholung nachhaltigen Weise plastisches Umlernen angeregt wird. Bestimmte Frequenzanteile können dann zusätzlich über spezielle Brillen dem oder taktile Umsetzer den Hautsinnesorganen »angeboten« werden.

Um rasch wieder in einen energiereichen und konzentrierten Zustand zu gelangen, sind spezielle Hör-CDs sogar besonders geeignet. Dabei werden nicht nur bestimmte zerebrale Frequenzbereiche zur Resonanz angeregt. Mit Hilfe der auf ALFRED TOMATIS zurückgehenden Hochtonfilterung und Laufzeitdifferenzierung beider Ohren kann das Gehirn als Ganzes besser energetisiert werden, als dies mit jedem der bekannten Stimulanzien (Kaffee, Tee, Guaraná usw.) möglich wäre. Binaurale (dabei werden die Klänge beiden Ohren getrennt angeboten, genau mit der Frequenzdifferenz, die dem Bereich entspricht, in den sich das Gehirn einschwingen soll) oder isochrone (dem Klang unterlegte Modulationen der Frequenz und/oder Amplitude im Trainingsfrequenzbereich) Stimulationen bringen durch aktive neuronale »Rechen«-Leistung die Anregungsschwingung

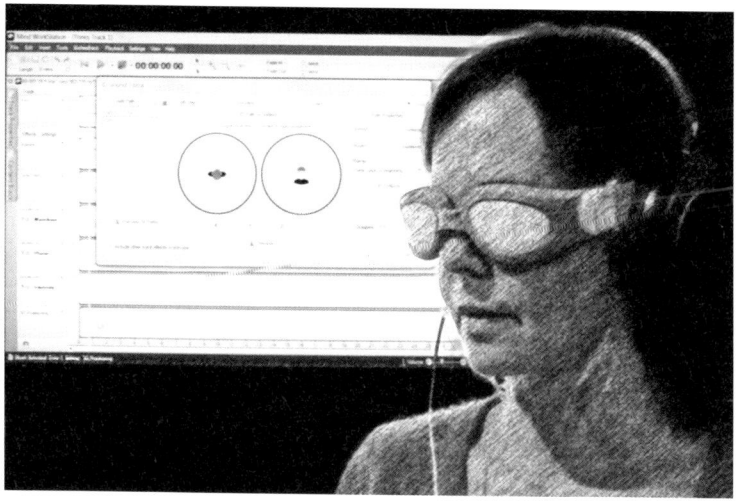

Abb. 23: Setting für das Resonanztraining, bei dem bestimmte Hörfrequenzen zusammen mit einer Stimulation des Sehbereiches (Blinkfrequenzen und Farben) – hier mit einer Ganzfeldbrille – verwendet werden, um das Gehirn in für die verschiedenen Indikationen unterschiedlichen Frequenzbereichen anzuregen.

selbst erst hervor. Das Klangspektrum und die Rhythmik der Musik können noch ein eigenes Ambiente mit bewirken. Der technische Aufwand der Herstellung und insbesondere der Feinabstimmung der verschiedenen Einflussgrößen aufeinander ist hoch. Für den Nutzer hingegen ist die Anwendung nur mit minimalem technischen Aufwand, lediglich gute Kopfhörer samt CD-Player sind vonnöten, verbunden. Es ist möglich, diese sofort als effektiv erlebbare Stimulation nahezu überall und jederzeit in einer kurzen Pause anzuwenden.

In diesem Bereich ist es besonders wichtig, die weit verbreitete Spreu vom seltenen Weizen zu trennen. Die Frequenzbereiche des Träumens und Schlafens, Theta und Delta, anzuregen, scheint naheliegend, vor allem wenn Schlafstörungen oder Schwierigkeiten beim Entspannen vorliegen. Oft bewirken sie jedoch eher eine weitere Energieminderung, da diese Schwingungsbreite gerade zum bevorzugten Schutzreflex jener gehört, die gewöhnlich an Energiemangel, Erschöpfung und mangelnder Initiative leiden. Die Angebote mit Hochtonfilterung wiederum enthalten keine Frequenzstimulation und umgekehrt. Die meisten potenziellen Nutzer sind durchaus in der Lage, die Wirkung solcher Angebote unmittelbar selbst einzuschätzen. Wenn man sich darauf verlassen kann: gut. Einige Produzenten bieten darüber hinaus Studienergebnisse an, die mit objektiven Methoden die Effizienz anschaulich machen.

Die binaurale oder isochrone Stimulation bestimmter Frequenzbereiche der Hirnaktivität kann ergänzt werden durch eine synchrone visuelle Stimulation. Dabei werden Steuersignale aus dem Audiosignal ausgelesen und speziellen »Brillen« zugeführt, die mit Farbwechsel und Lichtrhythmus eine weitere Synchronisation anregen.

Nach unserer Erfahrung haben sich dafür »Ganzfeld-Brillen« besonders bewährt, weil diese es gestatten, Übungen mit offenen Augen auszuführen und eine sehr angenehme Farblichttherapie damit zu verbinden.

Cardioception

Immer wieder, fast schon regelmäßig, wiederholt sich in den ersten Gesprächen mit Burnout-Betroffenen die folgende Episode: Gefragt danach, wie es ihrer eigenen Einschätzung nach zum Burnout gekommen sei, legen die Menschen völlig unbewusst ihre Hand auf die Mitte ihrer Brust und sagen etwas in der Art: »Irgendwie habe ich aufgehört, darauf zu hören«, gefolgt meist von zartem Lächeln, das einer wirklich bedeutsamen Erkenntnis entspringt.

Können wir tatsächlich auf unser Herz hören – und wenn ja, wie?

Der Begriff Cardioception meint Herzwahrnehmung. Nicht in einem passiven Sinne eines etwa störenden Herzstolperns (Palpitation, Tachyarrhythmie), sondern in der fruchtbaren Weise aktiver Ausrichtung des Wahrnehmungsfokus auf die Herzbewegung. Unser Gehirn ist das Organ zum Begreifen. Dies ist wörtlich zu verstehen. Der menschliche Neokortex ist von der Hand dominiert. Dieses zum Begreifen fähige Gehirn hat uns in Riesenschritten zum Homo technologicus gemacht. Wir haben zunächst großes handwerkliches Geschick dank unserer Hände entwickelt, um schließlich für das so Begriffene eine technologische Wirklichkeit zu errichten. Wir stehen in der Gefahr, dass in dieser Weltsicht die nicht mit den Händen greifbaren Bewegungen des Menschen nicht mehr vorkommen oder auf Begreifbares (das heißt Materielles) reduziert werden. Mitgefühl, Freude, Verzeihen, Hoffnung, Verehrung sind nicht begreifbar und letztlich doch wesentlicher als das, was ich anfassen und handhaben kann.

Kann uns paradoxerweise die Errungenschaft des Homo technologicus dabei helfen, uns den Zugang zur wesentlichen Wahrnehmungsschicht des Herzens zu erleichtern?

Ohne allzu große Vereinfachung könnte man das Gehirn als ein Wahrnehmungsorgan für Vergangenes bezeichnen. Damit ist nicht nur die Erinnerungsfähigkeit gemeint, tatsächlich ist alles, was wir im Spiegel des Gehirns als Gegenwart erleben, immer schon Vergangenheit. Weiter oben wurde gezeigt, dass die erlebte Bewusstseinsgegenwart immer nach dem Feedback des Körpers und dem Abgleich mit vorher Erfahrenem errechnet und »rückdatiert« wird.

Beim Herzen ist dies anders. Alles lebendige Flüssige bildete einen einzigen komplexen Zusammenhang, zu dem auch das Herz selbst gehört. Seine Wahrnehmungsart unterscheidet sich von derjenigen des Gehirns. Während im zentralen Nervensystem Information – wenn auch komplex – gespiegelt wird, ist die Herzwahrnehmung eine Selbstwahrnehmung der Eigentätigkeit, hinter der stets der Impuls zum Ausgleich von Extremen besteht.

Betrachten wir dies im Bild eines tanzenden Paares. Über das Auge mit Informationen versorgt, würde das Gehirn registrieren, wenn sich der Tanzpartner – nach hinten fallend – von uns wegbewegt.

Die Eigenwahrnehmung unserer eigenen verstärkten Muskeltätigkeit hingegen würde – Wahrnehmung und Handlung in eins – die Gleichgewichtslage der Tanzenden wiederherstellen. Diese Eigentätigkeit wahrzunehmen gibt mir kein (Vorstellungs-)Bild einer mir äußerlichen Umwelt. Vielmehr erfahre ich mich als aktiv tätigen Mitmenschen meiner Mitwelt.

So arbeitet das Herz.

Solange der Mensch gesund und offen für seine Mitwelt ist, passt das Herz – mit jedem einzelnen Herzschlag neu – seine Schlagfrequenz an seine lebendig flüssige Mitwelt an. In nicht begreifbarer, aber unmittelbar einleuchtender Weise wird es damit zum Wahrnehmungsorgan für alles, was sich im lebendigen Leib abspielt. Durchschnittlich vergehen 0,8 Sekunden zwischen zwei Herzschlägen. Diese Zeit wird als IBI (Inter Beat Interval) bezeichnet und in Millisekunden angegeben. 0,8 Sekunden Abstand zwischen zwei Herzschlägen entsprechen einer Herzfrequenz von 75 Schlägen pro Minute (Beats Per Minute = BPM) und einem IBI von 800 msec (Millisekunden). Verlängert sich dieses Intervall von Herzschlag zu Herzschlag, verlangsamt sich die Pulsfrequenz, verkürzt sie sich, schlägt das Herz schneller.

Zuerst wurde die Bedeutung dieses physiologischen Schwankens der Herzfrequenz als ein Zeichen für Gesundheit der Feten am Ende der Schwangerschaft entdeckt. Man beobachtete, dass ein starrer, gleichmäßiger Puls mit hohen Gefährdungslagen der Kinder im Mutterleib einhergingen. Waren die Abstände der Herzschläge und damit die Frequenz variabel, so wies dies auf eine gute Gesundheit hin. Freilich sind diese Erkenntnisse nur für die wissenschaftliche Medizin der Moderne neu. Die Pulsdiagnostik der chinesischen Erfahrungsheilkunde weist bereits seit tausenden von Jahren darauf hin, dass ein starr regelmäßiger Puls auf eine krankhafte Situation hindeutet. Die Theorie der modernen westlichen Medizin bestand hingegen noch bis vor 30 Jahren darauf, dass das gesunde Herz eines mehr als 35-Jährigen regelmäßig schlägt, und bezeichnete die durch die Wechselwirkung von Atmung und Herzschlag ausgelöste Hauptvariabilität als respiratorische Sinusarrhythmie. Diese galt (und gilt manchmal immer noch) als Hinweiszeichen für neurovegetative Labilität.

Diese Auffassung hat sich radikal verändert, seit man weiß, dass eine große Anzahl gesundheitlicher Faktoren mit der Variabilität der Herzfrequenz (HRV – Heart Rate Variability) positiv korreliert ist. Nun ist Variabilität alleine noch kein allein bestimmender Faktor von Gesundheit, wie man leicht an den Folgen eines nur unregelmäßigen Herzschlags (Arrhythmie) erkennen kann. Es bedarf also in der Variabilität wiederum einer Zusammenhang schaffenden Ordnung, die man als Kohärenz bezeichnet.

Vier mögliche Kombinationen kommen in unterschiedlichen Gewichtungen vor:

- niedrige Variabilität und niedrige Kohärenz: der fatale Zustand des Zusammenbruchs der Energieressourcen;
- niedrige Kohärenz und hohe Variabilität: die pathologische Entwicklung in Richtung Chaos;
- niedrige Variabilität und hohe Kohärenz: die pathologische Entwicklung in Richtung Starre;
- hohe Kohärenz bei hoher Variabilität: der Zustand, der mit einem hohen Energielevel und Gesundheit im Sinne der Fähigkeit zum Gesunden einhergeht.

Erschöpfungszustände der von einem Burnout Betroffenen spiegeln sich meist deutlich in der Diagnostik von HRV und Kohärenz des Herzrhythmus wider. Technisch werden diese Informationen aus den Signalen abgeleitet, wie sie für ein normales EKG (oder für die Diagnostik des Pulses per Pulswelle) benötigt werden. Aber anders als beim EKG wird nicht der Signalverlauf des einzelnen Herzschlages untersucht, sondern die Frequenzschwankungen und deren Partialfrequenzen, Teilschwingungen also, die uns Informationen

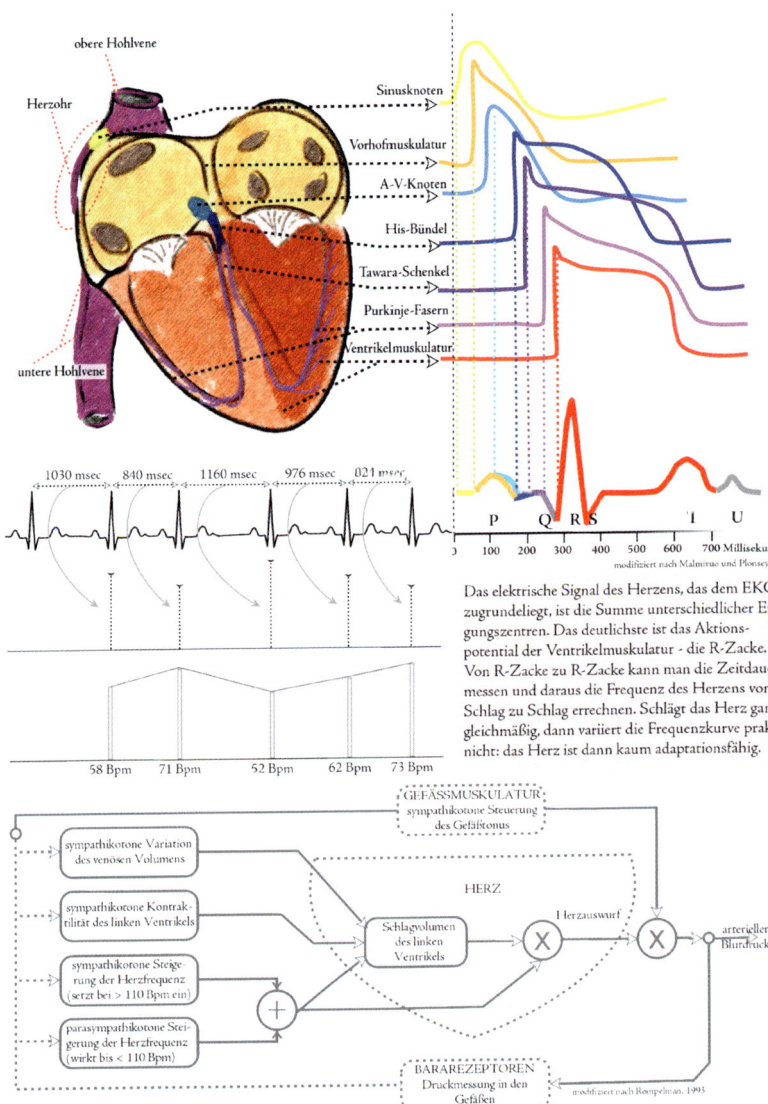

Das elektrische Signal des Herzens, das dem EKG zugrundeliegt, ist die Summe unterschiedlicher Erregungszentren. Das deutlichste ist das Aktionspotential der Ventrikelmuskulatur - die R-Zacke. Von R-Zacke zu R-Zacke kann man die Zeitdauer messen und daraus die Frequenz des Herzens von Schlag zu Schlag errechnen. Schlägt das Herz ganz gleichmäßig, dann variiert die Frequenzkurve praktisch nicht: das Herz ist dann kaum adaptationsfähig.

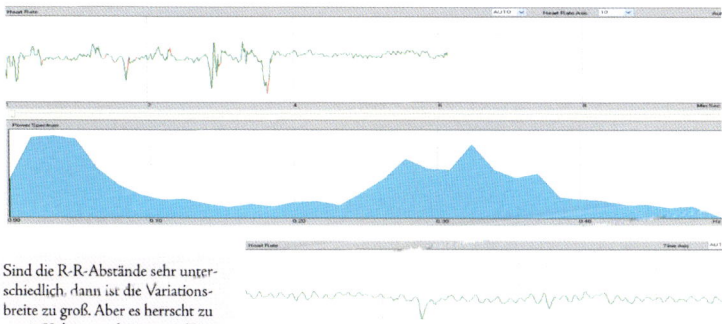

Sind die R-R-Abstände sehr unterschiedlich, dann ist die Variationsbreite zu groß. Aber es herrscht zu wenig Kohärenz, also innerer Zusammenhang. Die Spektrumanalyse gibt Auskunft darüber, welche Teilfrequenzen an der Variation beteiligt sind. Eine Vielzahl neurovegetativer (siehe links unten) und neuroendokriner Prozesse sind daran beteiligt. Oben ist die Kurve eines Patienten

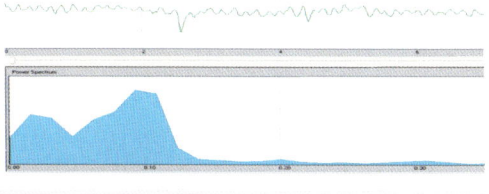

mit Burnout-Syndrom am Anfang einer Kur zu sehen. Es fällt auf, dass die Variationsbreite klein ist und nur von einzelnen unregelmäßigen Phasen unterbrochen wird. Die Spektrumanalyse zeigt, dass es keine ordnende Frequenz gibt, die die Vielzahl der chronobiologischen Rhythmen harmonisieren könnte.

Die weiteren HRV-Darstellungen zeigen den Fortschritt des gleichen Patienten. Zunächst sieht man eine zunehmende Ordnung im Frequenzspektrum. Dem niedrigen Energielevel entsprechend ist die Variationsbreite noch sehr gering. Nach vier Wochen Training sieht man eine gute Variabilität und eine rhythmische Ordnung in der breit gewordenen Variabilität. Das Frequenzspektrum zeigt *eine* von der Atmung vermittelte Leitfrequenz (von 0,085 Hz). Tiefere Herzfrequenzen unterliegen mehr der Steuerung durch den Parasympathikus. Parasympathische Partialfrequenzen sind die schneller reagierenden (> 0,14 Hz). Herzfrequenzsteigerung wird dabei durch ein Nachlassen des parasympathischen Tonus erreicht. Erst ab etwa 110 Schlägen pro Minute (Bpm) setzt die Wirkung des Sympathikus vermehrt ein. Hier ist dann die Tonussteigerung des Sympathikus synchron zur Frequenzerhöhung.

Eine Vielzahl chronischer Erkrankungen, die vor allem im Umfeld erschöpfender körperlicher und seelischer Situationen entstehen, sprechen hervorragend auf das HRV-Training an.

Es gibt neben einer Vielzahl einfacher Trainingsgeräte für Patienten und einigen hochpräzisen Geräten für die Forschung auch zwei Trainingsuhren, die zur Langzeitmessung der HRV geeignet sind. Dabei kann ein 24-h-Profil erhoben werden, das ermöglicht, sowohl für die unterschiedlichen Tagesaktivitäten als auch für die Schlafsituation eine aussagekräftige Darstellung der HRV zu erreichen. Daraus lassen sich die empfehlenswerten Pausenzeiten und angemessene Anpassungen des Arbeitseinsatzes zu unterschiedliche Tageszeiten und Tätigkeitsdauern ableiten (Schichtarbeit!). Die Poincaré-Darstellung unten links dient in der Forschung v.a. dem Alters- und Gruppenvergleich.

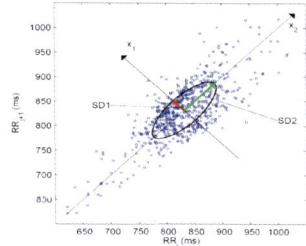

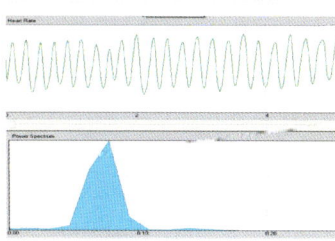

Abb. 24

geben über die Beteiligung der zwei großen Antagonisten Parasympathikus und Sympathikus. Erfreulicherweise sind diese Erkenntnisse in den vergangenen Jahren durch nicht gewinnorientierte Institutionen verbreitet worden und stehen deshalb in Form technisch leicht zu handhabender Geräte mit gut nachvollziehbaren Anleitungen kostengünstig zur Verfügung (siehe Website *www.burnout.com.es*). Das von uns entwickelte Trainings-Verfahren Cardioception baut auf einer solchen Mess- und Darstellungs-Technologie auf. Es ist jedoch geräteunabhängig und kann deshalb auf jeder Plattform trainiert werden.

Zunächst wird eine Basisdiagnostik von HRV und Herzkohärenz erhoben. Da wir grundsätzlich ressourcenorientiert arbeiten, bitten wir anschließend den darin erfahrenen Patienten, eine meditative, aufmerksamkeitsfokussierende oder entspannende Methode anzuwenden. Überraschenderweise wirkt sich nur ein kleiner Prozentsatz der benutzten Methoden positiv auf HRV und Herzkohärenz aus. In diesen wenigen Fällen benutzen wir das schon Geübte und bauen es in die folgende Übung mit ein.

Eingangs haben wir unser Gehirn als ein Organ des Begreifens dargestellt und das Herz als ein Organ für wesentliches Erkennen.

Als ersten Schritt der Cardioception integrieren wir Hand, Gehirn und Herz. Die feinen Sinnesorgane der Haut sind nicht nur die Tastsinneswerkzeuge des Begreifens. Die Haut hat auch eigene Rezeptoren für Kälte und Wärme und sie kann Wärmestrahlung über eine gewisse Distanz spüren.

Als Erstes leiten wir dazu an, mit der Hand die Strahlungswärme des eigenen Organismus spüren zu lernen. Da diese Anleitung unter Echtzeitableitung von HRV und Herzkohärenz erfolgt, können wir sehen, dass sich beide Parameter oft bereits durch diese einfache Fokussierungsübung verbessern. Ist die Wahrnehmung der Strahlungswärme sicher möglich, führen wir die Hand so an den Herzbereich heran, dass sie lauschend auf den als Herzohr bezeichneten kardialen Bezirk konzentriert wird (Abb. 24). Es geht hierbei darum, das rechte Maß zwischen fürsorglicher Selbstzuwendung und Umraumoffenheit zu finden.

Dann löst sich die Hand bei der Einatmung vom Herzbereich gerade so weit, dass sie wahrnehmend noch in elastischer Verbindung mit der Herzwärme bleibt. Ausatmend nähert sich die Hand manchmal fast bis zum physischen Kontakt, indem sorgfältig darauf geachtet wird, dass kein Engegefühl entsteht.

Diese einfache Kontaktaufnahme mit sich selbst wird nun einige Tage selbstständig und ohne apparative Hilfe geübt. In einem zweiten Schritt wird das Bewusstsein zusätzlich auf den Atem-Energie-Kreislauf gelenkt, was dazu führt, dass sich Atemrhythmus und der Rhythmus der Herzfrequenzvariabilität zu synchronisieren beginnen, ohne dass dabei regulierend oder kontrollierend in den Atemrhythmus selbst eingegriffen wird. Bereits dieser Schritt wird stark individualisiert und bezieht in einem Falle mehr den Umraum der

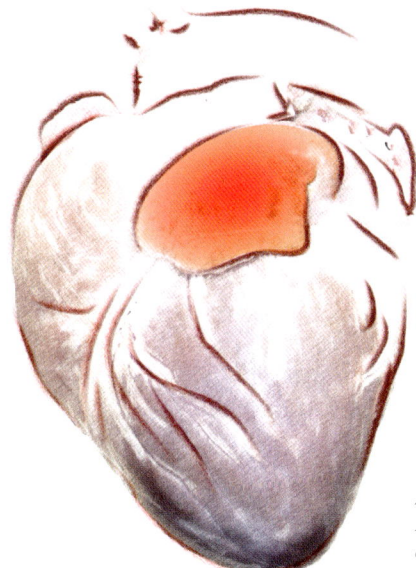

Abb. 25: Herzohr: dieser Bereich des Herzens steuert hormonell (mit einem antidiuretischen, d.h. die Harnmenge einschränkenden Hormon) die Leistung der Niere.

225

Nieren und den Unterleib, im anderen mehr den Kontakt zwischen Fußsohlen oder Erde mit ein.

In einem dritten Schritt wird die Dissoziation zwischen vegetativen Vorgängen (Blutdruck, Atmung, Durchblutungs-, Wärmeverteilungs- und andere Muster) und den emotionalen Zuständen trainiert, die sie gewöhnlich begleiten. Dadurch gelingt es den Betroffenen, zwischen den vegetativen Zuständen und den emotionalen Zuständen immer besser unterscheiden zu können. Dies führt dazu, dass nach und nach Selbstannahme und aktive Bewältigung an die Stelle des Ärgers, der Frustration und des Ohnmachtsempfindens treten.

Follow-up-Untersuchungen selbst einfachster und höchst schematisierter Methoden des HRV-Trainings, zum Beispiel »Heart-Lock-In« (entwickelt von dem gemeinnützig arbeitenden Heartmath-Institut, siehe Website), zeigen die positiven Veränderungen, die sich an eindeutigen Veränderungen messbarer Parameter zeigen und als nachhaltig wirksam nachweisbar bleiben.

Cardioception ist eine ausgezeichnete Methode auch zur Prävention von Burnout. Die ersten Stufen können hervorragend in Gruppen vermittelt werden und bieten sich geradezu als ideale betriebliche Vorsorgemaßnahme an. Die Grundlagen lassen sich innerhalb eines einzigen Wochenendseminars vermitteln. Durch ein professionell begleitetes Forum wird die langfristige Motivation zum Weiterüben sichergestellt.

Soliton-Intervalltraining

Im Status des Burnout-Vollbildes hat der Mensch leiblich verlernt, sich regenerieren zu können.

Freilich vergrößert es sein Dilemma eher, wenn man ihn auf diese Lage hinweist: Er weiß um sein Manko schon seit langem und hat meist eine frustrane Geschichte vergeblichen Bemühens hinter sich.

Und er kennt die gut gemeinten Ratschläge mit dem absonderlichen Appell, sich doch endlich darum zu bemühen, mehr zu entspannen und loszulassen.

Solchen ausweglos erscheinenden Klemmen können wir oft erst dann entrinnen, wenn wir vordergründig das anstreben, was wir eigentlich vermeiden wollen. Dies mit Hilfe einer Haltung, die in der systemischen Kurzzeittherapie als »Paradoxe Intention« bezeichnet wird.

Dafür bedarf es stets eines Umwegs über eine Plattform, auf der wir uns dieses Tun zutrauen. Dies kann in vielen Fällen das Feld körperlicher Übung sein.

Der Grund hierfür liegt in dem Umstand, dass unseren emotionalen und kognitiven Prozessen ohnehin immer somatische Prozesse vorausgehen. Wenn wir also im Bereich der somatischen Regulation die Fähigkeit aktiver Regeneration verankern können, steht diese erlernte Kompetenz dann auch beim Verhaltenstraining zur Verfügung.

Körperlichem Training, so wie es heute betrieben wird, liegen mehr oder minder klare Leistungsziele zugrunde: Schnelligkeit, Muskelkraft, Geschicklichkeit, Ausdauer sind solche Zielvorstellungen. Selbst dann, wenn Erholungspausen eingelegt werden, gelten diese doch als Unterbrechung des Trainings, bis die Leistungsbereitschaft wieder da ist und es fortgesetzt werden kann. Im klassischen Trainingsansatz ist die Anstrengung das Ziel und die in nahezu allen Fällen passiv ungestaltete Pause eine mehr oder minder gegebene und zu akzeptierende Notwendigkeit. Die Minderung der Anstrengung führt zum Herunterregulieren des Kreislauf- und Stoffwechsel-Geschehens bis zu einer Schwelle, ab der die Anstrengung wieder aufgenommen werden kann.

Die Art und Weise, wie wir Intervalltraining einsetzen, steht diesem Ansatz diametral gegenüber. Äußerlich mag es sich kaum von einer in kurzen Zeitabständen wiederholt ausgeführten sportlichen Anstrengung unterscheiden. Die positive Wirkung auf die Regenerationsfähigkeit aber hängt nur in geringerem Maße von dem raschen Wechsel zwischen Anspannung und Verschnaufpause ab. Hauptsächlich ist es die Verschiebung des Bestrebens darauf, Entspannung und körperliche Erholung aktiv möglichst rasch und wirksam zu erreichen.

Was vorher die Hauptsache war, die Leistung, wird nun zur Voraussetzung.

Wenn bisher als Voraussetzung galt, erst weiterzumachen, wenn genügend Erholung eingetreten ist, so gilt hier: Erst wenn genügend Stress durch Leistungsanspannung entstanden ist, können wir sinnvollerweise mit der aktiven Entspannung beginnen.

Wie oben angeführt, gehört eine hohe bis überhöhte Leistungsbereitschaft zu den Burnout-Voraussetzungen. Leistungsbereitschaft ist geradezu zielführend par excellence. Wir haben deshalb die Anstrengung in den Bereich der Voraussetzung verlegt. Wir haben sie weder zu vermeiden noch zu unterdrücken versucht: Wir haben etwas anderes ins Zentrum gestellt, bei dem die Bereitschaft zur Anstrengung zur bloßen Bedingung wurde.

Der Persönlichkeitszug, die Dinge sehr gut machen zu wollen, wird ja nicht so leicht zu verändern sein, und es ist höchst fraglich, ob dies sinnvoll und/oder von dem Betroffenen gewünscht ist. Nun aber wird dieser Mensch, seiner Zielausrichtung gemäß, alles exzellent machen zu wollen, mit seinem Elan anstreben, was er zuvor nur als leidvolles Zugeständnis an seine leiblichen Bedürfnisse akzeptieren konnte: die Pause. Die wird nun aus ihrem Schattendasein der Notwendigkeit herausgeholt und mit der Freude des Gelingens einer gestellten Aufgabe verbunden.

Mit der folgenden praktischen Anleitung können Sie selbst zu experimentieren beginnen. Schaffen Sie oder greifen Sie zurück (siehe Abschnitt Abendrating) auf ein individuelles System der Dokumentation, mit dem Sie den gewünschten Fortschritt erfassen. Was helfen Ihnen statistische Aussagen darüber, wie oft, wie lange und in welchen Intervallen Sie trainieren sollen? Die Grundlagen dafür sind unter mehr oder minder abstrakten Laborbedingungen erzielt worden und sie werden für eine bestimmte Mehrheit tatsächlich zu-treffen. Sie aber sind kein Exemplar einer Mehrheit. Sie sind dieses eine und autonome Wesen!

Ebenso wenig sollten Sie sich von den Aussagen hier beeindrucken lassen. Machen Sie Ihren eigenen Feldversuch mit Ihren eigenen Zielparametern. Was wollen Sie erreichen mit dem Soliton-Training? Genau diesen Parameter können Sie mit einer Rating-Skala erfassen und fortlaufend dokumentieren. Hilft Ihnen das Soliton-Training dabei, Ihrem Ziel näher zu kommen und es auch langfristig halten zu können? Nur wenn das so sein sollte, entsteht in Ihnen der auto-nome Entschluss, es tatsächlich dauerhaft anzuwenden.

Sie brauchen weder eine Ausrüstung noch gutes Wetter. Auch viel Zeit ist nicht nötig. Sie brauchen eine Art der körperlichen Anstren-gung, die Sie an Ihre Belastungsgrenze führt. Das kann zügiges oder schnelles Laufen sein. Oder eine kleine bis mittlere Stufe, die Sie ab-wechselnd ersteigen, Sie springen auf einem Minitrampolin, hüpfen mit einem Springseil, strampeln auf einem Heimtrainer (bevorzugt: Ellipsen- oder Rudertrainer). Und Sie brauchen ungefähr 20 bis 30 Minuten Zeit, wenigstens vier (am besten sechs) Mal in der Woche.

Wenn Sie älter als 40 Jahre und bislang untrainiert sind, empfiehlt sich für Sie ein vorheriger Check-up bei Ihrem Arzt. Unter Umstän-den wird er ein Belastungs-EKG durchführen, bevor er verbindlich ja zu Ihrem Training sagen kann.

Es ist von großem Vorteil, den Maximalpuls von einem sportmedizinisch erfahrenen Kardiologen bestimmen zu lassen. Sollte das nicht möglich sein, können Sie von einer sehr (!) groben, aber weithin verbreiteten ers-ten Schätzung ausgehen: 220 Schläge pro Minute minus Ihr Lebensalter. Wie falsch das im Einzelfall ist, zeigt mein eigenes Beispiel: Ich bin 56 Jahre alt und mein Maximalpuls beträgt 205 Schläge pro Minute.

Dennoch ist es besser, mit einer solch verzerrenden Angabe zu begin-nen, als auf die Schätzungsmethode ganz zu verzichten.

Zur Praxis: Nach einer kurzen dreiminütigen Aufwärmphase beginnen Sie mit der von Ihnen gewählten Bewegung. Sie gehen unmittelbar in die volle Anstrengung. Ihr Herz schlägt in der Nähe des Maximalpulses (mindestens 70 bis höchstens 90 Prozent des Maximalpulses), die Atmung wird schwierig. Jetzt halten Sie diese Belastungsstufe noch eine halbe bis maximal eine Minute durch. Diese Anstrengungsphase dauert also, je nachdem, wie lange Sie zum Erreichen des Maximalpulses brauchen, ein bis eineinhalb Minuten. Damit haben wir die Voraussetzungen geschaffen: Wir sind nun in einem höchstmöglichen körperlichen Erregungszustand (»hyperarousal«).

Und: Jetzt erst beginnt unsere Übung.

Für ungefähr eine Minute machen Sie eine extrem leichte Bewegungsübung. Erst betrachten wir die Atmung: Sie atmen, wenn immer möglich, durch die Nase ein und führen Ihren Atem so, dass Sie weder Ihre Brust noch Ihren Bauch aufblähen. Vielmehr »füllen« Sie Ihre Nierengegend und die Flanken (Abb. 26) mit Einatmungsluft. Auf diese Weise dehnen sich normalerweise unterbelüftete Lungenbereiche aus, die bei der weitverbreiteten Brustatmung, aber auch bei der oft empfohlenen Bauchatmung nicht vom Atemstrom erreicht werden. Außerdem »klemmt« diese Atemweise auch nicht bei Blähungen, Übergewicht oder chronischen Atembehinderungen.

Die Ausatmung sollte länger als gewöhnlich andauern. Es kann helfen, ein inneres Empfindungsbild zu Hilfe zu nehmen. Wir spüren dabei den Ausatmungsstrom so, als ob er wie ein warmer Strom an der Bauchseite von der Brust abwärts flösse. Die aktive muskuläre Entspannung, die sich dabei einstellt, wird umso stärker, je tiefer nach unten diese Strömungsempfindung der Wärme geführt werden kann. Es kann helfen, wenn Sie während der Ausatmung Ihre führende Hand behutsam auf Ihre Brustmitte zubewegen, während Sie diese warm-entspannende Lösung nach unten spüren. Und wenn Sie einatmen, können Sie die Hand von sich weg bewegen, so als ob Sie Raum schaffen wollten zwischen sich und Ihrer Brustmitte.

Abb. 26: Die Flanken-atmung wird auch als paradoxe Atmung bezeich-net. Bei der Einatmung (blau) wird der Becken-boden sanft angehoben und der Einatemstrom füllt vor allem die Flanken (brauroter »Reif«). Dies löst die bei den meisten Menschen völlig erstarrten tiefen und dorsalen Berei-che des Zwerchfells. Die Ausatmung (rot) wird nach unten geführt und löst da-mit eine tiefe muskuläre Entspannung aus.

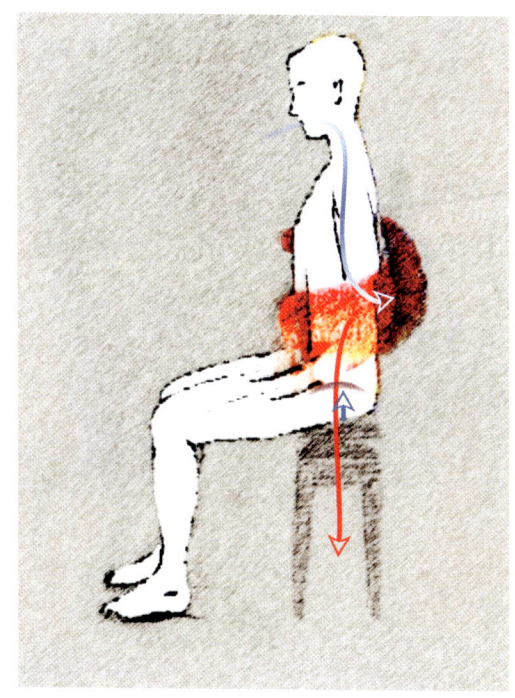

Während dieser einen Minute oder den eineinhalb Minuten der ersten Erholungsphase stehen Sie aufrecht und bewegen sich wie in der Anleitung (Abb. 27) erläutert.

Sobald Sie merken, dass sich Ihr aufgewühlter Organismus zu beru-higen beginnt, was vielleicht eine Minute bis 90 Sekunden in An-spruch nimmt, setzen Sie sich hin und erweitern die geschilderte Übung. Versuchen Sie beim Einatmen zusätzlich die Vorstellung in sich hervorzurufen, als röchen Sie einen unvorstellbar köstli-chen Duft. Ihre Nase wird sich dabei ein wenig kräuseln, die Au-genwinkel werden in ein sanftes Lächeln übergehen und Ihr Blick wird ein wenig verträumt werden. Scheuen Sie sich nicht, damit

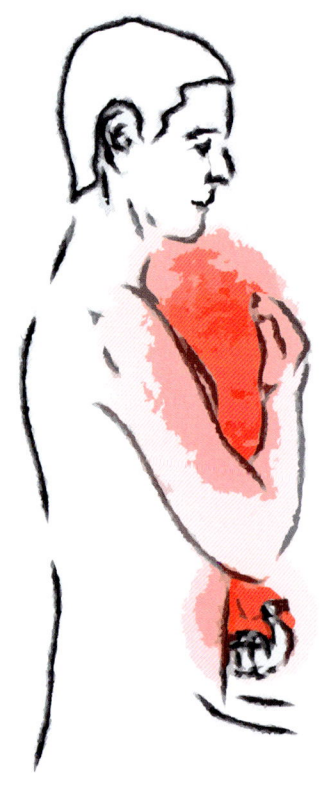

Abb. 27: Haltung der beiden Hände bei der Cardioceptions-Übung. Der Wärmeempfindung in der Hand-»schale« vor der Bauchmitte und zwischen der führenden Hand und der Brust kommt dabei die größte Bedeutung zu.

zu experimentieren. Erfahrungsgemäß sieht dieser Gesichtsausdruck nicht annähernd so töricht blauäugig aus, wie Sie ihn selber empfinden. Bei der Ausatmung können Sie nun den Atemstrom so formen, als ob Sie mit einem hingebungsvoll gehauchten »H« im Winter Ihre Hände (oder wenn Ihnen diese Vorstellung leichter fällt: ein halb erfrorenes Vögelchen) wärmen wollten. Ihre Mimik wird dabei eine hingebungsvolle Wärme annehmen.

Nach weiteren ein bis drei Minuten werden Sie sich bereits sehr komfortabel fühlen und können nun den letzten Abschnitt der aktiven Erholung durchführen. Dabei brauchen Sie etwas Erfahrung im Erspüren Ihrer Beckenboden-Muskulatur (siehe Abschnitt »Körperstrukturarbeit«). Während Sie weiter wie oben beschrieben einatmen, wölben Sie Ihren Beckenboden nach oben, so als ob unter dem Beckenboden ein Gewölbe (etwa wie der Freiraum unterhalb des Fußgewölbes) entstünde. Bei der folgenden Ausatmung lassen Sie den Beckenboden behutsam los. Zum Schluss machen Sie am Ende der Ausatmung noch eine kurze Atempause. Diese sollte kein

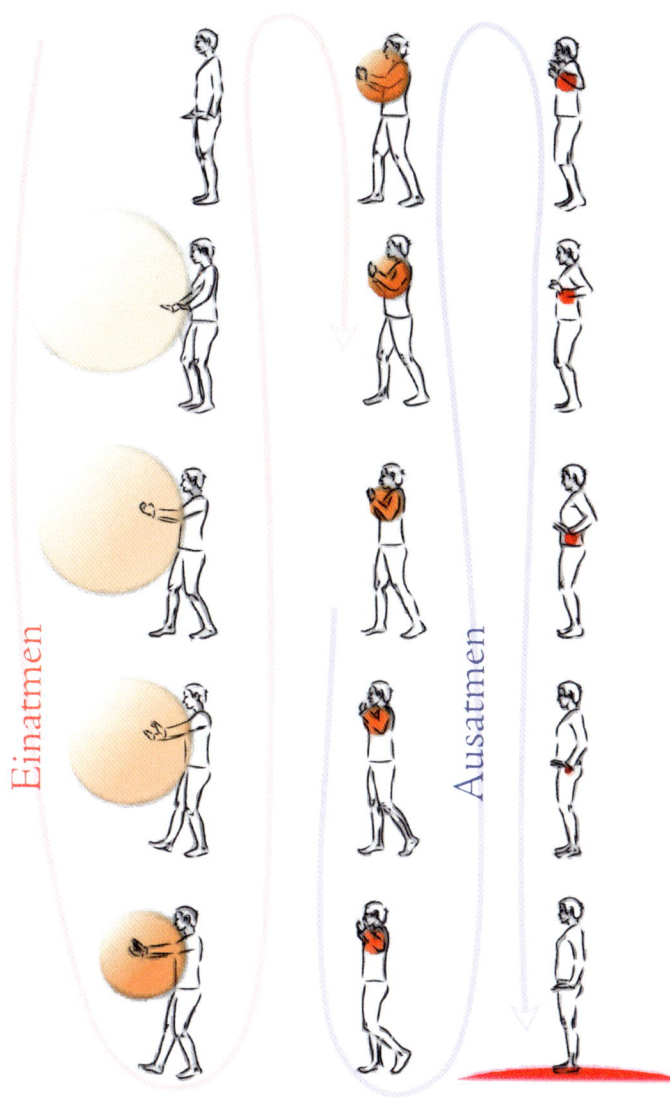

Einatmen

Ausatmen

Abb. 28a: Energieübung. Der kleiner werdende Ball steht in der Abbildung für die empfundene und dichter werdende Energie, die beim Ausatmen (analog der Flankenatmung, s. Abb. 26) bis unter die Füße geführt wird.

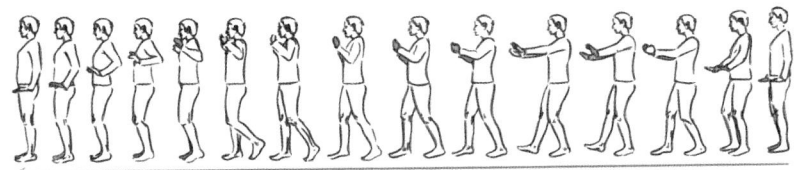

Abb. 28 b

Anhalten des Atems sein, vielmehr klingt das Ausatmen immer langsamer werdend bis zu einem scheinbaren Stillstand hin aus.

Sie richten sich auf und, aufgerichtet zu Ihrer vollen Größe, spüren Sie Ihren Mut zur Eigenständigkeit, Ihre Würde und Stärke. Bauen Sie dieses Gefühlserlebnis zunehmender Vitalität sorgfältig auf und widerstehen Sie der Selbstsabotage, sich ins Bewusstsein zu rufen, so stark gewiss noch nicht sein zu können. Genießen Sie lieber diesen einen Augenblick der Kraft.

Beginnen Sie keinen neuen Zyklus, bevor Sie nicht kurz dieses »Bad in der Kraft« gespürt haben.

Seit Ende der Anstrengungsphase sind jetzt drei bis sechs Minuten (weniger, wenn Sie später gut trainiert sind) vergangen.

Sie können nun mit einer weiteren Maximalbelastung die Voraussetzung für eine zweite gleichgestaltete Trainingsphase der aktiven Regeneration schaffen. Insgesamt sollten es zwischen vier (Anfänger) und sieben (Fortgeschrittene) Zyklen dieser Art werden. Mit zunehmender Erfahrung werden sich Regeneration und Kraftgefühl immer schneller einstellen, sodass Sie, je nach Zeitbudget und Freude daran, mehr Zyklen innerhalb der gleichen Zeit üben können.

Menschen, die außer durch Schmerzen wenig Kontakt zu ihren körperlichen Empfindungen haben, oder Personen, die objektiv messbare Parameter bei einer solchen Übung vorziehen, können ein kleines Messgerät einsetzen, das kontinuierlich die Herzkohärenz anzeigt (siehe Website: »emWave« oder »Polaruhr«). Mit einer einfachen Farbkodierung (rot = inkohärent, blau = beginnende Kohärenz, grün = hohe Kohärenz) wird entsprechend den individuellen Voraussetzungen auf vier Leistungsstufen die Qualität der Herzfrequenzvariabilität (siehe Abschnitt »Cardioception«) signalisiert. Am Ende der Anstrengungsphase zeigt es dann immer »rot« an. Am Ende der Regenerationsphase sollte »grün« stabil erreicht sein. Erst bei Wiedererreichen einer kohärenten Herzrhythmik haben wir das Ziel unseres Regenerationstrainings erreicht.

Bereits innerhalb der ersten vier Wochen werden Sie eine deutliche Veränderung Ihrer körperlichen und psychischen Befindlichkeit bemerken. Sollte das nicht der Fall sein, obwohl Sie dieses Training wenigstens vier Mal in der Woche und wie beschrieben ausgeführt haben, so ist es sicher nicht empfehlenswert, weiterzutrainieren. Es bedarf dann einer intensiveren kardiologischen Diagnostik.

Es spielt für den Erfolg keine Rolle, wenn Sie die Art der Übungsvorbereitung, also der Anstrengung (Laufen, Trampolin, Seilspringen usw.) öfter, vielleicht auch von der Witterungslage abhängig, wechseln. Einzig und allein das Erreichen der individuellen Maximalbelastung zählt als Voraussetzung für die regenerative Trainingsphase.

In einer Vielzahl wissenschaftlicher Studien wurde gezeigt, wie vorteilhaft sich bereits konventionelles Intervalltraining mit kurzphasigem Wechsel von Anstrengung und Pause auf die Leistungsentwicklung auswirkt. Unsere eigene Klientel ist zahlenmäßig zu klein, um uns statistisch gesicherte Aussagen zu erlauben. Deshalb sprechen wir die wiederholte Einladung aus, selber Erfahrungen damit zu machen.

Dennoch wollen wir Ihnen unser eigenes Bild zu diesem Training nicht vorenthalten, ein Bild, das die Namensgebung »Soliton-Intervalltraining« bewirkt hat.

Ein Soliton ist eine sich bewegende »stehende« Welle. Sich bewegende Wellen kennen Sie. Stehende Wellen vielleicht nicht, aber sie sind leicht zu verstehen: Wenn sich eine Welle zwischen zwei reflektierenden Wänden, die genau im Abstand einer Wellenlänge stehen, hin und her bewegt, dann »steht« sie. Eine solche stehende Welle,

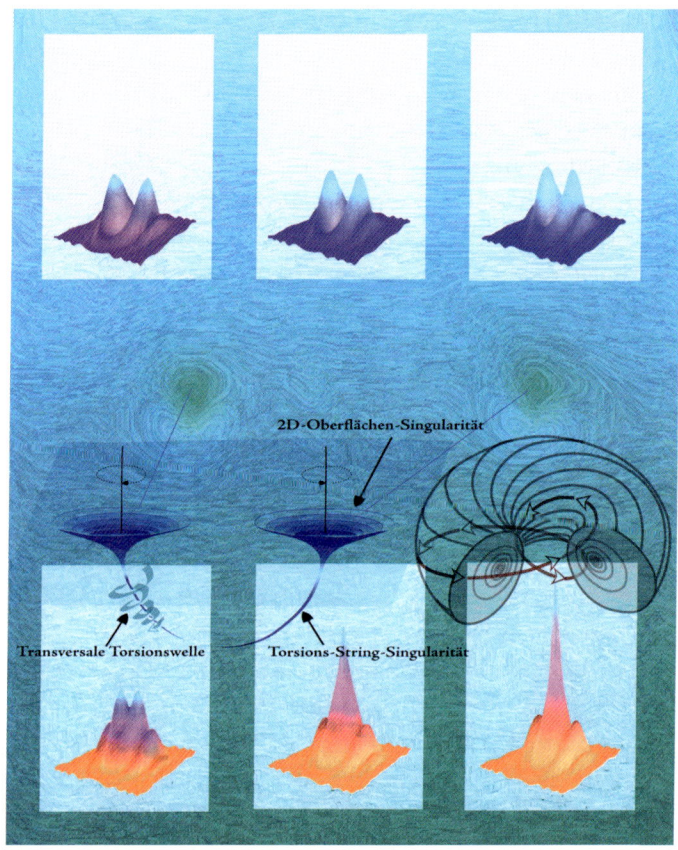

Abb. 29: Soliton: eine ungewöhnlich lang existierende Welle, die in der Lage ist, immer wieder von Wellen kleinerer Wellenlänge und Dauer gespeist zu werden. Dabei entsteht ein eigenständiges Gebilde fernab vom thermodynamischen Gleichgewicht. Solitone bilden die Grundlage makrokosmischer Phänomene wie etwa Galaxien bis hinab zu Hadronen, Miniaturgebilde im Allerkleinsten. Interessanterweise ist die Nervenleitung ebenfalls als Solitonwelle organisiert.
Den Hintergrund der Darstellung bildet eine reale Aufnahme eine Falaco-Solitons, wie es häufig in Gewässern entstehen kann. Die sechs kleinen Abbildungen zeigen das Soliton-Phänomen, wie eine Vielzahl kleiner Wellen in eine lang bestehende und wie selbstständig werdende Welle integriert werden. Das Falaco-Soliton ist die Stehwellen-Variante dazu, wo an einem bestimmten Ort einer Wasseroberfläche zwei Wirbeltrichter Bestand haben. Der Torus zeigt, wie sich das Soliton – wie jeder lebendige Organismus – durch eine rekursive Rhythmusintegration für eine bestimmte Zeitdauer selbst erhalten kann.

236

die sich als Ganzes aber bewegt, so als sei sie durch unsichtbare und sich mitbewegende Wände in sich selbst reflektiert, heißt Soliton.

In einem Fluss, einem See und sogar in Schwimmbädern, letztlich in allem, was sich flüssigkeitsähnlich bewegt, kommen unter besonderen Bedingungen Solitone vor. Es sind große einzelne Wellengestalten, die sich scheinbar ohne Energieverlust über unglaublich lange Zeitdauern halten können. Sie kommen zustande, indem viele kleine Wellen so geeignet aufeinanderfolgen, dass sie sich aufschaukeln. Ab einem bestimmten Punkt beginnt sich das Soliton von kleineren Wellen scheinbar zu »ernähren«.

Das ist genau das, was wir oft beobachten, wenn Menschen den chronobiologischen Erkenntnissen gemäß rhythmisch zu leben und zu trainieren beginnen. Kleine rhythmische, in kohärenten Abständen ausgeführte Regenerationseinheiten, die kurzen Anspannungen/ Anstrengungen bis an die Belastungsgrenze folgen, schaukeln sich bereits nach kurzer regelmäßiger Übung so auf, dass ein qualitativer Sprung erfolgt. Dieser Sprung aus dem Bereich geringen Fortschrittes heraus in eine neue Dimension der Fitness wird auf ähnliche Weise wundersam erlebt, wie es wohl dem schottischen Landedelmann erging, als er im 19. Jahrhundert, an einem Kanal entlang reitend, als erster Mensch bewusst ein Soliton (Abb. 29) wahrnahm und durch seine Beschreibung der Wissenschaft zugänglich machte.

Bitte erinnern Sie sich: Gewöhnliches Intervalltraining besteht aus einem Wechsel zwischen starker und schwacher Belastung. Das Soliton-Intervall-Training orientiert sich ganz an der Realität der Wellennatur des gesamten Universums: Bewegung und Ruhe (!). Da der Burnout-Betroffene ohnehin in einem Dauerzustand der Übererregung ist, geht es nur um die Ruhephase, wofür die kurze Maximalbelastung die Trainingsvoraussetzung schafft. Der meditative Charakter der Regenerationsphase wird im Allgemeinen unterschätzt. Doch er ist das Wichtigste dabei.

Ernährung, Genussmittel und Nahrungsergänzung

Allgemeines

Ernährung spielt eine eher untergeordnete Bedeutung bei der Entstehung des Burnout-Syndroms. Fürs Wiedererlangen der Lebensenergie hingegen können verbesserte Ernährungslagen eine verhältnismäßig leicht zu realisierende Hilfe sein.

Nahrungsmittel bestehen nicht nur in einer Sequenz bestimmter chemischer Stoffe, vielmehr weisen sie auch eine ganz bestimmte Raumstruktur auf. Populär geworden ist dieser Aspekt beispielsweise durch die starken biologischen Wirkungsunterschiede rechts- und linksdrehender Milchsäuren, die sich bei vollkommen identischer sequenziell-chemischer Struktur allein durch die räumliche Anordnung ihrer Bestandteile unterscheiden. Viele dieser Raumstrukturen bleiben nur innerhalb klar begrenzter Spielräume erhalten. Temperatur, Säure/Basen-Werte, Hydratation und andere Erfordernisse sind einzuhalten und müssen aufrechterhalten werden, damit sich die Raumformen adäquat anordnen und erhalten bleiben. Kochen ist ein nahe liegendes Beispiel dafür, wie sich unter Beibehalten aller chemischen Bestandteile das Raumgefüge beispielsweise der Eiweiße so verändert, dass qualitativ bedeutsame Unterschiede entstehen. Bei einigen toxischen Eiweißen, wie sie beispielsweise in Kartoffeln, Bohnen oder Yucca-Wurzeln zu finden sind, hängt die Genießbarkeit sogar allein davon ab.

Einige Enzymketten der Verdauung werden ausschließlich vom Raumgefüge organischer Moleküle aktiviert, andere – besonders in der Leber – dadurch blockiert.

Die Rezeptorenmoleküle unseres Immunsystems reagieren viel stärker auf die räumliche Struktur als auf die chemische Zusammensetzung der als Antigene bezeichneten, in den Körper aufgenommenen Stoffe, zu denen eben auch die Nahrungsmittel gehören. Infolgedessen können bestimmte Nahrungsmittel immunologische Reaktionen auslösen, weil ihre räumliche Struktur derjenigen entspricht, für die unser Immunsystem Antikörper induzierende Prägungen erhalten hat. Dieser Umstand wird als Nahrungsmittelunverträglichkeit oder Allergie bezeichnet. Die Auswirkungen können lebensbedrohliche Entzündungsprozesses sein, wie zum Beispiel bei der Zöliakie (Allergie auf Gluten im Getreide), der Sesam-Überempfindlichkeit (die immer einmal wieder für Krimis herhalten muss) oder der Unverträglichkeit gegenüber Kuhmilcheiweiß. Weniger dramatisch sind die Auswirkungen einer Vielzahl weiterer Lebensmittel, die vor allen Dingen in Müdigkeit, unspezifischen Symptomen des Unwohlseins, Kopfschmerzen, Schlafstörungen und anderen, nur schwer einzuordnenden psycho-vegetativen Folgen bestehen können.

Mittels Hauttestung versucht man herauszufinden, welche Nahrungsmittel bei einem Betroffenen zu übermäßigen Immunreaktionen führen. Dies führt nicht selten zu Ergebnissen und daraus abgeleiteten Empfehlungen, die, mit all ihren Beschränkungen konsequent durchgeführt, die Lebensqualität erheblich mindern würden. Die unüberblickbare Zahl der Hilfsstoffe, Konservierungsmittel und Begleitsubstanzen in den Nahrungsmitteln wird darüber hinaus noch nicht oder nur unzureichend getestet, sodass durchaus Lebensmittel zu Unverträglichkeitsreaktionen führen, die als verträglich getestet wurden, weil sie deklarierte, undeklarierte oder nicht deklarierbare (weil durch Umwelteinflüsse entstandene) Spuren fremder Substanzen in sich tragen.

Unerkannt, nicht wichtig genug genommen oder nicht ausreichend klar zuordenbar haben diese mikro-entzündlichen Wirkungen unseres Immunsystems einen nicht zu unterschätzenden Verlust an Lebensenergie zur Folge.

Sollte die Vermutung auf eine solche Nahrungsunverträglichkeit bestehen, empfehlen wir stattdessen, einen vierzehntägigen Auslassversuch durchzuführen, bei denen zunächst alle irgendwie bekannt gewordenen Allergie-auslösenden Substanzen weggelassen werden. Während dieser zwei Wochen kann man sich gut von Reis, Gemüsesuppe, Bohnen und Linsen als Eiweißquellen, von Hähnchenbrust (möglichst aus biologischen Quellen) und von Frischfisch ernähren. In dieser Zeit verzichtet man auf Alkohol, Schwarzen Tee und Kaffee, auf Limonaden und alle anderen Getränke, ausgenommen Wasser und Grünen Tee. Zur Detoxifikation über die Haut nimmt man jeden zweiten Tag ein Vollbad, in das zwei große Tassen Meersalz und zwei große Tassen Backsoda (Natriumbikarbonat) aufgelöst werden. Die meisten Menschen machen die Erfahrung, dass sie sich unter dieser Umstellungsdiät wohler, fitter und energiegeladener fühlen. Nach diesen 14 Tagen kann man nun beginnen, einzelne Nahrungsmittel, immer nur einzeln, hinzuzunehmen. Für die Dauer von jeweils einer Woche testet man, ob der gleiche Grad von Fitness erhalten bleibt, auch wenn diese Nahrungsmittel nach und nach hinzukommen.

Auf diese Weise kann unter Umgehung abstrakter Nahrungsmitteltests die Unverträglichkeit bestimmter Nahrungsmittel (und ihrer tatsächlich vorhandenen Begleitstoffe) herausgefunden und anschließend diätetisch mitberücksichtigt werden. Im Einzelfall kann der Zuwachs an Energie durch diese einfache Ernährungsumstellung bedeutend sein; ein Betroffener sollte sie zumindest versuchen.

Der Grad unserer gefühlten Energie hängt auch mit unserem Blutzuckerspiegel zusammen. Nahrungsmittel, die den Blutzuckerspiegel rasch steigen lassen, führen dazu, dass kurze Zeit nach der Nahrungsaufnahme vermehrt Insulin ausgeschüttet wird. Dadurch wird der Blutzucker rasch gesenkt, im Falle sehr kurzer Kohlenhydrate sogar soweit, dass der Spiegel geringer ist als zuvor. Die berühmte Tasse Kaffee mit Zucker führt zwar zu einem kurzfristigen Leistungszuwachs. Die unmittelbar folgende Insulinausschüttung jedoch verkehrt den Effekt ins Gegenteil. Wie stark Lebensmittel zum Ansprechen der Insulinreaktionen führen, wird mit dem Glykämischen Index (kurz Glyx) erfasst. Diätetische Empfehlungen, die auf dem Glyx allein beruhen, führen allerdings in die Irre. Dieser Index wird nämlich immer pro 100 g aufgenommener Nahrungsmittel angegeben. Nahrungsmittel, die wir uns in einer gemischten Kost nur geringfügig zuführen, belasten uns mit dieser übersteigerten Insulin-

reaktion nicht. Dies gilt auch dann, wenn sie einen hohen Glyx aufweisen. Viel wichtiger ist es, auf die Glykämische Last zu achten:
das ist die Menge der aufgenommenen Nahrung multipliziert mit
ihrem Glykämischen Index. Ideale Kombinationen und praxisnahe
Rezeptempfehlungen finden sich beispielsweise in den so genannten metabolischen Diäten von WOLF FUNFACK und MARK HYMAN.

»Es sind jedenfalls diese völlig unmessbaren Dinge, die eine wahre Er-
nährungswissenschaft eigentlich erforschen müsste. [...]
Alle Ratschläge kann man getrost überlesen, weil über kurz oder lang
andere Wissenschaftler herausfinden werden, dass das Gegenteil des
bislang felsenfest Gültigen stimmt. Der Mensch bleibt ratlos zurück und
hätte doch alle Antworten, so er sie nur hören könnte. Der Hunger, der
Durst, der Appetit, die Lust auf Saures, Salziges, sie sind uns nicht allein
dafür gegeben, im Supermarkt zwischen Tiefkühl-Pizza »Hawaii« und
»Hellas« auszuwählen; sie sind eigentlich dazu da, uns bei der Wahl unserer Speisen zu leiten, und zwar ein Leben lang. [...]
Jeder Einzelne könnte deshalb mehr über seine eigenen Bedürfnisse wissen als alle Ernährungswissenschaftler der Welt zusammen. Er müsste nur
anfangen, nicht mehr auf sie zu hören, sondern sich selbst zu vertrauen.«
aus »Ratlose Ratgeber« von ULLRICH FICHTNER

Immer wieder liest man, manchmal mit geradezu missionarischem
Eifer vorgetragen, wie wichtig viele über den Tag verteilte, kleine
Mahlzeiten für das Erreichen eines stabilen Blutzuckerspiegels seien.
Es widerspricht ganz und gar unserer praktischen Erfahrung, dass
kleinere und häufige Mahlzeiten die Gesundheit fördern. Obwohl
die Deutsche Gesellschaft für Ernährung und mit ihr viele Diätbe-
rater diese Empfehlungen verbreiten, wirken sich in der Praxis sel-
tenere Mahlzeiten, im wenigstens fünfstündigen Abstand verspeist,
viel gesundheitsfördernder aus. Als individualisierende Regel kann
gelten: Essen Sie nur, wenn Sie Hunger haben, nie aber – wie heutzutage meist empfohlen – wenn Sie Appetit verspüren oder der
Gewohnheit folgen, essen zu müssen. Ihre Fähigkeit zur Autoregu-

lation dankt es Ihnen, wenn Sie so lange warten, bis Sie Hunger verspüren. Essen Sie auch dann noch nichts, sondern trinken Sie zunächst mindestens einen halben Liter Wasser. Wenn Sie dann keinen Hunger mehr verspüren, dann war es Durst, was Sie, wie dies häufig geschieht, irrtümlich für Hunger gehalten haben. Bleibt das Hungergefühl und ist es Ihnen möglich, mit dem Essen noch eine halbe Stunde zu warten: umso besser. Folgen Sie auch dieser Empfehlung bitte nicht blind. Erproben sie Sie, und machen Sie nur weiter, wenn Sie spüren, dass sie für Sie persönlich tatsächlich stimmt.

Vegetarisch, vegan oder Mischkost?

Aus der bisherigen Darstellung ist deutlich geworden, dass die Frage »Vegetarische, vegane oder fleischhaltige Kost?« nicht für eine größere Zahl an Menschen verbindlich beantwortet werden kann, insofern man dabei ideologische Grundüberzeugungen außen vor lässt.

Die Daten der sehr verlässlichen »China«-Studie legen nahe, dass langfristig vegetarische Kost der Mischkost in gesundheitlicher Hinsicht überlegen sein könnte. Auch hier scheint es sehr große individuelle Unterschiede zu geben, sodass wir wieder einmal bei der Eigenverantwortung angekommen sind. Für eine vegane Ernährungsweise fehlen (außer für das Weglassen der Milcheiweiße bei bekannter Allergie) jedwede Belege.

Kann Rohkost von Vorteil sein?

Die von dem Schweizer GUY-CLAUDE BURGER begründete Instinkto-Ernährung hat uns in der Praxis immer wieder positiv überrascht. Sie basiert auf einer vom Instinkt geleiteten Rohkostdiät. In der Praxis ist sie leicht durchzuführen und erfordert weder preislich noch zeitlich unangemessenen Aufwand. Sozial ist sie jedoch außerordentlich schwer durchzuhalten. Viele unserer liebgewordenen sozialen Gewohnheiten, die mit gemeinsamen Essen als Kulturleistung zu tun haben, sind nicht damit vereinbar. Überdies wird mit dieser Diät auch immer wieder das enttäuscht, was wir als »Mutterimago«

des Essens bezeichnen: die Kindheitserinnerung, die wir mit bestimmten Nahrungsmitteln »mitverspeisen«. Für eine definierte Zeit der Regeneration kann diese Diätform durchaus erwogen werden. Ergänzende Rohkost jedoch kann den Vitalstoffhunger auch ohne eine solche extreme Diät befriedigen. Rohe Sprossen, die man in hervorragender Qualität und mit geringstem Aufwand in unglasierten Tongefäßen selbst ziehen kann, können eine jederzeit zur Verfügung stehende Quelle nahezu aller Spurenelemente sein, die uns in der gewöhnlichen Nahrung manchmal fehlen und die uns dazu verleiten, in unterbewusster »Suche« nach den benötigten Stoffen Ungeeignetes und davon auch noch zu viel zu essen.

Detoxifikation

Schwermetallbelastungen und in Binde- sowie Fettgewebe abgelagerte Toxine können eine zusätzliche gesundheitliche Herausforderung sein. Rein labortechnisch sind diese Belastungen bezüglich ihrer tatsächlichen biologischen Wirkung nur schwer zu verifizieren. Ausleitungsverfahren sind für die fortgeschrittenen Stadien des Burnout ungeeignet, weil sie zu viel der ohnehin knappen Energie fordern. Unserer Erfahrung nach scheint die Belastung zumindest durch Schwermetalle ohnehin in erster Linie eine neurotoxische im Gehirn zu sein. Alle konventionellen Ausleitungsverfahren können jedoch die von den Astrozyten aufrecht erhaltene Blut/Hirn-Schranke nicht passieren und bleiben deshalb in dieser Hinsicht wirkungslos. Erstaunlicherweise gibt es ein vornehmlich in der asiatischen und kanarischen Küche angewandtes Küchenkraut, das Schwermetalle unter Umgehung der Blut/Hirn-Schranke aus dem zentralen Nervensystem lösen und ihre Ausscheidung mit bewirken kann: das grüne Kraut des echten Korianders, den Küchenfreunden als »Cilantro« bekannt. Die regelmäßige Einnahme des frischen, leicht selbst zu ziehenden Krautes belastet den Organismus nicht. Die Ausscheidung erfolgt sehr langsam und verursacht damit keine energetischen Herausforderungen.

Trinken

Trinken Sie viel. Trinken Sie viel Wasser. Trinken Sie am Tag wenigstens 40 ml Wasser multipliziert mit ihrem Körpergewicht. Wenn Sie also 70 Kilogramm wiegen, trinken Sie 40 × 70 Millimeter, also 2,8 l Wasser pro Tag. Als »Wasser« gelten auch Kräutertee und Grüner Tee. Bei allen anderen Getränken gilt die Regel, dass sie zu ihren 2,8 l Wasser pro Tag noch einmal die Menge Wasser dazu trinken sollten, die der Menge der Extragetränke entspricht. Empfehlenswert ist mineralarmes Wasser, am besten Umkehrosmosewasser, das durch mikronisiertes Silizium (siehe Website) angereichert ist.

Ich kann mit einiger Überzeugung nur davon abraten, in den fortgeschrittenen Burnout-Stadien Stimulanzien (Kaffee, Kokain, Amphetamine und Ähnliches) einzunehmen. Damit würde man nur umso schneller den Weg der abwärts gerichteten Spirale ins körperliche Symptom hinein beschreiten.

Koffein hat eine Halbwertszeit von sieben Stunden, das heißt, dass die psychotrope Wirkung im Gehirn noch nach einem halben Tag und länger nachweisbar ist. Amphetamine und Kokain regen die Nebenniere noch stärker an als Koffein. Die dadurch entstehenden Folgen sind bereits im Grundlagenkapitel ausführlich erläutert worden.

Alkohol kann sowohl in relaxierender als auch in sozial verpflichtender Weise verführerisch sein. Ist man daran gewöhnt, wie dies für den Großteil der erwachsenen Bevölkerung gilt, muss man im Allgemeinen eine vier Wochen dauernde Krise durchstehen, wenn man damit aufhört. Alkohol wird in der Leber mit einer Geschwindigkeit von 7 g pro Stunde abgebaut. Ein mittleres Glas (200 ml) Rotwein (etwa einer Flasche Bier entsprechend) beinhaltet 24 bis 28 g Alkohol. Zum Abbau sind mithin dreieinhalb bis vier Stunden notwendig. Nimmt man diese vergleichsweise kleine Menge vor dem Schlafengehen auf, ist davon die Hälfte des Nachtschlafs beeinträchtigt. Als schwerwiegendste Auswirkung ist die behinderte Vernetzung der im Hippokampus »zwischengelagerten« Informationen des Tages mit der Großhirnrinde anzusprechen, die unter Alkoholeinfluss in der Nacht nicht oder nur gestört stattfinden kann. Die erste Schlafperiode, die uns in die für die Langzeitgedächtnisbildung wichtigste Schlafphase IV führt, wird dabei am meisten beeinträchtigt.

Ich möchte aufgrund praktischer Überlegungen dazu anregen, auch auf alkoholfreie Biere oder Wein zu verzichten, solange jedenfalls, bis die Überschuss-Energie wiedergewonnen ist. Der Grund liegt in der physiologischen Wirkung des Geschmacks. Bis in die Leberenzyme hinein reagiert unser Organismus auch auf den bloßen Geschmack, wenn für ein Nahrungsmittel eine genügend lange Prägung mit dem Verum vorliegt.

Aminosäuren und Neurotransmitter

In der Einleitung haben wir erwähnt, wie wichtig bestimmte Aminosäuren für die Produktion von Neurotransmittern sind. Die auf der Website zu findenden Empfehlungen sollten Sie erst dann umsetzen, wenn Sie die oben genannten Hinweise bereits erfolgreich verinnerlicht haben. Umso besser können Sie dann nämlich unterscheiden, welche der empfohlenen Nahrungsmittel für Sie selbst tatsächlich geeignet sind.

Adaptogene

Im Einleitungskapitel haben wir unter dem Stichwort »Allostase« darauf hin gewiesen, wie wichtig es für das Verständnis sich lebendig entwickelnder Organismen ist, dass sie sich immer wieder neu an wechselnde Herausforderungen (Stressoren) anpassen können. Im Burnout ist durch einen Prozess, den man Allostatische Überlastung nennen kann, diese Fähigkeit zum Erhalt eines dynamischen Gleichgewichtes eingeschränkt oder verloren gegangen.

Neben vielen bereits erwähnten Methoden sollen hier die Adaptogene nicht unerwähnt bleiben. Allein und vielfach mit unzulässigen Heilsversprechen verordnet, reichen sie bei Weitem nicht aus, um eine Wende im Burnout-Geschehen herbeizuführen. Als Unterstützung im Rahmen eines synergetischen Gesamtkonzeptes hingegen spielen sie durchaus eine sinnvolle Rolle.

Das Konzept der Adaptogene geht viele tausend Jahre ins alte Indien und ins »Reich der Mitte«, China, zurück. Moderne westliche Studien begannen erst 1947, als NIKOLAI LAZAREV den Begriff Adaptogen so definierte: Es ist ein Wirkstoff, der dem Körper erlaubt, nachteiligen physischen, chemischen oder biologischen Stressfaktoren so zu begegnen, dass es ihm durch Steigern seiner unspezifischen Resilienzkräfte gelingt, sich an jeweils ungewohnte, herausfordernde Verhältnisse wieder neu anzupassen.

1968 charakterisierten BREKHMAN und DARDYMOV Adaptogene folgendermaßen:

- Sie sind für den Empfänger nicht schädlich.
- Sie rufen eine unspezifische Abwehr- oder Anpassungsreaktion hervor
- Sie wirken sich positiv auf Stressoren physischer, chemischer, strahlungsmäßiger, akustischer und biologischer Art aus.
- Sie wirken ausgleichend in dem Sinne, dass gedrosselte Prozesse angeregt und gesteigerte gedämpft werden.
- Sie unterstützen die Regeneration der Nebennierenfunktion.

Ganz aktuell (2009) haben PANOSSIAN und WIKMAN die wissenschaftlich gesicherten Erkenntnisse über Adaptogene im Hinblick auf deren neuroendokrine und immunologische Wirkungen zusammengefasst.

Leider wird der Begriff auch auf Substanzen angewendet, die den Kriterien eines Adaptogens nicht oder nur unvollständig entsprechen.

Eines der bekanntesten Adaptogene ist Panax Ginseng. Zusammen mit hier nicht weiter ausgeführten Kofaktoren sind es in erster Linie die Ginsenoside, welche die Wirkung von Ginseng entfalten. Wenig bekannt ist immer noch, dass Gynostemma pentaphyllum – Jiaogulan – über einen deutlich höheren Gehalt an Ginsenosiden verfügt als Ginseng selbst. Jiaogulan kann leicht und wohlschmeckend als Tee zubereitet werden und ersetzt vorteilhaft die anregenden Substanzen in Schwarztee und Kaffee, ohne deren bedenkliche Inhaltsstoffe aufzuweisen. Hier ist auch der so genannte Sibirische Ginseng oder Eleutherococcus anzuführen. Letztgenannte sind bei gleicher Effizienz erheblich preiswerter als Ginseng. Eleutherococcus hat darüber hinaus noch über die Leber entgiftende und die Nebennierenfunktion adaptierende Wirkungskomponenten.

Ocimum sanctum – Heiliges Basilikum – ist eine Pflanze, aus deren Holz viele kultische Gegenstände Indiens geschnitzt wurden. Ocimum-Öl ist mittlerweile gut erhältlich und kann bei einzelnen Menschen eine durchaus bemerkenswerte energetisierende Wirkung entfalten.

Avena sativa – Grüner Hafer – hat eine sehr ausgleichend beruhigende Wirkung auf die Nebennierenfunktion, wodurch die Möglichkeit der Neuadaptation in eine situationsgemäße Reagibilität angeregt wird.

Schisandra chinensis – unter Wu-Wei-Zi im Handel – und Ganoderma lucidum – besser bekannt unter der Bezeichnung Reishi-Pilz – gehören ebenfalls in den Bereich empfehlenswerter Adaptogene.

Artemisia annua ist kein Adaptogen, wird aber hier angeführt, weil es eine hervorragende Stimulation der Immunabwehr bewirkt. Gerade in den Fällen, in denen rezidivierende Infekte noch zusätzliche Kraft kosten, ist Artemisia das wirksamste uns bekannte Mittel zur Unterstützung der körpereigenen Abwehrprozesse.

Ich möchte abschließend vor allem noch eine Substanz herausheben: Moringa. Bei vergleichsweise sehr geringen Kosten und europäisch kontrolliertem Anbau liegt uns mit Moringa (als Pulver eingenommen) eine Substanz vor, die noch sehr wenig bekannt ist. Die energiesteigernde Wirkung wird immer wieder eindrucksvoll berichtet. Gut zugängliche Produkte stammen zurzeit aus Südspanien.

Aus praktischen Gründen will ich hier keine konkreteren Empfehlungen aussprechen, weil sich die ernährungsbezogenen Erkenntnisse doch immer wieder kurzfristig erweitern und verändern. Auf der Internetseite *www.burnout.com.es* werden aktualisierte Kombinationen von Adaptogenen vorgestellt, die sich in der Praxis bewährt haben.

Emotionale Selbstregulation

Sentische Sequenzen

Ist aus psychophysiologischen Gleichgewichtsstörungen erst einmal eine Emotion geworden, fühlen wir uns diesem Geschehen mehr oder minder ausgeliefert. Allein das Ansinnen, wir sollten diese Emotionen ändern, kann sie verstärken und zur Eskalation führen. Der Imperativ ist der ebenso häufige wie unfruchtbare Versuch der Regulierung. »Sei nicht so traurig!«, »Hab nicht so viel Angst!«, »Der Schmerz kann doch gar nicht so schlimm sein!«, »Sei nicht so wütend!« mögen als Beispiele genügen. Das kann ebenso ein Imperativ von außen wie von innen sein: wirksam ist er nur begrenzt. Gleichwohl gehört es gewiss zu unseren Kulturleistungen, nicht automatische Handlungen auf diese Emotionen folgen zu lassen. Aggression, Weinen, Schreien lassen sich je nach der Stärke des Anlasses und dem innerem Spielraum unterdrücken. Die zugrunde liegenden Emotionen kaum.

Mit den Jahren bilden sich habituelle Emotionsmuster (»chunks«) aus, die schließlich zur Identifikation mit ihnen führen, eben zu jener bereits genannten Selbstqualifikation als eines Menschen, der immer ... Selbst unbedeutende Anlässe sind dann in der Lage, das vollständige Empfindungsskript auszulösen, dessen Ablauf der einzelne Mensch relativ ohnmächtig ausgeliefert ist. Einige Menschen – oft mit hoher idealistischer Selbsteinschätzung – leugnen dieses Geschehen und machen in gleichwohl primitivster Abwehr andere, die Welt oder gleich »Verschwörungen« für ihre Frustration und Apathie verantwortlich. Oder sie glauben sich wegen ihrer Weltanschauung diesen »Niederungen« der menschlichen Psyche enthoben, während sie dem Außenstehenden ein Bild verkrampfter Unlebendigkeit und Überformung präsentieren.

Dies verwundert nicht, setzt doch unsere Erziehung immer noch dort an: Emotionen nicht haben zu dürfen. Der kleine Junge und erst recht das kleine Mädchen sollen nicht nur nicht aggressiv handeln, sie sollen auch nicht wütend sein. Sie sollen nicht nur nicht weglaufen, und sich stellen und durchsetzen, sie sollen vielmehr auch keine Angst haben. Sie sollen nicht nur Freude zeigen am Geburtstag oder zu Weihnachten, sondern in erster Linie nicht traurig sein. Und schließlich schlagen wir uns mit Schuldgefühlen (wegen unserer ungehörigen Wut), zögerlicher Unentschiedenheit und lähmender Indifferenz der Stimmung herum, um nur einige Beispiele zu nennen. Als Kinder haben wir viele Gefühlszustände, die in der Schwebe sind: nicht Angst, Freude, Wut, Melancholie sind als eindeutige Zustandsbeschreibungen Bewusstseinsinhalt. Vielmehr wirkt da ein bewegterer oder weniger bewegter, wärmerer oder kühlerer, über- oder unterspannter und drückender oder saugender Empfindungsozean, der sich noch nicht ausdifferenziert hat. Erst die typisierende Resonanz mit der Fremdbeschreibung und einer darauffolgenden Handlung verfestigt daraus eine konkrete Emotion. Diese Emotionen bewegen sich nahezu ausschließlich innerhalb des Erwartungsfeldes (man bedenke hier, dass Befürchtungen ebenfalls – eben nur unerwünschte – Erwartungen sind) der Erzieher. So können eigentliche episodische Verschiebungen des Stimmungsgleichgewichtes zu Prägungen der emotionalen Grundstruktur werden, die wir schließlich Charakter nennen.

Was aber würde geschehen, wenn wir den Kindern helfen würden, sich dieses inneren Prozessgeschehens bewusst zu werden, das den Emotionen stets vorausgeht und in dem sie sich normalerweise bewegen, ohne es explizit zu machen. Da für das gewöhnliche erwachsene Bewusstsein Emotionen »einfach da zu sein« scheinen, mutet dies erst einmal ungewöhnlich an. Sinnvollerweise müsste der Erwachsene erst lernen, in diesen Zustand der wachen Indifferenz wieder einzutreten, ohne einzuschlafen oder weg zu driften. Die Methode würden wir gerne Meditation nennen: bewusste Wahrnehmung des Aufbaus der Wirklichkeit – wäre denn dieser Begriff zwischenzeitlich nicht durch alles Mögliche besetzt, das eher dem Versuch des Festhaltens an der Beschreibbarkeit der Welt orientiert ist.

Uns Menschen ist allen gemeinsam, dass wir die Welt erkennen wollen. Selbst der einfachste unter uns begnügt sich nicht wie das Tier, die Umgebung einfach hinzunehmen. Wir wollen sie verstehen. Dazu bilden wir Unterstellungen (das bedeuten Hypothesen wortlich), die wir an den eintretenden Fakten überprüfen. Um eine solche Annahme aufstellen zu können, haben wir uns stets, meist nur implizit, eine Ansicht (das ist, was Theorie wörtlich bedeutet) eingenommen. Wenn die auf den Ansichten basierenden Unterstellungen zu funktionieren scheinen, haben wir keinen guten Grund, von ihnen zu lassen. Wir lassen aber meist auch dann nicht von ihnen, wenn sie generell und in bestimmten Fällen überhaupt nicht mehr mit der erfahrbaren Wirklichkeit übereinstimmen. Wir halten es da meist so: Stimmen Hypothese und Wirklichkeit nicht überein, dann ist dies bedauerlich für die Wirklichkeit.

Newtons Hypothesen sind nicht überholt, wie man allerorten in der vermeintlich fortschrittlichen Esoterikszene lesen und hören kann. Fast unser gesamter technischer und alltäglicher Werkbereich basiert auf ihnen und funktioniert damit hervorragend. Welch – kurzes! – Wunder würden wir erleben, wenn wir bei einem gefährlichen Überholmanöver davon ausgingen, dass laut einer zeitgenössischen quantentheoretischen Ansicht Ort und Zeit des entgegenkommenden Fahrzeugs »unbestimmt« seien. Wenn sich das Theater (das hängt mit Theorie/Ansicht eng zusammen) im Bereich des mit den Sinnen Erfassbaren abspielt, tue ich gut daran, Newtons Unterstellungen über die Wirklichkeit zu folgen. Wenn das Bühnenbild ein

Kernbeschleuniger ist, muss ich meine Ansicht ändern und anderen Hypothesen folgen. Der Prozess der Akzeptanz einer neuen Weise des Sehens ist jedoch stets zäh, weil – wie bereits beschrieben – einmal gebildete Systeme im Interesse ihres Selbsterhalts zu enormer Trägheit neigen.

Dies ist bei den Ansichten über uns selbst, unsere Möglichkeiten, die Welt überhaupt und über das generell Menschenmögliche nicht anders. Gerne versuchen wir die alten Ansichten festzuhalten, neuen Unterstellungen erst einmal zu misstrauen und immer mehr »auseinander zu fallen« zwischen unseren Ansichten und den eintretenden Wirklichkeiten. Das Empfinden der Inkohärenz zwischen Wesen und Wirklichkeit nimmt im Allgemeinen mit dem Älterwerden zu und ist in jedem einzelnen Fall in einer Vorerkrankungs- oder Vorunfallphase nachweislich – zumindest als »ungrundiges« Lebensgefühl – vorhanden.

Was würde indes geschehen, würden wir denn lernen, den Punkt bewusst zu verschieben, von dem aus wir zu einer bestimmten Ansicht gelangen, wenn ein solches Empfinden der Unstimmigkeit in unserer Lebensgrundstimmung auftaucht? Nennen wir diesen Punkt den Ich- Punkt. Dieser Punkt ist identisch mit dem Standpunkt, von dem aus jeder Einzelne mit seinem Alltags-Ich seine Wirklichkeitsansichten bildet. Dieses Alltags-Ich ist ohne Zweifel das Produkt von Genetik und Sozialisation. Sein Blickwinkel ist gerichtet und begrenzt durch die Vergangenheit, die dieses Alltags-Ich geprägt hat. Kommt es vor, dass dieser Ich-Punkt ohne bewusste Intention des Menschen verschoben wird? Ohne Zweifel. Schwere Erkrankungen, Unfälle und Nahtoderserlebnisse können den Ich-Punkt so radikal verschieben, dass es den Anschein hat, als liege er außerhalb des Körpers. Der eigene Körper scheint ganz und in einiger Entfernung innerhalb des neuen Blickwinkels zu existieren, so als stehe man (das heißt der Punkt, von dem aus einer schaut) darüber und der Körper unterhalb. Das muss sich nicht immer so radikal verhalten. Dennoch kann der verschobene Ich-Punkt vorübergehende oder bleibende Veränderungen in der Ansicht und den daraus gebildeten Annahmen auslösen, dass sich betroffene Menschen gewiss sind, es eröffne sich ihnen ein zweites Leben »danach«.

Drogen, elektromagnetische Manipulationen (CES) des Gehirns und spezielle Atem- oder Tanztechniken können dieses Gefühl ebenfalls herbeiführen, mit manchmal unerwünschtem Ausgang. Gleichwohl scheint sich die Grundstimmung der – im Westen rasant zunehmenden – Suche nach neuen Erfahrungen, welche die erscheinende Wirklichkeit besser mit den inneren Empfindungen in Einklang bringen kann, nicht zu unterscheiden von der oben charakterisierten Grundstimmung im Vorfeld schwerer Erkrankungen und Unfälle.

Kommen wir wieder zu den Kindern zurück. Bis ins dritte Lebensjahr hinein (insgesamt aber immer früher) hat ein Kleinkind noch keinen Ich-Punkt kondensiert (viele Menschen mit Morbus Down und Kulturen, die heute noch auf dem Bewusstseinslevel des Steinzeitmenschen leben, tun dies auch im Erwachsenenalter nicht). Ihr Ich (als Beobachter) gleicht eher einer unscharf begrenzten und mehr oder minder ausgedehnten »Wolke«. Entsprechend offen sind ihre Ansichten und die darauf basierenden Annahmen. In Resonanz (die lebenswichtig für sein Werden ist) kommt das Kind jedoch nur mit den Annahmen der ihn umgebenden Erwachsenen (also derer – was »erwachsen« wörtlich bedeutet –, deren Wachstum zum Stillstand gekommen ist). Juan Matus (in: Castaneda »Die Reise nach Ixtlan«) sagt dazu: »Jeder Mensch, der mit einem Kind in Berührung kommt, ist ein Lehrer. Er erklärt die Welt unaufhörlich, bis zu jenem folgenschweren Augenblick, da das Kind die Welt so wahrnehmen kann, wie sie ihm erklärt wurde. Jetzt wird das Kind ein Mitglied und es erreicht die volle Mitgliedschaft, wenn es in der Lage ist, all seine Wahrnehmungen so zu deuten, dass sie mit dieser Beschreibung der Welt übereinstimmen.«

Im Allgemeinen verweisen wir alles, was in unseren erwachsenen Beschreibungen nicht vorkommt, in das Reich kindlicher Fantasie, der Aufschneiderei oder des ausgedachten Unsinns. Mittels Drogen und anderer Bewusstseinsmanipulations-Techniken können wir wohl auch wieder in diesen kindlichen Zustand der »Ich-Wolke« eintreten, worauf sich Ansichten und Annahmen über die »Wirklichkeit« einstellen können, die jenen der Kleinkinder ähneln. Indes »verabschiedet« sich dabei unser mühsam erworbenes rationales Bewusstsein und damit in nicht wenigen Fällen auch eine der Welt adäquate Lebens- und Handlungsweise.

Wenn zum einen immer mehr Menschen in den Industrienationen bewusstseinsmanipulative Techniken (im Rahmen der Esoterik-Welle, im Drogenkonsum, in Extremsportarten) suchen und wenn andererseits immer mehr chronische Erkrankungen sowie eine Zunahme schwerer Unfälle zu beobachten sind, dann spricht es dafür, dass die gängigen Weltanschauungen und Wirklichkeitsannahmen für eine steigende Zahl von Menschen nicht mehr »tragen«: Exponentiell zunehmend geht es vielen Menschen um die Erweiterung ihrer gewöhnlichen Weltsicht, mithin um die Verschiebung des Bezugspunktes, von dem aus sie die »Wirklichkeit« konstituieren.

Indem wir uns der Welt der Kinder annähern, mitempfindend ihnen in ihre Welt folgend, »öffnen« wir die starren Begriffe, mit deren Hilfe wir sonst die Wirklichkeit »montieren«. Damit wirken wir dem »Verschwinden der Kindheit« entgegen, das stärker und früher einzutreten beginnt. Wir selbst als Erwachsene erlernen dabei wiederum einen Zugang und die Weiterentwicklung unserer »soft skills«.

Nahezu alle emotionalen Bewusstseinsinhalte eines Tages treten reaktiv ein. Wir haben diese Reaktionsweisen gelernt. Dieses Lernen hat unter Umständen schon in der Fetalzeit begonnen. Dadurch sind uns bestimmte Konstellationen eingeschrieben, die auch dann schon zu ihnen zugeordneten neurovegetativ-humoralen Effekten führen, wenn nur Teilaspekte davon vorhanden sind. Manchmal reicht ein bestimmter mimischer oder gestischer Ausdruck eines Menschen, ein Geräusch, ein charakteristischer Geruch oder eine dezidierte soziale Atmosphäre dafür aus. Diese körperliche Reaktion des autonomen Nervensystems (unter anderem mit Folgewirkungen in der Atmung, im Herzfrequenzmuster, in der Durchblutung und im Wärmehaushalt), der Hormone (unter anderen typische und atypische Stresshormone) und des Immunsystems ist eine Steuerungsleistung des Mittelhirns. Im Thalamus werden zunächst ohne Beteiligung des Wachbewusstseins die ankommenden Sinneseindrücke (außer dem Riechen) mit nahezu allen Großhirnrindenstrukturen dynamisch vernetzt (kortiko-thalamische Schleifen). Dann erfolgt ein Abgleich mit unserem Langzeitgedächtnis (im Hippokampus) und dem Zentrum für Erregung (in der Amygdala). Wenn es zu dieser Situation erinnerbare Vergleichskonstellationen gibt, die mit starken Emotionen einhergingen, dann wird via Hypothalamus die Hormonfreisetzung eingeleitet, über zentrale Kerngebiete das autonome Nervensystem aktiviert und durch indirekte Steuerung das Immunsystem eingeschaltet.

Diese körperliche Reaktion geht dem Bewusstwerden der Emotion bis zu einer Fünftel Sekunde voraus. Emotionen sind also zu allererst einmal Bewegungen im und schließlich auch Bewegungen des Körpers. Im Wesentlichen werden weltweit und kulturübergreifend sechs Grundemotionen unterschieden:

Ärger/Wut	Angst
Ekel	Überraschung
Trauer	Freude

Aus diesen Grundemotionen komponiert der Mensch heranwachsend seine eigene Gefühlsdatenbank, die einen wesentlichen Teil seines Charakters bildet. Was dann unter vielen anderen Affekten als Hass, Ehre, Dankbarkeit, Neid, Verehrung oder Liebe bewusst erlebt wird, ist Produkt menschlicher (vor allem sprachlicher) Schöpferleistung im Hinblick auf die adaptive Anordnung dieser emotionalen Grundbestandteile.

Darüber hinaus kennen wir noch zwei neutrale emotionale Zustände, genau gefasst A-motionen, Nichtbewegungszustände:

Apathie [Lethargie]   Konsensus [Einstimmung]

Durch wiederholte Prägung zu neuronalen Netzwerkstrukturen materiell verdichtet, sind diese Anordnungen dann so rasch wirksam, dass auf charakteristische körperliche Bewegungsmuster die für den einzelnen Menschen typischen Gefühlszustände als augenblickliches (instantanes) Erlebnis einzutreten scheinen. Und tatsächlich verstärkt sich dieser Effekt noch dadurch, dass häufig benutzte neuronale Bahnen mit immer kräftigeren Myelinscheiden umgeben werden. Da die Leitungsgeschwindigkeit eines Nerven im Wesentlichen von der Dicke seiner Myelinscheide abhängt, verstärkt sich die beschleunigende Wirkung beständig. Gegenüber unseren stärksten emotionalen Reaktionsweisen scheinen wir chancenlos zu sein.

Wir können starke Emotionen ausleben, was in vielen Fällen zu sozialen Reaktionen unserer Umwelt führt, die wir dann oft als eher leidvoll empfinden.

Wir können sie aber auch, einmal bewusst geworden, unterdrücken, was ebenso leidvolle Verdrängungsfolgen nach sich zieht.

Gibt es noch einen dritten Weg?

Beginnen wir mit der Betrachtung der ungewöhnlichen emotionalen Wirkungen, die von Musik und Tanz ausgehen können. Wir gehen, angefüllt mit unserer Alltags-Stimmung, in ein Konzert. Die Bewegungen der Musik, die wir bei engagiertem Zuhören aktiv in uns vollziehen, führen uns zu inneren Bewegungen, die denen komplexer zeitlicher Muster der Grundemotionen entsprechen. Inwiefern sind diese Wirkungen ungewöhnlich? Abgesehen von nostalgischen oder sentimentalen Wirkungen der Musik, die gerade dann auftreten, wenn wir nicht engagiert zuhören, treten die Emotionen ein, ohne dass die entsprechenden Sinneseindrücke eingetreten sein müssen. Vielmehr macht die Musik selbst diese komplexen Bewegungsmuster durch, die wir mitmachen. Dem Schöpfer dieser Musik ist es also offensichtlich gelungen, seine emotionalen Zustände nicht einfach auszuleben oder sie zu unterdrücken. Er war zumindest während des Komponierens in der Lage, sie abzufangen und künstlerisch zu gestalten.

Eben diese Beobachtung führte bei dem Neurowissenschaftler und Pianisten MANFRED CLYNES zu einer großartigen Einsicht. Er fragte sich, ob es wohl auch Nichtmusikern (und Musikern, die gerade nicht musizieren oder komponieren) gelingen könnte, mit einfachen körperlichen Gesten die Grundbewegungen der Emotionen mitempfindend auszudrücken und damit das Dilemma zwischen Ausleben und Verdrängen zu überwinden.

In jahrzehntelanger Forschungsarbeit in vielen Ländern und mit der Unterstützung nicht nur neurowissenschaftlicher Kollegen, sondern auch mit der fachlichen Hilfe von bekannten Musikern (Pablo Casals, Yehudin Menuhin unter anderen) gelang es ihm zu zeigen, dass kulturübergreifende Muster des emotionalen Ausdrucks existieren. Er benutzte dabei ein einfaches Messgerät, einen Sentographen, mit dessen Anwendung er in zwei Freiheitsgraden (Druck/Lösen und Wegschieben/Heranziehen) die Bewegungsmuster des Mittelfingers der führenden Hand maß. Er stellte dabei fest, dass die Probanden regelmäßig ähnlich überraschende Wirkungen bei sich feststellten wie der Musikliebhaber nach dem Konzert. In einer bestimmten alltäglichen Stimmung im Konzertsaal eingetroffen, fühlen wir uns auch dann gelöst und erfrischt, wenn die Bewegungen der Musik (oder eben die unseres Mittelfingers) Trauer, Hass oder Ärger und nicht nur Freude oder Liebe ausgedrückt haben.

Aus diesen Erfahrungen stellte CLYNES im Laufe der Jahre eine kurze Folge emotionaler Zustände (Sentischer Zyklus) zusammen, die, regelmäßig geübt, zu einer eindrucksvollen Stärkung der emotionalen Regulationsfähigkeit führen können.

Im Zusammenhang mit der sozialen Replik auf das Ausleben eingeprägter emotionaler Reaktionen und/oder ihrer Unterdrückung kommt es zu mehr oder minder schweren Einbußen unserer Lebensenergie. Die verdeckten oder offenen Auseinandersetzungen im Sozialen oder die somatischen Folgewirkungen der Unterdrückung fressen regelrecht unsere Spannkraft auf. Diese nahezu universelle selbstschädigende Weise im Umgang mit unserer emotionalen Charakterprägung kann mit Hilfe der Sentischen Sequenz relativ rasch gemindert und bei regelmäßiger Übung dauerhaft gering gehalten werden.

- NoEmotion – Gleichgültigkeit – Teilnahmslosigkeit – Apathie – Lethargie – Antriebslosigkeit
- Wut – Ärger – Zorn – Unmut – Verdruss – Widrigkeit
- Ekel – Widerwille – Grauen – Aversion – Abscheu – Horror – Hass
- Angst – Sorge
- Hingabe – Liebe/Trauer
- Überraschung – Verwunderung – Staunen
- Freude – Wohlgefallen – Begeisterung – Enthusiasmus
- NoEmotion – Gleichmut – Kommunion – kosmischer Friede

Die Übung darin, die Empfindungs-Gestalten (sentics) in dieser Reihenfolge durch Gesten auszudrücken. Für den Ausdruck der Gedanken und Gefühle steht uns Sprache zur Verfügung. Empfindungen hingegen lassen sich sprachlich – unter Verlust der Gegenwärtigkeit – nur metaphorisch oder poetisch ausdrücken. Hier aber werden wie im Tanz oder bei musikalischer Improvisation Empfindung und sentische Gestaltung zu einem Ganzen in der Gegenwart ihres Gewahrwerdens. Das Ausdrucksmittel ist die Bewegung in der Senkrechte und in der Ebene. Dabei nimmt der Mittelfinger der als empfindungsfähiger eingeschätzten Hand Kontakt mit einer stabilen Unterlage auf. Die senkrechte Komponente entspricht vermehrtem Druck oder sanftem Anheben. Die Ebenen-Komponente ist eine zentrifugal (vom Zentrum weggehende) oder zentripetale (zum Zentrum hingezogene) Bewegung in der Waagerechten.

Jede sentische Form wird zwischen 4 bis 7 Mal wiederholt und der Zyklus als Ganzer immer komplett durchlaufen. Die Abstände zwischen den Wiederholungen sollen variieren und liegen im Bereich einiger Sekunden. Da gelingt es nach entsprechender Übung, die sentische Form nicht zu wiederholen. Vielmehr wird die innere Empfindung jedes Mal frisch und wie im Anfang neu aufgebaut und die Bewegung erst ausgeführt, wenn die Empfindung als authentisch erlebt wird.

»Bei einem Fluss ist es nicht möglich, zweimal hineinzusteigen in denselben – auch nicht, ein sterbliches Wesen zweimal zu berühren und zu fassen im gleichen Zustand – es zerfließt und wieder strömt es zusammen und kommt her und geht fort.« HERAKLIT

Normalerweise sind wir uns nur des sprachlich fassbaren Inhalts der Wirklichkeit bewusst. Besser gesagt: nur die sprachlich fassbaren Inhalte sind *unsere bewusste Wirklichkeit*. Dadurch entgeht uns das mikromomentenhafte Geschehen der subtilen Gesten und der Mikromimik. Mit der Übung der sentischen Zyklen wächst zunehmend die Bewusstheit für die »Räume zwischen den vertrauten Dingen«. Die unbewussten »Vereinbarungen« unbewusster mutualer (gegenseitiger) emotionaler Reaktionen, die uns beständig einen Großteil unserer Lebensenergie rauben, werden nach und nach aufgehoben. Damit wird unverstellte Begegnung möglich.

»Als mir die mikromomentenhafte Welt des impliziten Geschehens noch nicht vertraut war, hätte ich all dies nie in den Vordergrund rücken können.« DANIEL STERN (»Gegenwartsmoment«, S. 13.)

Immer wieder sind Menschen zutiefst überrascht, wie eine so einfache und banal erscheinende Übung Lebensfreude und -energie freisetzen kann. Warum? Wenn wir die wiederholte und authentische Erfahrung machen, dass Emotionen die Folgen innerer Bewegungen sind, dann realisieren wir auf eine ganz selbstverständliche Weise, dass wir Emotionen nicht einfach ausgesetzt sind. Dann beginnt ein Spielraum zu wachsen, nicht mehr unmittelbar auf das Handeln eines anderen oder Geschehnisse in der Welt mit immer gleichen Emotions- und Reaktions-Drehbüchern antworten zu müssen. Sinnesbedeutungsareale im Umfeld des Sprachempfindungszentrum (WERNICKE) enthalten durch Erfahrung eingeprägte Drehbücher (*scripts*), was wir von den potentiellen Wahrnehmungsinhalten der Welt in uns relevant werden lassen und was nicht. Die prämotorischen Areale beim Sprachproduktionszentrum (BROCA) enthalten Skripte für Reaktionsmuster, die wir erlernt haben. Unsere psychosomatische Gesundheit hängt wesentlich davon ab, ob wir diese Empfindungs- und Reaktionsmuster verlernen und neu lernen können. Erlernt haben wir sie in Situationen, in denen wir gar keine anderen Möglichkeiten hatten, vor allem in der Kindheit, durch traumatische oder Überforderungssituationen sowie bei starken Willensübergriffen. Verlernen können wir sie, wenn wir in der Lage sind, eine Lücke zu schaffen zwischen dem Anlass, der Empfindung und der Reaktion.

Die regelmäßige Übung der sentischen Zyklen stellt eine zeitlich und organisatorisch sehr einfache Trainingsmethode dar, die dies in zuverlässiger Weise unterstützen kann.

Eurythmische Formen

Wie wir im Kapitel über Sentische Sequenzen gesehen haben, kann die Entkoppelung leiblicher Gebärden von reaktiven seelischen Zuständen und das freie Gestalten von Grundemotionen seelisch befreiend wirken. Bei der Eurythmie handelt es sich um eine Methode, den Fluss von Energie und Information, der unser lebendiges Dasein ausmacht, bewusst lenken zu lernen. Die Lenkung erfolgt allerdings nicht ähnlich der willkürlichen Muskelbewegung. Statt der Willkürmotorik erfolgt die Bewegung hier durch die Verlagerung des

Achtsamkeit-Fokus entlang der Gestalt einer Ausdrucksgeste. Deshalb kann die eurythmische »Bewegung« auch mit geringfügigsten, äußerlich kaum sichtbaren Bewegungen (z. B. der Augenmuskulatur) oder sogar ganz ohne Aktivierung der äußeren Muskelschichten ausgeführt werden. Gleichwohl ist diese Achtsamkeitsgeste immer von Bewegungen der inneren, autochthonen Muskelschichten begleitet, die die Grundlage unseres Empfindens sind, wie bei den sentischen Zyklen erläutert.

Der Mensch ist nicht nur ein sprechendes, er ist wohl auch ein aus Sprache hervorgegangenes Wesen. SLOTERDIJK drückte dies einmal so aus: »Bevor wir zu sprechen beginnen, sind wir in die Welt hinein gesprochen worden.« Im Abschnitt über Anafonesis haben wir von der spezifischen körperlichen Resonanz bestimmter Laute gesprochen. Analog könnte man bei der Eurythmie von einer leiblichen Resonanz der Sprachlaute sprechen. Unter »Leib« wird hierbei verstanden, was die englische Sprache mit »mind« ausdrückt: das organismische Ganze des lebendigen Flusses von Energie und Information (siehe hierzu SIEGEL). Eurythmie wird erlernt, indem nach und nach die Grundgesten der Sprachentwicklung als somatische Empfindungen erfahren werden. Sprache beginnt – überall auf der Welt – durch die rhythmische Gestaltung zwischen vollständigem Öffnen und vollständigem Schließen des Atemstroms. In der lautlichen Sprache sind dies die Lautdoppelungen »BA-BA«, »MA-MA«, »NGA-NGA« der verschiedenen Sprachen der Welt, die projektiv von Säuglingen und ihren Eltern als die Bezeichnungen von »Vater« oder »Mutter« eingeübt werden.

Mit welchen Organen aber können wir dieses vollständige Öffnen und Schließen des Informations- und Energiestroms wahrnehmen? Im Deutschen werden dafür die Begriffe »Tiefensensibilität« und »Eigenbewegungssinn« verwendet, wobei die wissenschaftlichen Bezeichnungen Propriozeption und Kinästhetischer Sinn dominieren. Der menschliche Säugling erwirbt sich seine propriozeptive und kinästhetische Kompetenz in den ersten drei Lebensjahren, und wir erweitern sie beständig, wenn wir neue komplexe Bewegungsformen erlernen (Fahrrad, Inliner oder Skateboard fahren, Bogenschießen, Tanzen oder Jonglieren). Auch bei der Eurythmie werden äußere Grundgesten, zunächst von einfacher Bewegungsart, ausgeführt. Darauf aufbauend können diese zu einer Kunstform verfeinert werden, die komplexe rhythmische Raum- und Zeitformen gestaltet.

Zentral für das Verständnis der Eurythmie ist jedoch, dass diese äußerlich sichtbaren Bewegungsgesten in ihren Formen der inneren Aufmerksamkeit im Bereich des Leibes folgen und nicht umgekehrt. Infolgedessen lässt sich Eurythmie selbstverständlich auch ohne jede äußere Bewegung ausführen.

Im Zusammenhang mit dem Burnout-Syndrom spielen vor allen Dingen die leiblichen Grundgebärden eine zentrale Rolle. Ist nämlich die Wahrnehmungsschicht der Propriozeption und Kinästhetik nicht mehr nur ein Werkzeug beim Erwerb neuer Bewegungsweisen, sondern als eigenständige Wahrnehmungsebene eingeübt, dann gelingt es sehr viel leichter, ein ahnendes Bewusstsein für die innere und interaktionale Vorbereitung belastender Situationen aufzubauen.

Die in der Eurythmie erworbene Fähigkeit kann man wie das Tiefenradar eines Schiffes begreifen, mit dem es möglich ist, die Untiefen wahrzunehmen, bevor es zu einem Zusammenprall kommt.

Darüber hinaus können mit der Heileurythmie spezifische Energie- und Regulationszentren im Organismus angesprochen werden. Dies setzt voraus, dass der Therapeut über eine subtile Diagnosefähigkeit für energetische Zustände und Ströme verfügt.

Haupthindernis für Eurythmie und Heileurythmie ist für die meisten potenziellen Anwender der quasireligiöse Überbau. Erfreulicherweise setzt hier eine frische und befreiende Entwicklung innerhalb der Eurythmie-Szene ein.

Affekt-Suspension

Die im Folgenden nacherzählte Geschichte kommt in verschiedenen Kontexten zum Vortrag. Ich habe sie in einem Buch des geschätzten argentinischen Psychotherapeuten JORGE BUCAY gelesen. Sie handelt von einem kleinen Elefanten, der mit einer Fußfessel angekettet ist. Immer und immer wieder versucht der kleine Elefant, die Kette zu zerreißen. Er will nicht fixiert sein, er will umherrennen und neugierig die Welt erkunden. Aber je mehr er sich müht, umso tiefer schneidet der stählerne Reif in sein Fleisch. Die Wunde brennt, entzündet sich. Schließlich reicht schon ein leichter Ruck, und die zarte Narbe reißt wieder auf. Die Schmerzschwelle ist durch Bahnung gesenkt. Schließlich »erwartet« er den Schmerz, wenn er versucht, einen Schritt weiter zu gehen, als der Spielraum der Kette reicht und … der Schmerz durchfährt ihn! Nach Wochen und Monaten des vergeblichen Bemühens gibt er an irgendeinem Tag endlich, auf. Jetzt »weiß« er, dass es keinen Ausweg gibt und dass jeder Schritt über den vorgegebenen Freiraum hinaus zu heftigem Schmerz führt.

Ist der Elefant letztlich erwachsen und ein tonnenschweres Tier geworden, reicht immer noch die dünne Kette des Jungtieres, um ihn am Ort zu halten. Niemals wieder wird er es wagen, sich diesem Schmerz auszusetzen.

Aber eines Tages kommt ein Buschfeuer nahe an seinen Standort. Eine elementare Bedrohung ergreift ihn und mit einem kleinen, unscheinbaren Ruck zerreißt er die schwache Kette, um die Flucht zu ergreifen.

Wir haben schmerzvolle Erfahrungen gemacht, wir haben Glaubenssätze eingeimpft bekommen. Das sind die Ketten, die unseren Spielraum begrenzen und uns abhalten davon, unser Potenzial zu entfalten. Wir »wissen«, dass wir bestimmte Dinge niemals können werden, dass wir sie nicht dürfen, dass wir »lieber sterben«, als so etwas zu tun, ja es auch nur einmal vorsichtig zu probieren. Wir »kennen« den, zu dem wir »Ich« sagen, und seine Fähigkeiten angeblich genau.

Was wir wirklich und wirksam kennen, ist der Spielraum, der uns durch unsere biografische Erfahrung gewährt ist. Mit dieser Begrenzung identifizieren wir uns wie der kleine Elefant an dem Tag, an dem er aufgibt.

Manchmal kommt ein Ereignis auf uns zu, das uns so elementar ergreift wie das Buschfeuer. Oft ist dies ein Schicksalsschlag oder eine furchtbare Notlage. Wir wachsen über uns hinaus, wir können, was wir nie für möglich gehalten haben, und wir trauen uns das, was wir mit Vehemenz zu vermeiden versucht haben.

Können wir unseren Spielraum auch auf eine weniger krisenhafte Weise erweitern? Und vor allem in eigener Initiative, ohne dass wir schon auf dem harten Grund des Schicksals aufgeschlagen sind?

Wir möchten hier eine Technik beschreiben, die es in ähnlicher Form unter vielen, meist rechtlich geschützten Bezeichnungen gibt und die einander mit werbenden Aussagen zu übertrumpfen versuchen. Das Grundprinzip ist so schlicht wie wirksam und bedarf keiner Kurse, Seminare oder graduierter Ausbildungen, um es erfolgreich anwenden zu lernen.

Beginnen wir mit einer einfachen Situation. Ein bestimmter Gedanke – eine Sorge oder Angst oder eine schmerzhafte Erinnerung – drängt sich immer wieder als ein obsessiver Inhalt in Ihr Bewusstsein. Wir werden nun die zwanghafte Bindung lösen, die »Kette sprengen«, ohne dass uns eine äußere Not ablenkt und zur Überwindung zwingt.

Jedem solchem Bewusstseinsinhalt gegenüber nehmen wir ein ablehnende Haltung ein. Wir wollen diesen unangenehmen Zustand nicht, er drängt sich uns, scheinbar gegen unseren Willen, auf. Wir wollen diese Haltung ab jetzt den »Nein-Strom« nennen.

Wenn Sie dazu eine plastische Erläuterung und ein konkretes Erleben brauchen, dann denken Sie an eine körperliche Eigenschaft, die Sie an sich selbst nicht mögen (Nase, Bauch, Oberschenkel, Körpergröße usw.) und beobachten Sie Ihre dagegen aufgebaute

Abwehrhaltung. *Das,* diese innere Bewegungsgeste, ist mit Nein-Strom gemeint.

Der erste Schritt besteht nun darin, dass wir aus dieser Abwendung eine Zuwendung machen. Allen, die jetzt innerlich aufstöhnen und meinen, hier würde über eine weitere Variante des positiven Denkens berichtet, sei gesagt: Sie täuschen sich! Wir reden uns jetzt nicht unseren »Bauch schön und schlank«. Wir wenden uns unserem Bauch und den *Empfindungen* zu, die wir dabei haben.

Wir versuchen, diese Empfindungen aus der ihnen normalerweise folgenden Urteilsstarre (»furchtbar«, »entsetzlich«) zu lösen und in allen Dimensionen und in ihrer ganzen Tiefe zu erfahren. Wir schauen jetzt genau, in allen Details dorthin, von wo wir normalerweise pauschalierend negativ wegzuschauen gewohnt sind.

Das bedeutet auch, dass wir unsere inneren Sinne (Interozeption, Kinästhetik) mit einsetzen, um die Mitreaktion unseres Körpers bei dieser ablehnenden Haltung in allen Einzelheiten spüren zu können.

Im zweiten Schritt fragen wir uns, ob wir dieses komplexe Empfinden willkommen heißen können, als wäre es ein Gast. Nicht den »Bauch«, sondern die Empfindungen, die sich einstellen, wenn wir uns ihm zuwenden.

Wir fragen uns: »Könnte ich es mir erlauben, diese Empfindungen in mir – so gut es eben geht – wie einen Besucher auf- und anzunehmen? Ich muss ihn weder mögen noch ablehnen. Neugierig und mit offenem Fokus wende ich mich ihm zu. Wäre das möglich?«

Ja? Dann können wir zum dritten Schritt gehen. Nein? Ich merke, dass ich es nicht einmal für möglich halten kann. Dann versuchen wir, diese Emotion tatsächlich als eine Motion, eine Bewegung, zu imaginieren. Eine Bewegung wovon? Von Wärme. Über einer Flamme, weit über dem sichtbaren Teil der Flamme und weit größer als sie, gibt es eine komplexe Wärmebewegung. So, als Wärmebewegung, versuchen wir nun diese Emotion zu erleben. Dazu schließen wir unsere führende Hand wie um einen kleinen Vogel herum, den wir festhalten, aber nicht erdrücken wollen. Ist die Hand zu locker, entflieht er uns, schließen wir die Hand zu fest, lebt er nicht mehr. In diese gelöste Spannung und den damit gebildeten Aufmerksamkeitsraum hinein imaginieren wir die bewegte Raumform der Wärme, die der Emotion (der vielschichtigen Empfindungen) entspricht.

Jetzt, nachdem Sie sich soweit aus der Identifikation mit dieser Emotion lösen konnten, dass Sie sie »in der Hand halten« können, werden Sie es zumindest für möglich halten, dass Sie das, was Sie in der Hand halten, aus dieser Distanz als eine neutrale Tatsache annehmen können, ohne sich dagegen zu wehren.

Im dritten Schritt fragen wir: »Kann ich es mir grundsätzlich gestatten, diese Emotion, diesen Gedankeninhalt loszulassen oder

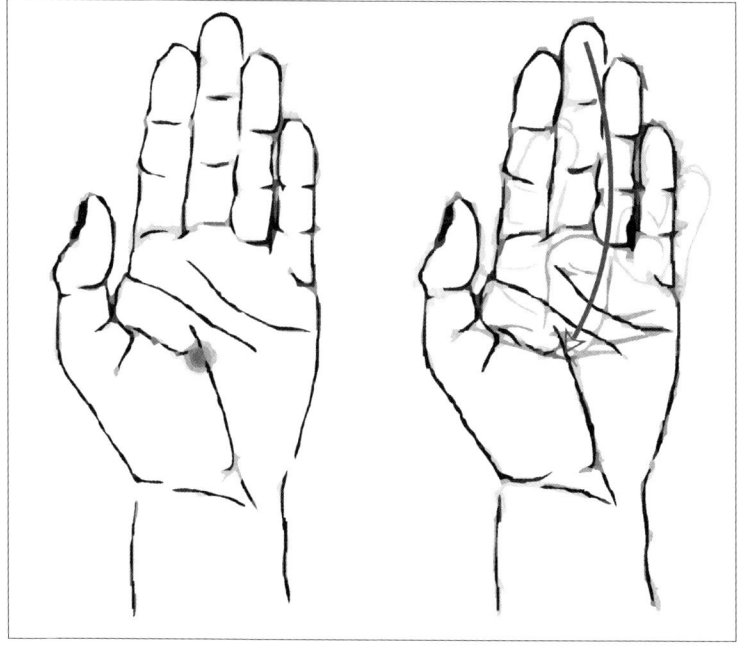

Abb. 30: Der Punkt für eine mögliche Handgeste liegt auf dem Perikard-Merdian (PK-3). Er kann leicht gefunden werden, wenn man den Mittelfinger einer Hand maximal zum Daumenballen hin einknickt.

265

es wenigstens zu versuchen?« Ja? Dann könnten wir zum vierten Schritt kommen. Nein? Dann wenden wir uns wieder der Raumform zu, die wir als Wärmegebilde in unserer Hand imaginiert haben. Wir beobachten, wie sich diese Form verdichtet und kondensiert, bis sie schließlich an einer bestimmten Stelle der Handfläche (Abb. 30) als ein einziger winziger Punkt gehalten wird. Mit dieser Erfahrung im Rücken trauen wir uns nun für möglich zu halten, diesen winzigen Punkt, zu dem die Emotion geschrumpft ist, vorüber gehen zu lassen.

Im vierten Schritt stellen wir uns die Frage:»Wäre ich eventuell bereit zu wagen, diesen Bewusstseinsinhalt loszulassen?« Ja? Wir können zum fünften Schritt kommen. Nein? Wir versuchen *dieses Nein selbst* als eine Wärme-Bewegungs-Form zu imaginieren und wiederholen die Schritte zwei bis vier. Sobald wir dieses Nein loslassen können, kehren wir zu unserer Ausgangsfrage zurück.

Der sechste Schritt ist ein einfacher. »Wann?« Ist die Antwort »Jetzt!«, dann tun wir es. Wir visualisieren dann, wie sich diese Form von uns löst. Wir öffnen die Hand und lassen diesen Inhalt, diese Emotion, diese Überzeugung, dieses Urteil los. Ist die Antwort »Später!«, dann begegnen wir diesem Später mit der gleichen Offenheit und Akzeptanz, loten alle dazu gehörenden Empfindungen aus und beginnen das Später, beginnend mit Schritt eins, loszulassen.

Die Einwände gegen so etwas Schlichtes, Primitives, Oberflächliches prasseln geradezu auf mich ein. Doch statt voreilig derartige Urteile zu fällen, ist der Versuch möglich, die Schritte tatsächlich zu gehen. Wann? Jetzt!

Sind wir wirklich diesen Schmerz, diese Angst, diese Erinnerung, diesen zwanghaften Gedanken auf Dauer los? Nein. Wir sind ihn *jetzt* los. Und wir wissen, wie wir ihn loswerden können. Und beim nächsten Mal gelingt es uns schneller und leichter. Diese Methode ist kein radikales Vernichtungsmittel gegen unangenehme Bewusstseinsinhalte. Sie ist vielmehr eine Trainingsmethode, die uns ermöglicht, die (Selbst-)Führung auch dann zu behalten, wenn Unangenehmes, Ängstigendes und Schmerzhaftes auf uns einstürmt.

Wenn es uns gelingt, bis zum »Jetzt!« des sechsten Schrittes zu gelangen, geschieht meist etwas Eigentümliches. Das, was wir so betrachtet haben, konnten wir loslassen und es ist vorüber gegangen. Aber, wie von Geisterhand, wird »von unten« ein anderes »Problem«, ein anderer, vielleicht sogar ein schmerzhafterer Inhalt »nachgeschoben«. Wir brauchen dann die Bereitschaft, mit diesem (und eventuellen weiteren) Inhalten solange auf die gleiche Weise zu verfahren, bis der Stapel, fürs Heute gesprochen, leer ist.

Für kurze Zeit, und dies sehr erfüllend, stellt sich das Gefühl von Freiheit ein und damit verbunden ein ungeahnter Zuwachs an empfundener Lebensenergie. Wir verweilen in einer kinästhetischen Imagination, in diesem Empfinden, in Kontakt mit unserer Kraft gekommen zu sein. Dieser abschließende Schritt ist außerordentlich wichtig. Er geht meist mit Empfindungen der Dankbarkeit und Wertschätzung einher.

Welche Bewusstseinsinhalte sind geeignet für dieses Training?

Sinnvollerweise beginnt man mit dem, was einen immer wieder bedrängt und was man auf eine andere Weise nicht (auf)lösen kann. Schmerzhafte Erinnerungen, aktuelle und chronische Ängste und Sorgen, zwanghafte Gedanken.

Ist man ein wenig versierter damit, kann man den Bereich ausdehnen auf bestimmte Grundüberzeugungen, die man über sich und die Welt hat und die sich als unfruchtbar, hinderlich und einschränkend erwiesen haben beziehungsweise erweisen. Vor allem negative Selbstbilder und selbstdestruktive Urteile sind hier angesprochen.

Grundsätzlich ist es der gesamte Bereich der Selbst-Attribuierung, der unser Potenzial einschränkt. Einmal daran gewöhnt ist es uns sehr wichtig zu wissen, wer wir sind und über welche Stärken und Schwächen wir verfügen. Diese »Beeigenschaftung« unseres Selbst, die wir in ihrer Gesamtheit »Ich« nennen, ist aus denjenigen Wiederholungen hervorgegangen, die im Wechselspiel sprachlicher oder motorischer Äußerungen und der (positiven oder negativen) Resonanz auf diese Äußerungen entstanden sind. Wie Replikanten, eine sich selbst vervielfältigende und ganze soziale Systeme infizierende Spezies, wirken diese Resonanzphänomene. Familiäre, dörfliche, ländliche und nationale Eigenschaftssysteme entstehen auf diese Weise. Sie sind die Antipoden unserer Freiheit.

Neuerdings werden diese »viralen« Einfüsse auch als Meme (RICHARD DAWKINS) bezeichnet. Anders als Gene, die sich sequentiell verbreiten, breiten sich Meme wie andere ansteckende Wirkungen auch horizontal aus. Der Begriff ist aus einer Zusammenziehung von Genen und dem griechischen Wort für Gedächtnis gebildet. Genau so ist ihr Zustandekommen. Es hat etwas mit Überleben und der Fähigkeit zu tun, sich erinnern zu können. Beides ist bis zu einem bestimmten Grad förderlich. In dieser Kombination sich verselbständigend richten sich Meme schließlich gegen unsere freie Selbstbestimmung.

Wir können experimentieren damit und beobachten, was geschieht, wenn wir die uns angeblich zentral ausmachenden Eigenschaften auf die angegebene Weise vorüber gehen lassen. Vielleicht haben wir Angst davor, dass dann »nichts mehr übrig bleibt von uns«. RÜDIGER SAFRANSKI betont ganz zu Recht in »Wie viel Wahrheit braucht der Mensch?«: »*Angst vor der Freiheit ist Angst vor der eigenen Kontingenz, der Nicht-Notwendigkeit.*«

Nicht zuletzt ist diese Übung eben auch geeignet, das eigene Potenzial zu entfalten. Aus der Burnout-Krise führt der Weg meist über eine Neuerfindung heraus. Wenn wir beginnen, uns selbst in der Zukunft glaubwürdig so zu imaginieren, dass unser Leben wirklich verändert ist, dann stellen sich Selbstzweifel, Angst, Hemmung, Rückbindung, Rückversicherung und viele andere hindernde Zustände ein. Alle diese blockierenden Momente können in der geschilderten Weise aufgelöst werden. Versuchen wir diese Einflüsse hingegen über »Positives Denken« schönzureden oder sie einfach unterdrückend zur Seite zu schieben, werden wir eher wieder in der

Schleife der Wiederholung leidvoller Erfahrungen des Gleichen, minimal variiert, landen. Aktuelle Studien zeigen, wie gerade dort, wo Positives Denken am meisten eingesetzt wurde, die Methode nicht nur *nicht nützt*, sondern nachweislich schadet. Hier hingegen werden alle Störgrößen eingehend studiert und erst dann losgelassen, wenn es glaubwürdig möglich geworden ist.

Autonomietraining

Der autarke Mensch »weiß«, dass er sich letztlich nur auf sich selbst verlassen kann. Er ist wenig teamfähig und hat es schwer, Aufgaben zu delegieren. Er legt viel Wert auf seine Unabhängigkeit, ja er erblickt selbst schon in der Möglichkeit, abhängig werden zu können, eine elementare Bedrohung.
Der autonome Mensch strebt nach einem Lebensmodell, das mit seinen inneren Werten kohärent ist. Er kommt ohne die Begründungssysteme aus, mit denen normalerweise Handeln und Nicht-Handeln gerechtfertigt werden. Vielmehr kann er sich auf die Unmittelbarkeit seiner Willensintuition verlassen, weil er seinen Freiheitsraum nicht dadurch einschränkt, dass er bestimmte Betrachtungsweisen und Gesichtspunkte von vornherein ausschließt. Er kann angstfrei um Hilfe bitten und in ein Team eintauchen, dies ohne Sorge, darin seine Grenzen zu verlieren oder überwältigt zu werden.

Wir wollen mit den Begriffen »Autarkie« und »Autonomie« eine wesentliche Ebene des Entstehens und fruchtbaren Verarbeitens einer Burnout-Krise erfassen.

Synonym – und damit das Unvereinbare unter einem ungeeigneten Begriff zusammenfassend – zu den Begriffen Autarkie und Autonomie wird im Deutschen der Begriff »Selbstständigkeit« verwendet. Dabei setzt die Selbstständigkeit der Autarkie auf Abgrenzung und das überwiegende Verlassen auf die eigenen Kräfte, während Autonomie den Bereich der Selbstständigkeit meint, der mit Eigenverantwortlichkeit und Selbstbestimmung einhergeht. Nach Autarkie strebende Menschen bergen große Risiken für die Burnout-Entstehung, während nach Autonomie Strebende in Kontakt mit ihren Ressourcen kommen (die sie vor Burnout schützen oder aus der Krise herausholen).

Autarke Menschen verfügen über ein hohes Maß an Selbstkontrolle, während autonome Menschen zur Selbstregulation fähig sind. Man kann Selbstkontrolle als die autoritäre Form der Selbststeuerung bezeichnen. Damit ist gemeint, dass sie Prozesse und Haltungen unterdrückt, die aktuelle Zwecke nicht unterstützen. Auch Selbstaspekte (Vorlieben/Abneigungen, charakteristische Persönlichkeitsprägungen und Ähnliches), die mit der angestrebten Intention nicht gut vereinbar sind, bleiben meist unbeachtet oder werden aktiv verdrängt. Aus der inneren und äußeren Wirklichkeit werden nur die in der Absicht liegenden Aspekte bejaht, während der allergrößte Teil als nicht zur Absicht gehörend verneint wird. Dadurch verengen sich die emotionalen Ressourcen, und die Absicht kann nur mit einem vergleichsweise großen Aufwand und intensiver Anstrengung durchgesetzt werden. Selbstregulation hingegen könnte man als kooperative Selbststeuerung bezeichnen. Sie beschreibt eine Betätigung des Willens, die aus der großen Palette der Wirklichkeit nichts ausschließt, im Gegenteil, auf viele Stimmen zugleich hört: auf die Körpersignale, auf die Gefühlsstimmungen, auf die Vorlieben und Abneigungen, auf Vorerfahrungen, auf die persönlichen Grenzen, die somit alle bejaht, also einbezogen werden.

Die Orientierung der selbstkontrollierenden Durchsetzung zweckgerichteter Absichten hat immer einen benenn- und begründbaren Begünstigten: mich selbst im Egoismus, den anderen im Altruismus, das eigene Ansehen in der Egolatrie, im extremen Fall »die Menschheit« oder andere »eingefrorene« (das heißt nicht-gegenwärtige) Ideale, die zu Idolen verfestigt wurden. Die Ausrichtung der kooperativen Selbststeuerung richtet Handeln an der Gegenwart des Wir aus. »Ist diese Tat/dieses Vorhaben gut für uns?«. Wer ist mit uns gemeint? Meine Partnerschaft, meine Familie, meine Firma, meine Stadt, meine Nation? Nein, dieses Wir ist ohne Grenzen und ohne partikulare Vereinzelung. So, als sei da ein ins Unendliche ausgedehntes Wahrnehmungsfeld um unser Herz herum, leuchtet uns ohne Begründbarkeit unmittelbar ein (und verunsichert uns manchmal sehr !), was »gut für uns« ist. Dann handeln wir energie-schöpfend aus dem Gewebe der Gegenwart heraus in Solidarität, in Kreativität und im schaffenden Aufbau.

Selbstregulation wäre also eine Selbstführung im offenen Fokus, während Selbstkontrolle in einem konzentrierten Modus geschieht, der weite Bereiche der inneren und äußeren Wirklichkeit ausschließt. Nahezu jeder Burnout-Betroffene hat von mehr oder weniger sachkundiger Seite oft gehört, dass er lernen müsse »Nein« zu sagen. Aus dem gerade Dargestellten wird ersichtlich, wie problematisch dieser Ratschlag ist, ganz abgesehen von seiner praktischen Undurchführbarkeit.

Die Anfangsstadien des Burnout-Syndroms sind meist durch eine Verstärkung der ohnehin übermäßig gesteigerten Selbstkontrolle gekennzeichnet. Die späteren Stadien hingegen weisen dann ein zunächst situativ vorübergehendes, dann schließlich phasenweise vollkommenes Zusammenbrechen der Selbstkontrolle auf.

Das Erlernen der autonomen Führung seiner selbst stellt einen zentralen Faktor für Menschen in der Prävention und Behandlung von Burnout dar.

Meditation

Meditation ist ein heikles und – so paradox das klingen mag – emotional aufgeladenes Thema. Viele scheinen so sicher zu wissen, was Meditation ist, dass ihr zustimmendes oder abfälliges Urteil unmittelbar bereit zu stehen scheint und ungefragt abgegeben werden muss. Unter den manchmal schwärmerischen Befürwortern finden sich nicht selten Menschen, für die jedes stille Dasitzen und Hinweg-dämmern Meditation ist. Nicht selten habe ich mir anhören sollen, wie Menschen nicht nur verzückt ihr eigenes Dösen, sondern auch das ihrer Katzen als Meditieren beschrieben haben. Andere wiederum erachten eine bestimmte Körperhaltung (»Lotussitz«), Duft- und Farbstimmungen (von »Räucherstäbchen« über »Weihrauch« hin zu »Farblichtmeditationen«) und Devotionalien (heutzutage möglichst anderer – zumeist unvertrauter und unverstandener – Kulturen) als eine willkommene Gelegenheit, ihre religiösen Gefühle jenseits der ihnen vertrauten und oft nicht mehr tragenden Religionen zu reaktivieren. Eine dritte, vergleichsweise kleine Gruppe übt sich darin, ihr Bewusstsein für eine bestimmte Zeit auf einen Inhalt (»Mantram«, Netz zusammenhängender Gedanken, Zitate aus der Bibel) zu konzentrieren. Wer gewöhnlich abfällig oder überheblich über Meditation spricht, meint immer eine dieser drei »Meditationsweisen«. Wenig Negatives ist über die letztgenannte Gruppe zu hören, Vertreter der zweiten Gruppe werden schon mal als »Spinner«, »Buddhisten« oder »Hippies« bezeichnet, während die erste Mediationsgruppe allenfalls ein müdes Lächeln erntet.

Höchstwahrscheinlich stimmt es, dass wir Menschen – unserer ursprünglichen Natur gemäß – Forscher sind, Erkenntnis Suchende. Dahinter scheint unser grundsätzliches Entfremdungsgefühl der Welt gegenüber zu stehen. Kein äußeres Glück, weder Wohlstand noch soziale Anerkennung, keine Manipulation vorgeblicher Sicherheit, keine Versuche, Alter und Krankheit zu leugnen oder zu verdrängen, scheinen diesem Entfremdungsgefühl für mehr als eine kurze Zeit der Betäubung Einhalt gebieten zu können.

Tiefes religiöses Empfinden, das im Westen gleichwohl eine große Seltenheit geworden ist, kann diese Sicherheit und Beheimatung wohl bewirken. Künstlerisches Schaffen auch. Beides hebt Entfremdung (und damit quälende Sinnfragen) auf und führt den Menschen zu einer Grundempfindung von Bedeutung. Bedeutung (Sinn des eigenen Dasein und Tätigseins) aber ist der wichtigste Baustein des Kohärenzempfindens, das unserer energiegeladenen Gesundheit zugrunde liegt. Beide Wege – tiefe und authentisch gelebte Religiosität und eigenständiges künstlerisches Schaffen – werden

Wenigen vorbehalten sein. Ein dritter – für die meisten Menschen gangbarer – Weg ist Meditation, insofern sie der Weg der Freude an forschender Erkenntnis der Prozesse ist, die das menschliche Bewusstsein hervorbringen und die dieses, in Umkehrung formuliert, hervorbringt.

Religiöse Ritualisierungen und Glaubensforderungen, das »Kreativität« genannte Pseudokünstlertum des »Sachenmachens« und eben auch die genannten Formen von Quasimeditation verhindern die Freude dessen, dem es auch noch im Erwachsenenalter gegeben ist, staunend neugierig zu fragen und zu forschen. Wie die Praxis von Quasimeditation haben auch veräußerlichte religiöse Rituale und »Umgangsformen« sowie »künstlerische Beschäftigungen« der genannten Art im Endeffekt eine fatal destruktive Wirkung: Sie mindern zwar ein wenig die emotionale Last des Alltags, manipulieren dabei aber nicht unerheblich und bestimmten legalen und illegalen Drogen ähnlich die Neurotransmitter-Spiegel des Gehirns und damit unsere Grundstimmung. Sie wirken sedierend und – ich meine dies wörtlich – machen die Menschen »stoned«.

Meine Vorsicht und Zurückhaltung bezieht sich also nicht auf Meditation im Allgemeinen, sondern darauf, auf welche Weise sie geübt wird. Wenn sie uns hilft, einen Zugang zur authentischen Natur unseres Geistes zu gewinnen, ist sie von unschätzbarem Wert. Wenn sie aber – wie es derzeit noch weitestgehend der Fall ist – der Vermeidung dient, wirkt sie selbstdestruktiv und kostet uns neben der vergeudeten Zeit auch noch die dabei verlorene Lebensenergie. Wenn wir uns erst einmal an eine Vermeidungshaltung gewöhnt haben, werden wir abhängig davon. Wenn Quasimeditation erst einmal dazu geführt hat, dass ein mickriges oder scheiterndes Selbstempfinden gemindert wurde, ist man abhängig davon geworden. Man hat die Erfahrung gemacht (und nicht selten Schuldgefühle dabei erlebt), wie schlecht es einem geht, wenn man einmal nicht zum »Meditieren« gekommen ist. Freude an der Erkenntnis steht der Vermeidung emotionalen Schmerzes jedoch diametral gegenüber.

Durch Atemmanipulation, Trommeln, Trancetänze, Gemeinschafts-stimmungen, Düfte und bestimmte Körperhaltungen ist es nicht schwer, eine Unzahl psychoaktiver Substanzen im Gehirn freizuset-zen, die wie von außen zugeführte psychoaktive Substanzen auch relaxierend, sedierend und harmonisierend wirken. Leichte visuelle und akustische Halluzinationen sind dabei möglich, die von man-chen Adepten peinlicherweise auch noch als Erleuchtungen miss-interpretiert werden. Die Erfahrung zeigt, dass bereits nach nicht allzu langer Anwendung solcher »meditativer Techniken« die Auto-nomie – Selbstbestimmung und Initiative – leidet und dass, ähnlich wie bei anderen Vermeidungstechniken und Drogen, die Entwick-lung depressiver Zustände gefördert wird.

Nicht selten werben Gruppierungen oder Institutionen, die Quasi-meditation anbieten, gerade damit, dass ihre Methoden »Alpha«- oder »Theta«-Zustände des Gehirns hervorzurufen in der Lage sind. Neuerdings werden diese durchaus zutreffenden Aussagen auch mit QEEG-Aufzeichnungen belegt. Die geneigte Leserin und der geneig-te Leser werden aus dem Grundlagenkapitel heraus selber verstehen, dass Alpha- und vor allem Theta-Zustände gerade diejenigen Berei-che sind, in die wir flüchten, indem wir unser waches Empfinden dämpfen. Dass wir dabei Endorphine (körpereigene Morphine) aus-schütten, haben Sie verstanden. Dass man davon regelrecht abhän-gig werden kann, ist leicht nachzuvollziehen.

Wie schwer es ist, einmal eingeschlagene Vermeidungswege auf-zugeben, wissen wir alle zur Genüge. Weist uns jemand – rational – darauf hin, verstärkt dies nur unsere – irrationale – Abwehr. Der Entzug von Quasimeditation unterscheidet sich vom Drogenentzug nicht grundsätzlich.

Es ist nicht ganz einfach, diese Pseudozustände von den authenti-schen Möglichkeiten der Natur des menschlichen Bewusstseins be-grifflich sauber zu unterscheiden. Das hängt unter anderem damit zusammen, dass einige eigentlich brauchbaren Begriffe stark religiös geprägt oder altertümlich geworden sind. Seligkeit ist ein solcher

Begriff. Das amerikanische »bliss« ist so angenehm neutral wie auch der Sanskrit-Begriff »ananda«, die beide Seligkeit bedeuten.

Es klingt nicht unmittelbar akzeptabel, wenn man davon spricht, dass die ursprüngliche Natur des menschlichen Geistes »Glückseligkeit« ist. Und doch gelingt es mir nicht, es adäquater auszudrücken. In der Glückseligkeit dürfen Trauer, Schmerz, Angst, Wut, Ärger, Armut, Langeweile und jedes andere Gefühl ebenso vorkommen wie jede andere Erscheinung des ganzen Universums. Das ist Glückseligkeit: nichts betonen und nichts unterdrücken zu müssen. Dass wir ganz im forschenden und fragenden Wachsein verweilen können. Dass wir erkennend eins werden mit allem. Dass ein Erkenntnisweg Allgegenwart verwirklicht.

Vielen »spirituellen« Menschen steht neben der Pseudomeditation auch noch ihr idealistischer Helferwille zur Hand, um Gewahrsein zu vermeiden. Dass diese Haltung der karitativen Ablenkung direkt zum Burnout führen kann, wurde aus der bisherigen Darstellung wahrscheinlich überdeutlich. Hilfe zur Selbsthilfe hingegen – das ursprüngliche Konzept der Salutogenese – ist nicht nur für den »Geholfenen« langfristig viel erfolgreicher, es fordert auch den Helfer zur Selbsterkenntnis heraus. Anderen zu dienen kann Ausdruck einer allumfassenden Liebe sein, wenn ich selbst im Wir gleichwertig vorkomme. Es kann auch eine Möglichkeit sein, das Bewusstwerden des eigenen emotionalen Schmerzes und/oder der eigenen Bedürfnisse zu vermeiden. Dem liegt meist ein stark vermindertes oder kaum zugelassenes Bewusstsein der eigenen Beweggründe zugrunde. Wenn man bei hoch engagierten Menschen diesen Bereich fragend tangiert, kann einem zuweilen eine Welle des Entsetzens und der Wut entgegenschlagen, die uns die Strategie der Vermeidung unmittelbar vor Augen führt. Da in einigen Gruppierungen diese Fragen gemeinschaftlich vermieden werden, entwickeln sie »burgartige« Verteidigungsstrategien gegenüber möglichen Fragen, die ihre unbewussten Motive betreffen. Ein freier Umgang mit der Frage der Beweggründe des Dienens offenbart uns hingegen einen freien Geist, der bestimmte durchaus nahe liegende Fragen nicht zu vermeiden versucht.

Das Vorgenannte möchte ich als Meditation bezeichnen und sie klar unterscheiden von den angeführten Formen der Quasimeditation, die zu illusorischer Seligkeit (Sanskrit: »samsara«) führen. Quasimeditation strebt in der einen oder anderen Form »Scheuklappen« der Bewusstwerdung an. Wenn man an einem »Mantram«, einem »Inhalt«, einer »Technik« hängen bleibt, unterbindet man einige oder die meisten Bereiche, die der Achtsamkeit zugänglich sind. Meditation aber dehnt aus, öffnet, weitet, schärft, präzisiert das Bewusstsein eines Menschen. Nicht nur pseudoseligmachende, auch andere Arten der Illusion lassen sich nach und nach durchschaubar machen, vor allen anderen aber die Illusion, die wir uns im Laufe einer Biografie als unser subjektives »Ich« aufgebaut, regelrecht zusammenmontiert haben.

Es ist nahe liegend, emotionalen Schmerz zu vermeiden. Wie im Grundlagenkapitel ausführlich erläutert, ist unsere Wahrnehmungsorganisation geradezu darauf getrimmt, Angst und Schmerz auslösende Situationen so rechtzeitig und sogar antizipierend zu registrieren, dass uns ihre Vermeidung möglich wird. Hier unterscheiden wir uns nicht von der Haltung höherer Säugetiere.

Auf dem Weg zur Freiheit jedoch ist dieses biologische Erbe eine Fußangel. Wir streben Glückseligkeit an. Jeder von uns. Selbst der, der dies leugnet und seinen Idealismus darüber stellen will. Durch Vermeidung bestimmter Bereiche unseres Bewusstseins, durch Leugnung, Verdrängung, Unterdrückung, selbst und gerade dann, wenn diese im Kleide hoher Ideale auftreten, unterliegen wir der Illusion vorübergehender Zustände reduzierter Angst und verminderten emotionalen Schmerzes. Aber wie unschwer zu beobachten ist, führt dies immer tiefer in die Verstrickung hinein und endet schließlich in Zuständen, für die wir Begriffe wie »Burnout« oder »Depression« verwenden.

Meditation hingegen ist offen. Unser Bewusstsein bewegt sich auch dorthin, wo die Angst und der Schmerz lauern. Selbstgewahrsein hat keine Tabuzonen.

Mittlerweile liegen einige solide neurophysiologische Studien zu den zentralnervösen Prozessen vor, die beim Meditieren ablaufen. Sie zeigen übereinstimmend, dass Anfänger im Meditieren vor allem in Alpha-Zustände ihrer Hirnwellenaktivität gelangen. Diese Ergebnisse sind weitestgehend unabhängig von der Art der Meditationsanleitung. Dieser Zustand ist gekennzeichnet von einem Dämpfen der Vigilanz und einer zunehmenden seelischen und körperlichen Ruhe. Hier kann man keinen spezifischen Effekt des Meditierens belegen. Andere Methoden, die mit leichter Dämpfung der Sinneseindrücke, mit wiederholenden Mustern oder auch nur geschlossenen Augen und bequemer Sitzhaltung arbeiten, bewirken einen vergleichbaren Effekt.

In der Übung der Konzentration auf den Atem, auf Mantren, auf Sutren, auf Symbole oder andere begriffliche Inhalte zeigen Fortgeschrittene ebenfalls ein von der einzelnen Methode weitgehend unabhängiges Bild: Zu den Alpha-Zuständen kommen immer häufiger und länger werdende Theta-Perioden hinzu. Diese können mit Gefühlen des Einsseins (mystisches Erleben eines höheren Wesens, von Stimmen oder von Licht(-gestalten) bei einem Viertel der Praktizierenden), des »Verlöschens« (so genannter Nirwana-Faktor bei etwa einem Fünftel der üblicherweise Meditierenden) und tiefem körperlichen Frieden (mit Angst- und Sorgenfreiheit bei ebenfalls durchschnittlich jedem Fünften) einhergehen.

Praktizierende hingegen, die unter Meditation Bewusstseinsforschung verstehen (in den Kognitionswissenschaften als so genannte Erste-Person-Forschung bezeichnet), zeigen ein ganz anderes Bild und einen anderen Verlauf. Zunächst nimmt in den ersten paar Minuten ebenfalls die Alpha-Aktivität zu, weitestgehend davon abhängig, ob mit offenen oder geschlossenen Augen meditiert wird. Relativ rasch wird dieser Zustand von einer vermehrten SMR-Aktivität (»low beta«) abgelöst. Mit zunehmender Erfahrung kommen immer wieder starke High-beta-Aktivitäten hinzu, die mit Empfindungen der Urangst des Fallens einhergehen. Manche Menschen reagieren auf diese Zustände stark körperlich. Dies kann sich in einer stark zunehmenden Herzfrequenz, Hyperventilation, Hyperarousal, Flushes und drohenden oder tatsächlich eintretenden Ohnmachtsattacken ausdrücken. Je weniger die Übenden in einem Zustand des somatoästhetischen Spürens verankert sind, in den der ganze Körper einbezogen ist, desto häufiger treten solche Zustände ein.

Im Gegensatz zu dem über die Serotonin- und Endorphin-Aktivierung der Quasimeditation in die mögliche Abhängigkeit führenden Weg setzt diese Achtsamkeits-Meditation im Durchgang durch den High-Beta-Zustand eine starke Dopamin-Freisetzung in Gang. Es überrascht deshalb nicht, dass Menschen, die regelmäßig auf diese Weise meditieren, sehr agil und ungewöhnlich initiativ sind. Überdies können sie mit sehr guten Gedächtnisleistungen aufwarten und sind in ihrer Zukunftserwartung ausgesprochen positiv ausgerichtet. ausgerichtet. Regelmäßig gehören Quasimeditierende zu jenen, die sich von der Welt, von der Technik, von den äußeren Lebensumständen bedroht fühlen. Da sie viele Persönlichkeitsanteile und eigene Motive aus ihrer Wahrnehmung verdrängen, projizieren sie sie nach Außen. Achtsam Meditierende hingegen hängen eher der Pronoia-Richtung an: sie sind voller Vertrauen in sich, den anderen und die Welt. Was schwierig ist, sehen sie ebenso wie jeder andere auch, vielleicht sogar schon ziemlich früh. Aber sie verharren nicht im Urteilen und in der Opferrolle. Sie handeln in frei selbstbestimmter Initiative.

Ohne die mit ruhig-gelassenem Bewusstsein registrierbare und damit mögliche Annahme unserer tiefsten Angst, der unkonditionierten Urangst, ist ein realer meditativer Zustand eines »bliss« nicht möglich. Der erst einmal nur sekundenlang mögliche Durchtritt durch den High-beta-Zustand in eine vermehrte Gamma-Aktivität geht mit heftigen Veränderungen des Wirklichkeitsempfindens einher. Die Qualität des zuvor als nur leer empfundenen Raumes verändert sich zum Empfinden des Raumes als eines eigenständigen Kraftfeldes. In Ermangelung eines geeigneteren Begriffes möchte ich zur Beschreibung den Terminus »Raumheit« verwenden. Dieses Raumheit genannte Kraftfeld vermittelt einen Grad von Stille und innerer Sicherheit, gegenüber der alle Versicherungen, die sich auf den festen Grund und das feste Begriffsgerüst des Alltags beziehen, bis zur Bedeutungslosigkeit hin verblassen.

Dabei wird das Bewusstsein nicht in ein mystisches Gefühl des Einsseins hinein abgedämpft, vielmehr tritt ein Zustand gesteigerter Wachheit auf, der wie ein Zugleich aller nach außen und innen gerichteten Sinne, aber auch wie ein Zugleich der Gegenwart alles Erinnerbaren empfindbar ist. Während Konzentration zur Wachheit für einen Sinn, eine Erinnerung und einen Gedanken führt, ermöglicht dieser Status die Symbiose einer intentional frei ausrichtbaren, offenen Wachheit.

Die raumzeitliche Ordnung unserer alltäglichen Organisation führt zu einer sequenziellen Wachheit für Inhalte. In dem genannten Gamma-Zustand sind die Bereiche von Raum und Zeit wie in einer lebendigen Fläche der Gleichzeitigkeit und Gleichräumlichkeit unter Verlust der dreidimensionalen und linear zeitlichen Orientierung »eingeschmolzen« und dennoch nicht ausgelöscht. Vielmehr wird dabei der Eigenanteil der Absicht evident, mit deren Hilfe wir normalerweise unbewusst, in diesen kurzen Momenten aber bewusst, aus dem Potenzial (»erlebbar wie eine »Möglichkeitswelle«) einen bestimmten Bewusstseinsinhalt hervorzurufen in der Lage sind.

Hirnphysiologisch ist dieser Zustand durch eine Kohärenz eines Großteils der Hirnareale gekennzeichnet. Darüber hinaus wird die Phasenlage weit voneinander entfernter Hirnzentren synchronisiert. Der für eine prädominante Gamma-Aktivität verwendete Fachterminus »binding factor« beschreibt diesen Zustand, ohne dass eine weitere Erklärung nötig wäre. Vor allem bei Gamma-Aktivitäten, die mehr als einige Sekunden dauern, tritt die genannte Kohärenz zusammen mit sehr hoher Amplitude (stark gesteigerter elektrochemischer Hirnaktivität) auf. Der dafür verwendete Fachausdruck »Resonanzkatastrophe« entspricht durchaus passend dem subjektiven

Erleben. Er kommt dem subjektiven Erleben des Sterbens nahe. Das alltägliche Ich mit seiner Selbstbezüglichkeit lässt sich nicht mehr halten und weicht – nachdem es den Durchtritt durch das Nadelöhr der Fall- oder Sterbensangst geschafft hat – der Glückseligkeit des Empfindens unseres Selbst, eines bewussten geistigen Wesens (über dessen Realitätscharakter ich damit jedoch keinerlei Behauptungen aufstellen will).

Es existieren verschiedene brauchbare Anleitungen aus verschiedenen Quellen, die in Lage sind, zu solchen Evidenzzuständen zu führen. Der Evidenzzustand selbst lässt sich gleichwohl nicht erzwingen, nicht einmal herbeiführen. Aber es ist möglich, die Wahrscheinlichkeit seines Eintretens erheblich zu steigern.

Mehr oder minder beruhen die unterschiedlichen Techniken auf einem grob schilderbaren Grundgefüge.

Als Erstes ist eine sichere Verankerung in der innerleiblichen Wahrnehmung notwendig (»somatic experiencing«). Dies gelingt umso zuverlässiger, je mehr die tiefer gelegenen Leibanteile einbezogen werden,werden, nicht zuletzt das Empfinden der Füße, des Raumes unterhalb der Fußgewölbe und des Kontaktes zur Erde.

Von dort ausgehend kann das Bewusstsein für den Strom von Energie und Information, der sich in uns und um uns herum bewegt, aufgebaut werden. Im Allgemeinen fällt es auch Skeptikern bei guter Anleitung leicht, eine klare und reproduzierbare Gewissheit dieser Wahrnehmungen zu erlangen, für die wir in der Regel bislang wenig trainiert sind.

Ist dieser Level erreicht, dann kann man ein das Herz umgebendes, weit ausgedehntes Kraftfeld spüren. Dieses von uns »Herzkraftfeld« genannte immaterielle Feld erweist sich als wesentliche Grundlage eines offenen Fokus. Der Horizont der Wahrnehmung klebt dann nicht mehr in der Selbstbezüglichkeit und ist nicht durch die Vermeidung von Angst oder Schmerz eingeengt. Am ehesten könnte die dabei verwirklichte Haltung als die eines »geistiges Tastens« beschrieben werden. Als ob wir wie Blinde im Geistigen angewiesen wären auf ein »lauschendes Tasten«, dringen Möglichkeiten in unser Bewusstsein, die wir wahrnehmen können und für die wir bis zu diesem Zeitpunkt noch keine Begriffe gebildet haben.

Das kann man als den Prozess der Vergegenwärtigung bezeichnen. Er ist begleitet von dem Empfinden der Evidenz (des »Einleuchtens«), ohne dass wir in diesem Moment bereits den Inhalt dieser Evidenz kennen würden. Wir können ihn erst nachträglich mit unserem Alltagsverstand (inklusive aller damit verbundenen Fehlermöglichkeiten) schaffen.

Dieses Evidenzerlebnis kann – wie gerade beschrieben – als Erkenntnisintuition eintreten, ebenso aber auch als eine Willensintuition. Diese wird wie ein klares und einleuchtendes Bild der Zukunft erlebt, das uns enthusiastisch durchdringt und unsere Initiative in Gang bringt. Auch hier kann man keineswegs von einem klaren »Bild der Zukunft« sprechen; auf diese Weise trüge es zweifelsohne illusionären Charakter. Vielmehr ist das Genannte der künstlerischen Intuition vergleichbar. Diese setzt die Intention zum Schaffen in Gang, nach und nach beginnt der Inhalt im Geschaffenen in Erscheinung zu treten. Wie der Künstler, und nur er selbst, im Zurücktreten prüfen kann, ob sich das Verwirklichte in Richtung der Übereinstimmung mit der Intuition entwickelt, so gilt dies auch für den Meditierenden. Während der regelmäßigen Pause im Alltag tritt er zurück und klopft seine Lebenspraxis darauf hin ab, ob sie beginnt, sich als kohärent mit seiner Willensintuition zu gestalten.

Dieser besondere Zustand – Erkenntnis- oder Willensintuition – wird dann sorgfältig wieder in den Habitus des Alltagsbewusstseins überführt. Dabei ist es möglich, konkrete Vereinbarungen mit sich selbst zu treffen, indem die Fantasie vorausgreifend die ersten Schritte zur Verwirklichung geht.

Das zur Selbstbezüglichkeit neigende biografische Ich wird sehr vor Selbstüberhebung durch das zweifelsohne manchmal großartige Erleben geschützt, wenn jede Meditation durch das kräftige

Verinnerlichen einer Grundhaltung abgeschlossen wird, die von Andacht, Dankbarkeit und Verehrung geprägt ist.

Die Erfahrung zeigt, dass diese Art der Meditation nicht zu einer Weltverleugnung, zu einem Rückzug ins Private oder einer skeptischen Ablehnung der Zeitentwicklung führt. Im Gegenteil. Im zunehmenden Maße gelingt es so übenden Menschen, sich auch Herausforderungen multimedialer Beanspruchung ihrer Sinne und Multitasking-Forderungen ihres Alltags in bester Gesundheit und mit Überschuss-Energie stellen zu können.

> Glauben Sie nicht, was Sie gehört haben. Glauben Sie nicht an die Tradition, weil sie über viele Generationen weitergegeben wurde. Glauben Sie an nichts, wovon oft gesprochen worden ist. Glauben Sie nicht, auch wenn die schriftlichen Behauptungen aus einem alten Wissen kommen. Glauben Sie nicht an Vermutungen. Glauben Sie nicht an Autoritäten, Lehrer oder die Alten. Wenn aber etwas, nach sorgfältiger Beobachtung und Analyse, mit der Vernunft übereinstimmt und es allen miteinander nützen wird, dann akzeptieren und leben Sie es.
>
> GAUTAMA BUDDHA *(übersetzt aus dem Englischen vom Autor)*

Die vorgestellte Art des Meditierens erlernt man am besten in entsprechenden Seminaren oder Workshops. Dort können Menschen, die die Fallstricke der Selbstbezüglichkeit bereits immer wieder aufs Neue bewältigt haben (ohne je selbst von ihr frei zu sein) dabei helfen, dass sich nicht fatale Übungshindernisse »einpflanzen«. Dies könnte zum Beispiel auf dem Wege hirnphysiologischer Phänomene passieren, die irrtümlich für geistige »Schauungen« gehalten werden, ein Irrtum, der häufig Autodidakten unterläuft, die sich mit ihren Übungen nicht kritisch diskursiv auseinandersetzen.

Chronobiologische Ordnung

Die Zeit fließt in unserer Wahrnehmung nicht kontinuierlich, sondern »stößt sich voran«, in kleinen Schritten, in Quanten von 25 Millisekunden. Dazu strukturiert unser Bewusstsein die Gegenwart in Drei-Sekunden-Einheiten, wie unter anderem der Münchner Hirnforscher ERNST PÖPPEL herausgefunden hat. Ein Händedruck, ein Blick zurück, das Lesen einer Zeile eines Gedichts, das Trinken eines Schluckes Wein: All dies nimmt ungefähr drei Sekunden in Anspruch, und das, so stellt Pöppel fest, sei kein Zufall. Das Gehirn fragt sich ungefähr alle drei Sekunden: Was gibt es Neues in der Welt?

Wie sich das Gehirn die Gegenwart strukturiert

Das lässt sich auch mit den bekannten Vexierbildern, die sich auf zwei Weisen (etwa als helle Vase oder zwei dunkle Schatten einander zugewandter Gesichter) interpretieren lassen, überprüfen: Wenn man einmal beide Interpretationen »gesehen« hat, springt das Bild ungefähr alle drei Sekunden um. Es gibt übrigens auch ein akustisches Pendant dazu: Wenn man sich eine regelmäßige Folge zweier Silben, zum Beispiel »kubakubakubakubakubaku«, vorsagt, kann man diese auf zweierlei Arten interpretieren: als Abfolge von »kuba« oder von »baku«. Hat man einmal beide Interpretationen »im Ohr«, dann wechseln sie ungefähr alle drei Sekunden.

Man kann mit einigem Recht sagen, dass die Gegenwart für uns kein kontinuierliches Fließen von der Vergangenheit in die Zukunft ist, sondern aus diskreten Einheiten – PÖPPEL spricht von »Wahrnehmungsgestalten« – von etwa drei Sekunden Dauer besteht. Die Kontinuität des Erlebens entsteht trotz dieser Quantisierung dadurch, dass aufeinanderfolgende Wahrnehmungsgestalten miteinander inhaltlich vernetzt sind. Bei extremen Fällen von Schizophrenie ist dieser Strom unterbrochen – offenbar weil die Gedächtnisfunktionen, die aufeinanderfolgende Inhalte verketten sollen, gestört sind.

Diese Drei-Sekunden-Einheit ist aber nicht die kleinste Einheit, innerhalb derer das menschliche Gehirn die Zeit strukturiert. Darunter liegen »Systemzustände« von einer Dauer von zirka 25 Millisekunden. »Das Jetzt dauert ca. 30 Millisekunden«, sagt PÖPPEL und folgert daraus: »Die Zeit fließt nicht, sie stößt sich voran.«

Im Kapitel über Soliton-Intervalltraining haben wir bereits die nahezu unerschöpfliche Kraftquelle dargestellt, die von einem Soliton ausgeht. Ein Soliton, eine Integrationswelle, kommt unter den besonderen Umständen zustande, wenn eine Vielzahl von Partialrhythmen in ihrer Frequenz so kohärent zusammenstimmen, als ob sie eine einzige Klanggestalt bilden würden. Es ist ein wenig so, wie in der Einstimmungsphase eines Symphoniekonzertes, wo wir zunächst viele einzelne Klänge hören und für einen Augenblick ein einziger Integralklang entsteht, wenn der erste Geiger zufrieden ist. In diesem Augenblick scheint das Orchester mehr zu sein als die Summe der Einzelinstrumente und ihrer Musiker.

Unser Alltagsleben gleicht hingegen oft einem Klang, wie er entstünde, wenn der erste Geiger – der Klangintegrator – nicht anwesend wäre, was den Dirigenten – unser intentionales Ich – zu dem Versuch nötigt, abwechselnd intensiv einzugreifen, um sich dann doch immer wieder erschöpft und ohnmächtig diesem Missklang beugen zu müssen. Alle Einzelinstrumente mögen dabei korrekt und leidenschaftlich gespielt werden. Der Mangel an Einstimmung (Kohärenz) jedoch verhindert die Leichtigkeit des Gelingens für den Dirigenten vollständig.

Die einzelnen »Instrumente« des Körperorchesters sind zum Teil bereits recht gut erforscht. Man kann sie grob in drei Gruppen einteilen: Die schnellen Rhythmen, deren Perioden im Bereich von weniger als einer Sekunde liegen, finden wir vor allem im Bereich der Signalverarbeitung, also im Neurosensorischen System. Die mittleren Rhythmen mit Perioden im Sekunden- und Minutenbereich beherrschen Atmung und Kreislauf, also das Kardiovaskulär-Respiratorische System. Verdauungs-, das heißt Energiegewinnungs-, Erholungs-, Heilungs- und Lernprozesse, sind an Rhythmen gebunden, die im Periodenbereich von Stunden bis zu Wochen liegen. Unser Immunsystem weist Rhythmen in allen drei Bereichen auf.

In traditionellen Kulturen werden die mit der Gesundung zusammenhängenden langwelligen Rhythmen durch die sozialen Vereinbarungen von Tages-, Wochen- und Jahresrhythmen gepflegt. Dies war auch in den westlichen Kulturen bis vor wenigen Jahrzehnten in beschränktem Umfang so und hat sich noch zum Teil in ländlichen Regionen aufrechterhalten. Urbane Welten hingegen fördern ein Klima so genannter Spontaneität, in der es als Ideal gilt, hedonistischen Impulsen möglichst ohne Aufschub folgen zu können. Parallel dazu breitet sich ein Gesundheitsmarkt aus, der die dadurch entstehenden Gesundheitsdefizite durch ein nichtsäkulares Übungsprogramm auszugleichen versucht (Yoga, Tai Chi, Pilates ...). Viele dieser Übungsprogramme beruhen auf mehr oder minder starren Vorschriften; die meisten beziehen die Atmung so mit ein, dass der Atemrhythmus einem vorgegebenen Puls entsprechend manipuliert wird. Auch der größere Teil der Übungsprogramme für HRV benutzt ein so genanntes Atem-Pacing. Darunter versteht man eine metronomartige Atemfrequenzvorgabe im Bereich von sechs Atemzügen pro Minute. Dadurch wird der Variabilität des Herzrhythmus durch die Atmung die feste Frequenz von 0,1 Hz aufgeprägt. Diese starre Rhythmusvorgabe beruht auf Studien, die zeigen, dass ein Schwanken der Herzfrequenzvariabilität im Bereich um 0,1 Hz mit einer ausgeglichenen neurovegetativen Lage einhergeht.

Übertragen auf unser Orchesterbeispiel verhält sich das so, als ob die hauptsächlich rhythmustragenden Instrumente der Beliebigkeit anheimgestellt wären und die mittleren Rhythmen ersetzt würden durch die Mechanik eines Metronoms. Das Zusammenstimmen im Sinne eines Solitons und damit einer nahezu unerschöpflichen Kraftquelle wird dadurch nicht gefördert. Es kann im Gegenteil eine weitere Stressquelle entstehen, einerseits durch die Einpassung dieser Kurse in den ohnehin meist schon überlasteten Alltag und andererseits durch die ungeeignet starren Eingriffe selbst.

Fände man denn durch groß angelegte Studien heraus, dass die durchschnittlich am meisten »Bewegungsintelligenz fördernde« Schaukelfrequenz von Kindern im Bereich von 0,5 Hz liegen würde, was durchaus realistisch ist, was geschähe wohl, wenn Eltern versuchen würden, ihr Kind so anzuschubsen, dass sie, wie von einem Metronom angetrieben, alle zwei Sekunden der Schaukel einen Stoß geben würden? Mit der Ausnahme ganz seltener Glücksfälle würde sich die ganze Palette des Unglücks, vom verdorbenen Schaukelspaß bis hin zu schweren Stürzen, ereignen. Niemals kann ein Maß, das sich in der biologischen Streuung auf Durchschnittsniveau eingependelt hat, als Anleitung zur Rhythmisierung des Einzelnen gelten. Hinweise darauf, in welchem Frequenzbereich man mit dem eigenen Versuchen *beginnen* könnte, ließen sich gleichwohl daraus ableiten.

Im Abschnitt über Schlaf haben wir die durchschnittliche 90-Minuten-Rhythmik der Schlafphasen geschildert. Ein solcher 90-Minuten-Rhythmus findet sich auch tagsüber. Er wird »Basic Rest-Activity Cycle« (BRAC) genannt. Die physiologischen Forschungen hierzu sind nur wenige Jahrzehnte alt. Die gesundheitsfördernde Wirkung eines rhythmischen Wechsels extensiver und intensiver Tätigkeit ist hingegen seit vielen Jahrhunderten Bestandteil traditioneller Kulturen. In formal vollendeter Form findet man sie beispielsweise in der tagesablaufbezogenen Klosterregel, die BENEDICTUS VON NURSIA im sechsten Jahrhundert n. Chr. geprägt hat.

Auch hier gilt das oben Gesagte: Die meisten von uns werden sich weder kollektiv zur Klosterglocke im Gebet versammeln noch auf den Ruf des Muezzin nach Osten verbeugen wollen. Die Erkenntnisse der Chronobiologie hingegen für eine individuelle Tagesplanung zu benutzen, kann unsere Ich-Stärke fordern und fördern.

Mein Vorschlag: Nehmen Sie einen freien Tag in Ihrer gewohnten Umgebung, in einem möglichst gut ausgeschlafenen Zustand. Machen Sie sich alle 15 Minuten eine kurze Aufzeichnung darüber, wie hoch Sie Ihren Wachheitsgrad (Vigilanz), Ihre Leistungsbereitschaft, Ihre Esslust und Ihr Ruhe- oder Rückzugsbedürfnis einschätzen. Benutzen Sie dazu eine Skala von 1 bis 7. Tragen Sie diese Werte mit vier verschiedenen Farben in ein Diagramm ein, das Ihnen den Tagesverlauf dieser Parameter zeigt. Sie werden sehen, dass sich ein Rhythmus durch Ihren Tag hindurch zieht, dessen Periodendauer zwischen 80 Minuten und zwei Stunden liegen wird. Ausgehend vom Rhythmusverlauf Ihrer Aufzeichnungen können Sie nun beginnen, einige zusätzliche kurze Pausen in Ihre Tagesplanung aufzunehmen. Immer dann wenn der Wachheitsgrad und die Leistungsbereitschaft gering, Nahrungs-, Ruhe- und Rückzugsbedürfnis jedoch hoch sind, können Sie für sich eine kurze Pause vorsehen.

Wenn ich dies mit Burnout-Betroffenen bespreche, kommt routinemäßig und automatisch eine bestimmte Reaktion: dass das unter ihren jeweiligen speziellen beruflichen, organisatorischen oder zeitlichen Bedingungen absolut unmöglich praktisch umzusetzen sei. Selbstverständlich könnte man davon träumen, dass ein Leiter eines Unternehmens oder einer Institution dies liest und den Ehrgeiz entwickelt, so erfolgreich zu sein, dass er die räumlichen und organisatorischen Voraussetzungen für ein gesundheitsförderndes Pausenmanagement schafft. Bis dahin wird der Einzelne sich die gleichen Rechte und Orte erkämpfen oder benutzen müssen, wie man sie dem nicht gerade gesundheitsbewussten Raucher uneingeschränkt zugesteht. Alle ein bis zwei Stunden die Raucherecke, den Balkon oder die Toilette aufzusuchen, um eine Zigarettenpause einzulegen.

Ist es gelungen, einen einzelnen Betroffenen zu einem solchen Selbstversuch eines BRAC-orientierten Pausenmanagements einzuladen, dann ist die Resonanz regelmäßig überraschend positiv. Die Pause kann sehr kurz sein; fünf bis zehn Minuten (oder sogar noch kürzer) genügen oft. Und es sollte eine wirkliche Pause sein. Ganz sicher ist es keine Pause, wenn neben einem kleinen Snack noch kurz die E-Mails gecheckt, der Stundenplan korrigiert oder die

Sportnachrichten gelesen werden. In der Pause kann man eine körperliche Energieübung, Cardioception, Anafonesis, HEG oder eine andere kohärenzfördernde Methode üben. Man kann auch eine kurze CefaloStim-Passage hören. Und man kann dem Stoffwechsel ein Signal senden, dass man die Energiegewinnung nicht aus dem Auge verloren hat. Das hat nichts mit den berühmt-berüchtigten »fünf kleinen Mahlzeiten« zu tun. Sie haben im Ernährungsabschnitt gelesen, dass wir davon eher abraten. Es geht lediglich um ein Signal, nicht um Ernährung: drei bis fünf gut gekaute Mandeln, ein Paar getrocknete Aprikosen, ein Stück Obst oder etwas Vergleichbares.

Je länger die Perioden sind, die wir rhythmisch gestalten können, umso wirksamer ordnen sich dadurch die kurzwelligeren biologischen Rhythmen. Wenn Sie es also schaffen, Ihrer Woche feste, unverrückbare und selbstbestimmte Pausen der Nicht-Notwendigkeit einzuprägen, werden Sie in vergleichsweise kurzer Zeit die positiven Effekte des BRAC-Pausenmanagements noch steigern können. Dies kann beispielsweise ein Beziehungsabend, ein fester Termin für kreatives Schaffen, für nicht leistungsorientierten Sport oder Tanz sein, den Sie auch dann einhalten, wenn die äußeren Anforderungen dies anscheinend keinesfalls erlauben. Bedenken Sie: Im Vollbild der Burnout-Krise sind Sie von einem Tag auf den andern gezwungen, alle Verpflichtungen, auch die scheinbar unumgänglichen, hinter sich zu lassen. Ihre Autonomie hingegen wächst, wenn Sie die Pausen auch dann machen, wenn Sie noch können, aber anscheinend nicht dürfen.

Rhythmische Haltepunkte, die auf Vier-Wochen-Abschnitte oder sogar auf das ganze Jahr abgestimmt sind, lassen sich am einfachsten verwirklichen, wenn man dafür festliche Anlässe schafft, an deren Gestaltung sich eine ganze Gruppe von Menschen aus freien Stücken beteiligt. Weltanschauliche Gruppierungen kennen zwar solche rhythmischen Gliederungen, in den meisten Fällen geht damit aber ein den Einzelnen verpflichtendes Erwartungsmanagement einher, was der Sache eher abträglich ist.

Biokainographik

Biokainographik bedeutet wörtlich: den Lebenslauf neu – immer wieder aus einem Anfang heraus – schreiben (lernen). Im Griechischen findet man zwei Worte für »neu«: neos und kainos. *Neos* bedeutet im Sinne von »erneuert«, »alternativ« oder »jugendlich«. *Kairos* steht für »gerade im Begriff des Entstehens«, »ungeboren«, »unbenutzt«, »von neuer Art«. Genau darum geht es bei Biokainographik: Um die Geburtshilfe des noch ungeborenen eigenen Wesensanteils, der sich dem Lebenslauf in eigenständiger Weise einschreiben kann und im Prozess der Individualisierung eine neue Art, die ureigene, verwirklicht.

Neue (Lebens-)Geschichten erzählen lernen

Zu jedem Zeitpunkt innerhalb der menschlichen Biografie gibt es ein Momentum, einen Dreh- und Angelpunkt, der Wandlung herbeiführen kann. Es gibt Zeitpunkte und Umstände, wo der Aufwand dafür groß ist, und es gibt Umstände, unter deren Mitwirkung die individualisierende Absicht viel leichter verwirklicht werden kann, als dies während anderen langen Zeiträumen möglich ist. Manchmal treten diese Umstände, als subjektiv empfundenes Glück, wie zufällig ein. Biokainographik ist eine Methode, das Eintreten solcher glücklicher Wandlungsmomente deutlich wahrscheinlicher werden zu lassen. Widerstände oder Blockierungen werden dabei zur Seite geräumt und Wege neu gebahnt. Insofern ist Biokainographik eine »geburtshilfliche Methode«. Sie ist ihrem Wesen nach der Mäeutik, der Hebammenkunst, zutiefst verwandt, mit der SOKRATES die Dialogkunst der Gesprächsführung bezeichnet hat.

Die Darstellung der Biokainographik kann, mehr noch als die anderen hier dargestellten Methoden, nur hindeutend sein. Wie in der Geburtshilfe lassen sich prinzipielle Methoden zwar beschreiben. Geburtshilfliche Praxis aber erlernt man »auf den Knien des Lehrers sitzend«, wie man in England sagt. Und aus der Sicht des Betroffenen betrachtet: Eine gute Geburtsvorbereitung kann allemal ein schwaches Bild dessen vermitteln, was die Gebärende als Erfahrung durchmacht, wenn sie ihr Kind gebiert.

Viele etablierte psychotherapeutische Ansätze könnte man innerhalb der Geburtsmetapher mit dem Ansatz einer Geburtsmedizin vergleichen, die den Anspruch erhebt, Schwangere von ihren Kindern zu entbinden. So wie in der Geburtssituation in sehr seltenen Fällen eine Entbindung unumgänglich ist, so wird der Anspruch der unterschiedlichen psychotherapeutischen Methoden zur Behandlung von uns keineswegs geleugnet, im Gegenteil: Supportiv, zeitlich begrenzt und in den geeigneten seltenen Fällen mit Gewinn eingesetzt, sind sie unstrittig hilfreich.

Zahlreiche Studien zeigen, dass die meisten als maßgeblich gedachten Faktoren einer Geburt (Schmerz, Geburtsdauer, Anwesenheit des Partners usw.) den wesentlichen Erfolg kaum oder gar nicht beeinflussen. Unter Erfolg wird hier verstanden: die Intensität der Bindung zum Kind, die Fähigkeit, selbstwirksam Mutter sein zu können, die Qualität und die Dauer des Stillens und nicht zuletzt das subjektive Erleben der Geburt in der Erinnerung. Wie zahlreiche gut evaluierte Studien zeigen, ist es der eine entscheidender Faktor, der diesen Parameter »Geburtserfolg« wesentlich bestimmt: Das Ausmaß, in dem die Gebärende sich selbst als diejenige erlebt, die ihr Kind selbst auf die Welt gebracht hat. Dies exakt ist das Ziel von Biokainographik: die Geburt einer neuen, als erfolgreich und glücklich erlebten Lebenspraxis, die wiederum das Ergebnis einer Neuorganisation des Alltagslebens ist, die ein Individuum eigenständig hervorgebracht und über alle Übungsphasen hinweg durchgehalten hat.

Der Grenzkampf im Menschen zwischen den Forderungen der Normalität und dem Anstreben seiner Einzigartigkeit

Der Biokainographik liegt als Apriori, als eine nicht weiter begründbare Voraussetzung zugrunde, dass der Mensch ein zur Einzigartigkeit fähiges Wesen ist. Das bedeutet auch, dass er in der Verwirklichung dieser seiner Einzigartigkeit erfolgreicher ist als jeder andere Mensch in diesem Feld. Dieses Feld kann eine völlig unbedeutend scheinende Nische sein. Die Verwirklichung dieser einzigartigen Begabung hat nicht nur für diesen einzelnen Menschen eine Bedeutung, sie ist zugleich der einzige tragende Motor unserer kulturellen Evolution.

Die Art und Weise, wie aus dem Potenzial dieser Begabung Tatsachen werden, folgt immer dem Gesetz des geringsten Aufwandes, das auch das Gesetz des geringsten Widerstandes ist. Diese Äußerung könnte missverstanden werden. Zur Verwirklichung des menschlichen Potenzials ist es zuweilen notwendig, geradezu übermenschlich scheinende innere und äußere Widerstände zu überwinden. Und doch folgt auch hier die Verwirklichung den Gesetzen der Ökologie.

Immer dann, wenn sich ein Mensch im Strom des Gesetzes vom geringsten Aufwand erlebt, wenn es ihm also trotz aller Schwierigkeiten leicht von der Hand geht, erlebt er sich im Sinn.

> »Man verstand im Althochdeutschen unter sinnan ›eine Reise unternehmen, eine Fährte suchen‹ (Duden 1963), also reisen, gehen, fahren, senden, was so viel heißt wie jemanden ›reisen machen‹. sinnan bedeutet aber auch ›streben‹, also ein Ziel geistig verfolgen. Wer demnach ›sinnt‹, begibt sich auf die Reise, sucht eine Fährte und dies sowohl im übertragenen wie im konkreten Verständnis.«
> (Biller, Karlheinz: »Der Sinnbegriff als zentrales Theorem der Logotherapie«, in: KURZ/SEDLAK (HRSG.) 1995, S. 99.)

Wenn das Leben zur Last zu werden beginnt, schwindet hingegen in gleichem Maße der Sinn. Zeichnet sich die Leichtigkeit als sinnvoll erlebte Verwirklichung durch Achtsamkeit oder Andacht (engl. mindfulness) und unbedingte Absicht aus, so ist demgegenüber das zur Last werdende Leben durch den heillosen Wechsel von Konzentration/Zerstreuung und Wünschen gekennzeichnet. Achtsamkeit ist, wie bereits mehrfach erwähnt, der offene Fokus integrierender Gegenwart. Konzentration ist hingegen der verengte Fokus, der Vieles unberücksichtigt lässt und Zerstreuung, also Chaotisierung mit Notwendigkeit, fordert. Wünsche richten sich immer auf Symbole (Geld als Besitz, als Marken betrachtete Gegenstände, Macht und Titelstellungen und Ähnliches). Die unbedingte Absicht hingegen richtet sich ausschließlich an der Verwirklichung, das heißt an greifbarer Veränderung, aus.

Der Mensch als ein *Fuß*fassender, als ein Be*greifen*der und als ein Geschichten*erzähler*

Wenn die höheren Säugetiere Hände und Füße zu meist äußerst effektiven Werkzeugen ausbilden, hält der Mensch die Ausgestaltung seiner Füße und noch mehr die seiner Hände zurück. Was beim Tier einseitig und herausragend ausgebildet ist, kann beim Menschen situationsgerecht erlernt und trainiert werden. Sein Zentrales Nervensystem bildet seine Hände entsprechend überdimensional großflächig ab. Und so wird der Mensch nicht nur zu einem geschickt agierenden »homo faber«, zu einem fähigen Handwerker, dem viele Gewerke gelingen. Er beginnt auch seine ureigene Wirklichkeit aufzubauen, auf der Grundlage dessen, was er mit den Händen ergreifen, also begreifen kann. Was er Wirklichkeit nennt, bildet er aus eben dem Begriffenen, den Begriffen also, heraus. Der Mensch ist aber auch ein Geschichtenerzähler. Die menschlichen Gehirnstrukturen könnte man sinnvollerweise als Ineinander eines Handgehirns und eines Erzählergehirns bezeichnen. Mit seinen Geschichten behilft sich der Mensch für all jene Bereiche, in denen seine Hände nicht, nicht mehr oder noch nicht begreifen können: für alle nicht sinnlichen Konzepte (Liebe, Trauer, Schönheit ...), für alles Vergangene und Künftige. Und vielleicht das Wichtigste: in einem Akt des immer wieder Anfangenkönnens fasst er Fuß, macht einen ersten Schritt und bringt ein bloß Mögliches »auf die Erde«: dann erst hat es nicht nur begriffen und neu erzählt, er hat es auch ver*standen*. Darin eingeübt erzählen wir von dem Nichtgreifbaren, das wir Ich nennen, meist nur das Erinnerte. Und selbst dies ist nur eine wilde Mischung von Fremderzählungen, Fotografien, Videos und eigenen Erinnerungen, zumindest insofern es die Kindheit betrifft. Das Erzählen der Zukunftsgeschichten wird manchmal schon kleinen Kindern, den allermeisten Menschen jedoch spätestens im Erwachsenenalter ausgetrieben. Und für den für die Biografie bedeutsamen Bereich der Werte, die sämtlich nichtgreifbare Konzepte sind, gilt, dass viele fremde Erzähler (Elternhaus, Geschlecht, Nationalität, Beruf) wirksamer sind als der die jeweilige Biografie tragende Mensch selbst, der ja auch hier zur Eigenerfindung fähig ist.

Biokainographik lädt ein dazu, hilft die Blockaden zu lösen und vermittelt die Methodik, die Geschichten der Vergangenheit neu und freudiger zu erzählen, die Geschichten der Zukunft glaubwürdig zu erfinden und die Selbstbestimmung der Werte zu ermöglichen. Und sie misst all dies, im Feldversuch gelebter Praxis, an den handgreiflichen Resultaten und leitet zu Methoden an, die für diese Messung brauchbar sind.

Biokainographik wurzelt und ist beeinflusst von einer Reihe bewährter Methoden: Systemischer Therapie, Kurzzeitpsychotherapie, Kognitiver Verhaltenstherapie, Psychosynthese, Logotherapie, Gestalttheorie (nicht Gestalttherapie), Katathymem Bilderleben, Schauspiel- und Improvisationstherapie, Biografiearbeit, Time-Line-Therapie, Körpertherapie (Core-Energetik, Hakomi).

Grundlagen der Biokainographik

Unterscheidung zwischen Dilemma und Problem

Das Grundlegendste aller kontradiktorisch wirkenden Dilemmata ist der Versuch der Selbstveränderung, Selbstentwicklung oder Selbstverbesserung. Diese Aussage ist beinahe ketzerisch im Klima unserer gegenwärtigen Kultur. Angefangen von den reuevollen Äußerungen gescheiterter Politiker, sich selbst verändernd (ver)bessern zu wollen, bis hin zu den polaren Niederungen selbstgestrickter Esoterik hat der Ruf der Notwendigkeit nach Selbstveränderung alle Gesellschaftsschichten erfasst. Nicht, dass diese Versuche von Erfolg gekrönt wären, und auch nicht, dass ihr Scheitern zum grundsätzlichen Überdenken geführt hätte. Die Antwort ist, wie von der systemischen Kurzzeittherapie als Erster klar erfasst wurde, das von außen betrachtet höchst Überraschende und aus der Innenperspektive so Naheliegende: Mehr des Selben! Hat die Selbstveränderung bislang noch nicht gefruchtet, so liegt der Grund – dieser Einstellung nach – im noch ungenügenden Bemühen; mehr Anstrengung, bessere Methoden, fähigere Lehrer oder Trainer sollten doch wohl in der Lage sein, die gewünschte Selbstentwicklung noch effizient in Gang zu bringen. Dieser Anspruch wirkt im Grunde genommen so, wie auch andere hermetische Denksysteme auf den Menschen wirken: die Absurdität, die bei Betrachtung von außen unmittelbar evident ist, ist innerhalb der Logik des abgeschlossenen (hermetischen) Systems aufgehoben.

Mit dem Begriff »Problem« bezeichnen wir ursprünglich eine technische Herausforderung, ein Problem also ist ein Sachverhalt, der prinzipiell zwar gelöst werden kann, dies möglicherweise aber mit sehr viel Aufwand und erst nach langer Zeit. Ein Dilemma hingegen ist ein Sachverhalt, der grundsätzlich nicht gelöst werden kann. Wir wären doch sehr erstaunt – hin und her gerissen zwischen Amüsement und Bedauern – versuchte denn ein Mensch, in zwei entgegengesetzte Richtungen zugleich gehen zu wollen. Dieses Dilemma erkennen wir in der Betrachtung von außen sofort. Wir würden einen Don Quijote in seiner Tragikomik in demjenigen erkennen, der sich zum Problem gemacht hat, diese unlösbare Aufgabe lösen zu wollen. Wenn hingegen ein Mensch nach seinem Bekunden ernsthaft an seiner Selbstverbesserung arbeitet, so halten wir das, aus der Innenperspektive betrachtet, für ein anerkennenswertes Bemühen. Es gibt Gründe, warum einer so ist, wie er ist. Der Wunsch danach und die Motive für die Selbstveränderung entstammen den gleichen Gründen, die einen so sein lassen, wie man ist. So ausgesprochen sehen wir, dass der Wunsch nach Selbstentwicklung das gleiche Dilemma aufspannt wie der Versuch, in zwei entgegengesetzte Richtungen zugleich gehen zu wollen: Einer wird sich, in dem Versuch, sich selbst zu zerreißen, völlig erschöpfen.

Ein großer Teil unseres Energieverbrauches geht darauf zurück, einen Sachverhalt, der ein Dilemma ist, als ein Problem lösen zu wollen. Die Frage »Was haben Sie bisher unternommen, um Ihr Problem zu lösen?« bereitet einen Einstieg in diese Betrachtungsebene vor.

Wir haben während unserer Biografie eine leidvolle Erfahrung gemacht. Wir durften beispielsweise an unserem 13. Geburtstag als ehrenvolles Zeichen unserer Aufnahme in die Welt der Erwachsenen zum ersten Mal Kaffee trinken. Obwohl er uns nicht eigentlich schmeckte, haben wir nicht wenig von diesem Zugehörigkeit verschaffenden Getränk zu uns genommen. Unser Puls ist davon schnell geworden und – nicht untypisch für die Pubertät – unregelmäßig. Die aufkommende Ängstlichkeit verstärkte den Erregungszustand, der schließlich in eine Panik einmündete. Der Notarzt, den die durch diese Situation überforderten Eltern herbeigerufen haben, verabreicht intravenös ein Beruhigungsmittel. Durch die Diagnose »Agitation durch Koffeinüberdosierung auf der Grundlage einer präexistenten Angstneurose« und der darauf basierenden Mitreaktion des sozialen Bezugsnetzes wird ein fataler Weg gebahnt. Dieser von ständigem Scheitern begleitete Weg ist der permanente Versuch, das Auftreten dieser äußerst unangenehmen Ängste zu vermeiden.

Auf die oben genannte Frage erhalten wir vom Angstneurotiker also Schilderungen zunehmenden Bemühens der Selbstveränderung, sich zu einem gelassenen und effizienten Menschen zu entwickeln. Wir erfahren aus der nun 35 Jahre umfassenden Biografie dieses Menschen, dass ihm eine Vielzahl verschiedener Methoden, mit denen er sich darum bemüht hat, seinen Zustand zu verbessern, manchmal zwar kurzfristig Erleichterung verschafft habe, dass sein Zustand aber, bei ehrlicher Betrachtung, unverändert geblieben sei.

Viele hundert Kinder in der Frühpubertät werden zwar auf eine Koffeinüberdosierung mit vergleichbaren Primärsymptomen reagiert, aber nur wenige von ihnen werden eine Angstneurose entwickelt haben. Ein tief in der Persönlichkeit des Angstneurotikers angelegter Grund und die ungeschickte Reaktion der Eltern haben zu seinem bedauernswerten Zustand beigetragen.

Was verändert sich, wenn der jetzt 35-Jährige aufhört damit, sich selbst verändern zu wollen und stattdessen das Dilemma akzeptiert: so zu sein – und anders sein zu wollen. *An der Art und Weise, wie er bisher versucht hat, dieses Dilemma als Problem zu lösen, kann man außerordentlich viel davon erkennen, was ihn überhaupt in das erste leidvolle Erlebnis geführt hat.* Bislang war seine Selbstbeschreibung diejenige eines Menschen, der an einer Panikerkrankung leidet, der sein Leben nur unter starken Einschränkungen, in der Vermeidung angstauslösender Situationen leben kann. Mit diesen Panikängsten verbunden war sein intensiver Wunsch nach einer tiefgreifenden Veränderung seiner selbst.

Im biokainographischen Dialog lehnen wir weder seine bisherige Selbstbeschreibung ab, noch unternehmen wir den Versuch, umdeutend an ihre Stelle eine neue Selbstbeschreibung zu setzen. Vielmehr laden wir dazu ein, das Selbstbeschreiben überhaupt – anfänglich für nur ganz kurze Lebensabschnitte – ganz aufzuheben.

Mit der Methodik, begriffliche Urteile vorübergehend einzuklammern und damit phasenweise aufzuheben, hat EDMUND HUSSERL im Jahre 1900 die Phänomenologie der Wahrnehmung begründet, die nach dem Zweiten Weltkrieg zunächst in Frankreich und Japan und danach weltweite Verbreitung fand, um bis ins Heute an Bedeutung noch immer zuzunehmen. HUSSERL selbst wählte für diese Methode den Begriff »Epoche«, basierend auf dem griechischen Wort »epoché«, das, formal übersetzt, »Sternbild« bedeutet, im Altgriechischen jedoch für den freigehaltenen Raum zwischen den Sternen einer Konstellation stand. Noch etwas früher als EDMUND HUSSERL hatte der österreichische Philosoph RUDOLF STEINER in seiner Promotionsarbeit eine ähnlich radikale Methodik entwickelt. Durch die weitgehend außerakademische Verbreitung seines Ansatzes wurden die methodischen Ergebnisse weltanschaulich verbreitet, dies zu Ungunsten seiner Erkenntniswissenschaft, die in puncto Urteilssuspension noch über die Denkansätze von EDMUND HUSSERL hinausging. STEINER war der unmittelbare salutogenetische Nutzen einer solchen Ausklammerung wohl bewusst. Dieser Schritt wird »Suspension« genannt und sein Ziel ist das In-der-Schwebe-Halten der Selbstbeschreibung. Die meisten Menschen bestehen mit Vehemenz darauf, dass sie nun einmal so seien, wie sie sind, mit bestimmten Begrenzungen leben müssten und in ihren Möglichkeiten, womöglich noch durch die Schuld anderer, eingeschränkt seien. Wir bestätigen sie dann darin, dass die genannten Charakteristika zweifelsohne in der Vergangenheit so zutrafen (oder von ihnen so gesehen worden sind). Wir respektieren die Aussage, dass auch jahrelange psychotherapeutische Interventionen nichts daran hätten ändern können, und wir achten das Bemühen, das hinter solch langwierigen Problemlösungsversuchen steht. Aber wir versuchen, streng zu vermeiden, dass der Einzelne von sich selbst – sich in dieser Weise charakterisierend – in der Gegenwart spricht oder sich sogar für die Zukunft festzulegen versucht.

Sobald diese Selbsturteilssuspension gelungen ist, legen wir ein Register derjenigen Handlungen und Verhaltensweisen an, die bisher vermieden wurden, weil sie mit tatsächlichen schlechten Erfahrungen verbunden sind oder weil solche schlechten Erfahrungen durch

Handlungen und Verhaltensweisen vermeintlich hervorgerufen werden. Wir trainieren dann, zunächst rein imaginativ, später auch im praktischen »Feldversuch«, erste Schritte in das bislang streng zu vermeidende Areal hinein. Die methodischen Einzelheiten können wir in diesem Zusammenhang hier nicht detailliert darstellen. Das gemeinsame Ziel dieser Methoden besteht aus den drei Komponenten: Somatisches Gewahrsein (Kinästhetische Wahrnehmung und Interozeption), Selbstregulierende Willenskraft (Autonomie) und Erfahren von Selbstwirksamkeit, also dem Erlebnis, dass die spielerisch erprobte neue Praxis als positive Belohnung realisiert werden kann.

Die Unterscheidung zwischen Ereignis- und Erlebniswirklichkeit

Unter Ereignis verstehen wir hier eine Sinneswahrnehmung, der nach außen oder nach innen gerichteten Sinnesorgane. Unter der Voraussetzung ähnlicher kultureller Entwicklung und dem Ausschluss so genannter Sinnestäuschungen werden deshalb im Allgemeinen zwei Menschen ein und dasselbe Ereignis als solches wahrnehmen. Bis zu diesem Punkt reicht der Bereich der Perzeption, der urteilsfreien Wahrnehmung.

MICHAEL PERSINGER, Psychologieprofessor an der Lauretian University in Kanada, hat bei Hunderten freiwilliger Probanden mit Hilfe schwacher rhythmischer Magnetfelder, die auf den rechten Schläfenlappen gerichtet waren, elektrochemische Wirkungen am Gehirn hervorgerufen. Auf der Ebene vorurteilsfreier Wahrnehmung, der perzeptiven Ebene, wurden diese Wirkungen als etwas wahrgenommen, das PERSINGER selbst »felt presence« (empfundene Anwesenheit) bezeichnete. Ein Großteil seiner Probanden hingegen, nahm deutlich und für die Betreffenden unhinterfragbar zweifelsfrei die Anwesenheit eines verstorbenen Angehörigen, eines Engels oder Teufels, der Gottesmutter oder von Gott selbst wahr. Viele Betroffene hatten dabei eindrucksvolle Erlebnisse, an deren Realitätscharakter sie nicht im Geringsten zweifelten, obwohl sie den technischen Hervorbringungsprozess zuvor gut verstanden hatten.

Zur Wahrnehmung kommt also noch unser Begriffsapparat hinzu, der aus dem bloßen Ereignis ein mehr oder minder bedeutungsvolles Erlebnis macht. Dieser Bereich der Wirklichkeitskonstruktion wird »Apperzeption« genannt. Mit seiner Hilfe meinen wir, verstehen zu können, was sich ereignet.

Gibt es für das neugeborene Kind praktisch nur Perzeption, so kommt mit den ersten unscharfen Begriffen, erinnerbaren Mustern und erfolgreichen antizipierenden Hypothesen (dieses Geräusch des Dosenöffners bedeutet, dass bald ein angenehmer süßer Geschmack eintreten wird) Apperzeption hinzu. Diese Begriffe, welche die innere Wirklichkeit schaffen, lassen uns die Welt zwar immer besser verstehen. Gleichzeitig aber müssen sich mehrdeutige Ereignisse immer stärker in das Raster des sich verfestigenden Begriffsorganismus einfügen. Besonders stark gilt dies für Ereignisse, die mit Schmerz, Angst oder anderen stark aversiven Empfindungen einhergingen. Wir trainieren den Einzelnen so, dass es ihm gelingen kann, feststehende Musterbildungen aufzuheben und mehrdeutige Ereignisse so offen und verlangsamt wahrzunehmen, dass der Eigenanteil der Apperzeption seinerseits wahrgenommen werden kann. Der erste entscheidende Schritt geschieht, wenn in diesem Prozess die klare Unterscheidung zwischen einem Ereignis und dem sich daran knüpfenden Erlebnis getroffen werden kann. Normalerweise folgt einem bestimmten Gesichtsausdruck, der so, wie er ist, wahrgenommen werden kann, eine für den Einzelnen oder für seine Bezugsgruppe charakteristische Apperzeption. Der Gesichtsausdruck selbst hat noch keine Bedeutung; erst die Apperzeption verleiht ihm den Inhalt. Mehrere psychologische und psychiatrische Ansätze benutzen in ihrem Normierungsverständnis geradezu diese vereinheitlichende Interpretation zum Erkennen bestimmter Gesichtsausdrücke als

Ausdruck bestimmter Emotionen sogar zur Diagnose seelischer Gesundheit.

Kann hingegen der Prozess der Apperzeption selbst beobachtet werden, dann kann der Einzelne die überaus heilsame Erfahrung machen, dass er beim Zustandekommen der Erlebniswirklichkeit selbst beteiligt ist. Die Neuropsychologie geht davon aus, dass der seelisch gesunde Mensch über eine Fähigkeit verfügt, die als »Theory of Mind« bezeichnet wird. Wie in der Einleitung bereits erwähnt, versteht man darunter die – autistischen oder am Asperger-Syndrom leidenden Menschen mangelnde – Fähigkeit, aus den Handlungen und Haltungen, aus Gestik und Mimik auf den Innenzustand eines anderen Menschen schließen zu können. Diese für die zwischenmenschliche Kommunikation wichtige Fähigkeit wandelt sich dort zu einem energieerschöpfenden Hindernis, wo sie zur weitgehenden Projektion wird. Es kann zum Erlebnis ungeahnter Freiräume führen, wenn es in der dialogischen Begegnung und ausgestattet mit der frischen Naivität des Neugeborenen gelingt, Ereignisse einfach als solche wahrzunehmen, die bislang zu immer ähnlichen aversiven Reaktionen geführt haben. Während also bisher für den Betroffenen klar war, dass ein bestimmter Gesichtsausdruck, eine bestimmte Körpersprache oder Stimmlage eindeutig bedeuteten, dass das Gegenüber ärgerlich, ironisch, unzufrieden, fordernd oder auf jede andere erdenkliche Weise unangenehme Empfindungen hervorrief, trainiert man jetzt eine sachliche Beschreibung der bloßen Perzeption. Diese Wahrnehmungsschulung bringt uns den größeren Reichtum der Welterfahrung zurück. Neugeborene können, wie sich in aktuellen Studien untermauern ließ, die Gesichter der Einzelexemplare ein und derselben Affenart ganz zuverlässig unterscheiden. Dies gelingt außer den mit dieser Art vertrauten Fachleuten gewöhnlichen Erwachsenen nicht mehr. Ihnen erscheinen die Gesichter der Einzelexemplare einer ihnen nicht vertrauten Art so gleichartig, dass ihnen eine sichere Unterscheidung und Erinnerbarkeit nicht gelingt. Dies gilt oft auch für menschliche Gesichter von Personen aus Kulturen, die uns fremd sind. Interessanterweise verschwindet diese Fähigkeit des Neugeborenen genau dann, wenn seine Apperzeptionsfähigkeit (erkennendes Wahrnehmen) für Gesichtsausdrücke einsetzt, im Alter von etwa einem halbem Jahr. Erfreulicherweise haben große Teile der wissenschaftlichen Gemeinde den Mythos der ersten drei prägenden Jahre heute überwunden. Der Mythos der ersten drei Jahre ist vor allen Dingen über Nordamerika in die ganze westliche Welt popularisiert worden. Engagierte und zugleich verunsicherte Eltern haben dann auch mit einer Frühförderung im Säuglingsalter begonnen. An die Stelle einer gemächlichen Konsolidierung in der Welt trat in engagierten Familien die Entfaltung einer mentalen Trainingsaktivität, mit der versucht wurde, jede Art von Langeweile aus dem Kinderleben auszuschließen.

Ich möchte mich hier der Spekulation nicht enthalten, dass diese vor 25 bis 30 Jahren einsetzende Entwicklung mitverantwortlich sein könnte für die rasante Zunahme der Burnout-Symptomatik, wie sie heutzutage schon bei sehr jungen Menschen beobachtet werden muss. Die argumentativ anders motivierte, zeitlich immer früher einsetzende Verschulung des Spielkindalters kann in ähnlicher Weise negative Folgewirkungen zeitigen. Längsschnittuntersuchungen über so lange Zeiträume liegen nicht vor, sodass wir uns der Verantwortung eigenständig spekulierenden und evident argumentierenden Denkens nicht entziehen können.

Der genannte Schulungsgedanke der Frühförderung folgte der Überzeugung, es gäbe unwiederholbare Zeiträume der mentalen Entwicklung eines Menschen, die überwiegend in den ersten drei Lebensjahren gefördert werden müsse, um als Lernchance nicht für immer verloren zu sein. Gerade an dem genannten Beispiel der Verschiebung des Achtsamkeitsfokus von der auf das Gewöhnliche einebnenden Apperzeption auf die Frische der Perzeption wird in der praktischen Erfahrung das Gegenteil belegt.

Die dabei eintretende Befreiung von reaktiven Wiederholungsmustern hat allerdings ihren Preis. Die vertraute Orientierungsreaktion wird verunsichert und die Möglichkeit fällt weg, andere für das eigene Erleben verantwortlich machen zu können. Aus einem »Du verärgerst mich« wird dann ein nicht bloß rhetorisches »Ich ärgere mich« (über dich = an dir als Anlass). Die praktische Umsetzung ist gleichwohl schwierig und bedarf zum Gelingen oft einer individuellen und stufenmäßig fein abgestimmten Vorgehensweise.

Sprache und empirische Realität

Innerhalb des Methodenzwangs gegenwärtiger Wissenschaft gilt als empirische Realität nur das Messbare. Auch wenn sich die Grundlagen der messbaren Realität in die mathematischen Wolken der Quantenphysik aufzulösen beginnen, wird der Bereich des nicht Zähl-, Wäg- und Messbaren immer noch als der Bereich subjektiver Glaubenswirklichkeit klassifiziert. Als wahr gilt, was messtechnisch bestätigt werden kann. Immer noch nimmt dieser als »hard science« bezeichnete Bereich Objektivität für sich in Anspruch und verweist den großen Rest als »soft science« in den Bereich der Subjektivität. Auf diese Weise bleiben die wirklich großen Probleme vom Mainstream der Wissenschaft ausgeschlosssen. In karikaturhafter Überzeichnung wird dies zusammengefasst in dem oft kolportierten »Hard science solves soft problems and the really hard problems remain for the soft sciences«. JOHANN WOLFGANG VON GOETHE schlug einen anderen Weg wissenschaftlichen Forschens vor; sein »Was fruchtbar ist, allein ist wahr« setzt voraus, dass es einen ethisch verantworteten Konsens über Effizienz (Fruchtbarkeit) gibt. Empirisch würde in diesem Kontext seine Bedeutung erweitert auf den gesamten Bereich der Perzeption, über das bloß Messbare hinaus (in GOETHES Worten »sinnlich-sittliche Wissenschaft«, heute sinngemäß »Perzeptiv-Ethische Forschung«). Mithilfe der Sprache sind wir in der Lage, apperzeptive Wirklichkeiten zu schaffen, für die der empirische Bezug fragwürdig oder fehlend ist. Begriffe wie Jenseits,

Gott, Himmel, Hölle, Engel, Teufel, Karma und Reinkarnation sind in der Lage, Wirklichkeiten zu schaffen. Sprachliche Wirklichkeiten zunächst, mit schließlich durchaus empirischen Folgen.

An den Versuchen, die Existenz von Gott, der Engel oder des Teufels empirisch oder zumindest logisch zu beweisen, hat es nicht gemangelt. Im Lichte klaren Denkens unterscheiden sich diese Versuche von anderen missionarischen Versuchen der Glaubensüberzeugung nicht. Andere rührende Versuche, wie zum Beispiel diejenigen von MOODY, anhand von Nahtodeserlebnissen, wie er sie nennt, die Existenz einer jenseitigen Welt beweisen zu wollen, bleiben gleichermaßen im voraufklärerischen Denken befangen. Ähnliches gilt beispielsweise für das Ansinnen von STEVENSEN, anhand ungewöhnlicher Schicksale Reinkarnation beweisen zu wollen.

Sind die Hypothesen Gott, Engel, Jenseits, Teufel, Reinkarnation und Karma fruchtbar? Ohne Zweifel ja. Es fragt sich allerdings, ob die Vertreter dieser Theorien sie noch länger vertreten wollen, wenn sie sich klar machen, für wen sie fruchtbar sind. Mögen diese Gedanken bereits heftige Widerstände ausgelöst haben, so haben wir die heilige Kuh nichtempirischer Begriffe doch noch nicht berührt: das menschliche Ich. Es mag bereits ketzerisch erscheinen, das Ich als einen theoretischen Begriff zu bezeichnen, wo doch seine unmittelbare Evidenz tagtäglich offenbar wird. Fragen wir uns, wofür sich der Begriff des menschlichen Ich als fruchtbar erweist. Ein abgegrenztes, auf den individuellen Körper bezogenes Ich erweist sich als äußerst fruchtbar in Hinblick auf Selbstgerechtigkeit, Hierarchie, Gewinnmaximierung, Konkurrenz, Lüge, Selbstsucht und Krieg. Besonders geeignet ist dieser Ich-Begriff für die Aufrechterhaltung der Überzeugung begrenzter Energieressourcen und der damit einhergehenden Folgerung, dass der Zufluss von Energie zu einem hin, zum Verlust dieser Energie beim anderen führen müsse. Abgesehen von äußerst vorübergehenden Ausnahmesituationen zeigt uns die Wirklichkeit ein geradezu konträres Bild. Energetische Gewinn-Gewinn-Situationen sind mittel- und langfristig konkurrierenden Vorgehensweisen gegenüber überlegen. In kooperativen Gemeinschaften profitieren alle, während auf Gewinn und Verlust ausgerichtete egoistische Modelle zum Verlust aller, auch zum Verlust der anfänglichen Gewinner führen.

In den ersten drei Jahren unseres Lebens kommen wir gänzlich und in der überwiegenden Zeit der im Durchschnitt restlichen 80 Jahre ganz gut ohne die Theorie eines Ich zurecht.

Die größte Bedeutung hat das Ich dann, wenn wir an etwas leiden: wenn uns etwas angetan wird oder wenn wir nicht bekommen, was wir wollen. Spielt das Ich hingegen eine Rolle bei achtsamem Zuhören, qualitätsorientiertem Arbeiten, Initiative, Fantasie, Mitgefühl oder Liebe? Wohl kaum. Dies sind gerade jene Bereiche, in denen das menschliche Selbst wirksam wird und das selbstreflexive Ich-Bewusstsein schweigt. Viel wurde und wird gestritten darüber, ob das menschliche Selbst ein Archetypus ist, der sich situativ im einzelnen Menschen ausprägt. Oder ob sich das menschliche Selbst auf eine Individualität des je einzelnen Menschen bezieht. Diese Frage zu beantworten mag für Ideologen interessant sein. Für die menschliche Lebenspraxis ist sie irrelevant. In der Gegenwart von Achtsamkeit, qualitativem Handeln, Initiative, Mitfühlen und Liebe sind wir aufgehoben in der Gegenwart ihres Vollzugs.

Wir halten fest: Mein Ich gehört ohne Zweifel meiner Erlebniswelt an. Ich bin durch sozial replizierende Prozesse (»Meme« oder einen Wust von Memen, »Memplex« genannt) daran gewohnt, mich für ein empirisches Objekt zu halten. Die Begriffsverwirrung, ein Objekt der subjektiven Erlebniswirklichkeit so zu behandeln, als ob es dafür einen empirischen Referenten gäbe, setzt in ihrer Vollständigkeit mit dem dritten Lebensjahr ein. Bis zu diesem Zeitpunkt hat sich das Kind über die Herausbildung des propriozeptiven Sinnes die Fähigkeit erarbeitet, sich mit seinem Körper zu identifizieren. Ohne Zweifel hat der Körper eine empirische Referenz. Durch die Identifikation von Ich und Körper entsteht jedoch die fatale Begriffsverwirrung, die für unsere Leiden verantwortlich ist.

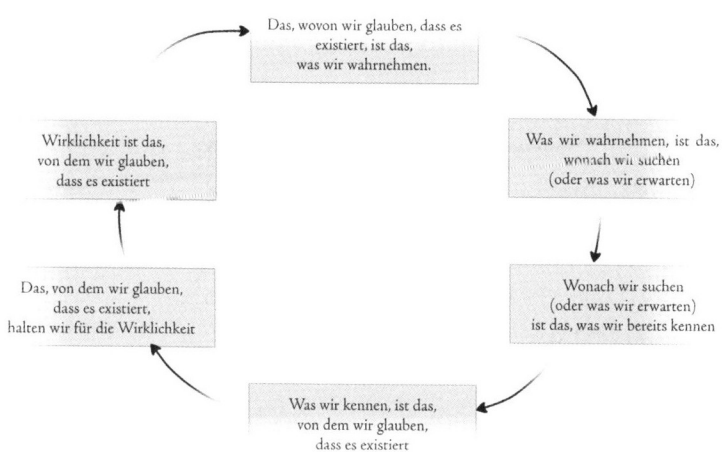

Abb. 31: Die gewöhnliche – und zur mentalen Alterung führende – Erkenntnisweise der Wirklichkeit. Der Mensch in seiner essentiellen Substanz, als ein immer wieder Anfänger sein, ist darin ausgeschlossen.

In einer schweren Lebenskrise, in der Lebensmitte, durch lebensbedrohliche Erkrankungen oder besonders durch eine Burnout-Situation bekommen wir die Chance, diese Verwirrung wieder aufzuheben.

Stufen der Wandlung

Leiden ist, wie bereits erwähnt, an die Ausrichtung auf die eigene Subjektivität gebunden. Nehmen die eigenen Spielräume zu, nimmt Leiden ab. Liebe ist die Ausrichtung des eigenen Wollens an der Zunahme der Möglichkeiten eines Du. Der idealistische Altruismus, der vielen Burnout-Situationen als wesentlicher Faktor zugrundeliegt, beruht nun aber gerade darauf, dass man mit dem Du nicht das menschliche Selbst, sondern die konkrete empirische Realität des Gegenübers mit ihrer subjektiven Bedürftigkeit meint. Wenn das Du der Liebe allerdings den menschlichen Archetypus meint, dann ist die nicht sinnvolle und schädliche Unterscheidung zwischen Egoismus und Altruismus aufgehoben. Was dem menschlichen Du nützt, unterscheidet nicht zwischen einzelnen, voneinander abgegrenzten menschlichen Körpern.

Die Entwicklung des menschlichen Bewusstseins hin zur Liebe durchläuft vier mit zunehmendem Training möglich werdende Wandlungsstufen.

- *Transmutation*. Ohne dass sich der Wert eines Werkzeuges wandelt, also ohne dass er zunimmt oder abnimmt, kann der Umtausch eines für einen bestimmten Zweck ungeeigneten Werkzeugs in ein gleichwertiges, aber für die Absicht geeigneteres sinnvoll sein. Ein Schlitz und ein Kreuzschlitzschraubenzieher von gleicher Metalllegierung unterscheiden sich in ihrem Wert nicht. Wenn ich eine Spax(schraube) verwenden möchte, kann es sehr sinnvoll sein, meinen Schlitzschraubenzieher gegen ein gleichwertiges Kreuzschlitzmodell umzutauschen. Eine bestimmte Empfindung (komplexe somatische Reaktion) kann von uns immer wieder zu einer bestimmten Emotion oder zu einer bestimmten gedanklichen Vorstellung ausgeformt werden. Diese Emotion kann unserer Absicht im Wege stehen. Dann ist es sinnvoll zu trainieren, sie in eine andere Vorstellungsform zu bringen. Das Gleichwertigkeitsprinzip der Transmutation gebietet dabei, dass die neue, geeignetere Vorstellung im identischen energetischen Bereich und im Raum der Freiheitsgrade dieser Empfindung liegen muss. Weit verbreitete Esoterikliteratur verführt zum illusionären Versuch, beliebige Vorstellungen, beispielsweise als Wünsche (womöglich noch »ans Universum«), hervorzubringen. Unsere emergente Wirklichkeit können wir jedoch nur im Rahmen der Möglichkeiten und nicht beliebig schöpfen. Die Empfindung, die beispielsweise dem emotionalen Vorstellungsinhalt von Trauer zugrundeliegt, lässt sich durchaus mit einem entsprechenden Training umdeuten in eine hingebungsvolle detaillierte und subtile Aufmerksamkeit. Sicher aber nicht in überschäumende Begeisterung, Wut oder sexuelle Erregung. Transmutation also ist der Wandel eines Ermöglichenden in ein anderes Ermöglichendes.

- *Transformation.* Bei der Transformation geht es um den Wechsel der Form unter Akzeptanz der Wertänderung innerhalb derselben Wirklichkeitsdimension. Der aus dem Schlitzschraubenzieher transmutierte Kreuzschlitzschraubenzieher kann innerhalb eines Tauschgeschäftes in ein gut belegtes Brötchen transformiert werden. Unmöglich, dass ein Kreuzschlitzschraubenzieher mich sättigt. Die Empfindungen, die der Gemütsstimmung Verbohrtheit zugrundeliegen, können in die Bewusstseinshaltung Entschlossenheit transmutiert werden. Aus der Entschlossenheit kann der reale Grundstein werden, den ich physisch für ein initiatives Projekt maure. Transformation also ist der Wandel eines Möglichen in ein Wirkliches.

- *Transzendenz.* Hier tritt der Wandel der Form ein, verbunden mit dem Wechsel auf eine dimensional höhere Ebene. Aus dem gut belegten Brötchen wird durch Essen Sättigung als Ausdruck energetischer Regeneration des Leibes transzendiert. Aus dem ersten Grundstein wird ein Gebäude, wird das soziale Leben, das innerhalb des fertigen Gebäudes stattfindet. Findet dieses soziale Leben in dem Gebäude statt, erscheinen rückwärtsgewandt die Schritte bis dahin auch bei größeren Widerständen und Umwegen stringent und folgerichtig. Wenn man jedoch, aus einer sehr fremden Kultur kommend, nur das belegte Brötchen in Händen hielte, so könnte man sich Sättigung und energetische Regeneration noch nicht vorstellen, weil diese Vorstellung auf Erfahrung bauen muss.

- *Transaktion.* Bei Transaktionen geschieht aus der höheren Dimension heraus eine Wechselwirkung und eine Unternehmung wird begonnen. Aus dem Gefühl der Sättigung oder des gestillten Dursts erwächst die Solidarität, andere in niedrigeren Dimensionen zu nähren und ihnen zu trinken zu geben (jemandem etwas zu trinken geben verweist über das Ausschenken des Getränks auf die ursprüngliche Bedeutung von »schenken«). Transaktionen kommen nur zum Tragen, wenn allen Beteiligten Ertrag daraus erwächst. Transaktionen sind die Grundlage einer Orientierung am Wir.

Das noch nicht Ich-fixierte Kind hat es leichter, sich auf transzendente Wandlungsprozesse einzulassen, weil es mangels Erfahrung noch nicht die Sorge und vorausgreifende Angst des Scheiterns kennt und damit Wunder prinzipiell für möglich hält.

Im Zuge der Biokainographik gehen wir dann, wenn die wesentlichen Blockaden gelöst sind, methodisch immer so vor, dass in kleinen alltagspraktischen Feldversuchen Transmutationen und Transformationen geübt werden. Die Transzendenz, die der Möglichkeit einer biografischen Wende gleichkommt, dient parallel dazu, ein innerlich als glaubwürdig erlebtes Bild der Zukunft zu schöpfen.

Der Gesamtprozess einer biokainographischen Epoche umfasst vier Schritte.

- *Die Phase des Bilderstürmers.* Als »alte Bilder« existierende Muster, Vorstellungsverfestigungen (Petrifikationen), Glaubenssätze und traumatische Prägungen werden verhaltensmodifizierend in geeignetere Bilder umgetauscht (transmutiert), womit die alten Bilder letztlich zerstört werden.
- *Die Phase des Geschichtenerzählers.* Lebendige Bilder, in denen sich der Einzelne so glaubwürdig bewegt, dass er für sich selbst und für einen vorurteilsfreien aufmerksamen Hörer glaubwürdige Geschichten davon erzählen kann, sind die Basis dessen, was als Zukunftsspannung notwendige Voraussetzung unserer Leben-

digkeit ist. Schwindet die spannende Zukunft, erlischt unser Lebenslicht. Der Prozess, statt der immer gleichen Geschichten der bisherigen Biografie grundsätzlich neue Geschichten erzählen zu lernen, ist der Dimensionssprung, den wir Transzendenz genannt haben.

- *Die Phase des Handneuwerkers oder Künstlers.* In dieser Phase geht es darum, etwas hervorzubringen, das schön ist. Was verstehen wir darunter? Das Schöne verwendet das vorhandene Material, insofern bewegen wir uns auf der gleichen dimensionalen Ebene wie das Gegebene. Wir schaffen aber darin ein neues Feld, durch das schöpferische Arrangement, durch das Gefüge, das nichts betont, was dem subjektiven Wünschen entstammt, das nichts unterdrückt, weil es durch Rücksichtnahme Schmerz vermeiden will, und das den Kontext der Entstehung so vollständig wie möglich mit berücksichtigt. Es ist leicht erkennbar, dass die Ausrichtung an dem Schönen viel mehr den Mut des Einzelnen fordert, als die Ausrichtung daran, ob etwas gut oder richtig ist. Dies umfasst die Trainingsschritte der Transformation.

- *Die Phase der Selbstüberwindung.* Die Unausweichlichkeit unseres Todes und die damit verbundene Bedrohung für unser Ich als eines empirischen Objektes ist der Hauptgrund, weshalb einzelne der drei genannten Phasen scheitern können. Die konkrete Anleitung und das wiederholte Erleben von Situationen, in denen wir wach, ja geradezu überwach sind und dabei rücksichtslos und erbarmungslos gegenüber diesem Ich handeln, schaffen die Grundlage zunehmender Entängstigung dem eigenen Sterben gegenüber. Menschen, die ihr Ich durch Glaubensvorstellungen auch noch in den nachtodlichen Bereich projizieren, wie es im Grunde alle Religionen nahelegen, haben mit diesem Schritt die allergrößten Schwierigkeiten, obwohl gerade er die unbedingte Voraussetzung einer authentischen spirituellen Erfahrung ist.

Wir werden durch die Struktur unserer Kultur von Bildern geprägt, die uns selbst und die Welt beschreiben sollen. Diese Bilder sind, richtig benutzt, einem Reiseführer vergleichbar. Wir finden uns damit in einer uns fremden Welt schneller, leichter und ohne größere Komplikationen zurecht. Aber der Reiseführer ist von seinem Erscheinungsjahr her immer Vergangenheit. Deshalb können wir die darin enthaltenen Hinweise als Zugangsmethodik benutzen und uns dennoch bewusst sein, dass wir einen Preis bezahlen für den Mangel an Frische, den unser Blick jetzt hat. Stabile Welt- und Ichbilder mögen in Zeiten der Stagnation oder des extrem langsamen Wandels den dann herrschenden konservativen Verhältnissen gegenüber angemessen sein. Unsere sich seit ein paar Jahrzehnten mit extremer Beschleunigung wandelnde Welt fordert von uns, dass wir uns viel mehr als frühere Generationen frisch der Gegenwart stellen, ohne auf die vorgefertigten Reiseführer zurückzugreifen. Ein erster großer Schritt ist bereits getan, wenn die Ichbilder (Überzeugungen der Stärken und Schwächen, Wertesystem, Vorlieben und Abneigungen, Pointierungen der biografischen Erinnerungen) erkannt und ausgesprochen sind. Ist das Vertrauen zwischen dem biokainographischen Trainer und dem Übenden genügend aufgebaut, kann der eigentliche ikonoklastische (bilderstürmende) Schritt beginnen: das was mich angeblich ausmacht, in Frage zu stellen, und dann zu untersuchen, ob andere Beschreibungsmodelle sich möglicherweise als fruchtbar erweisen können.

Die existierenden Bilder über sich selbst und die Welt werden im Laufe der Sozialisation mit festen Reaktionsmodulen verknüpft. Dies sind nicht lediglich psychologische Routinen, vielmehr werden sie als neuronale Netzwerke, von der Hirnforschung als Skripte (Drehbücher) bezeichnet, hirnorganisch fixiert.

Wenn der Spielraum gespürt werden kann, das eine oder andere prägende Bild in Frage zu stellen, kann begonnen werden, Geschichten neu zu erzählen, die damit im Zusammenhang stehen. Als besonders wirkungsvoll hat es sich erwiesen, Schlüsselerinnerungen der Biografie auf eine solche Weise neu zu greifen, dass in der Neufassung durch einen Achtsamkeitsshift auf die somatischen Marker die innerleiblichen Kraftressourcen real gespürt werden und dem erinnerten leidvollen Ablauf eine überraschend positive Wende verleihen. Anfänglich sind oft die Zweifel groß, dass eine solche bloß fantasierte Alternative von realem Wert sein könnte. Dass es gelingen kann, wird jedoch im darauf aufbauenden »Feldversuch« unmittelbar evident.

In eher unbedeutenden, verunsichernden oder auf andere Weise aversiven Situationen kann nun der neue Handlungsspielraum erlebt werden, der eintritt, wenn sich der Betroffene an jene inkriminierenden Situationen so erinnert, als ob sie auf jene veränderte und dennoch als glaubwürdig erlebte Weise geschehen wären. Einfühlungsvermögen und Erfahrung des Beraters erweitern dabei sowohl den methaphorischen als auch den Handlungsspielraum des Übenden. Dies durch eine der individuellen Situation angemessene Einladung, die eigene Geschichte zu alternieren, durch die probehalber durchgeführte Aufhebung bestimmter Glaubenssätze und durch die reale Erprobung des dadurch gewonnenen, anfänglich bloß gefühlten Potenzials. Es ist eine schlichte Tatsache, dass der Grad der Möglichkeit zur Veränderung der Lebenspraxis von der Anzahl und Intensität solcher Übungseinheiten abhängt. Die Schnelligkeit und Effizienz der vorhandenen, fremd geprägten Skripte kann nur erreicht und übertroffen werden, wenn genügend Erlebnisse des Gelingens frischer und neuer Verhaltensweisen vorliegen. Erfreulicherweise erlangen imaginierte Handlungsfolgen dabei eine neuroplastische Prägungskraft, die den real durchgeführten durchaus vergleichbar ist.

Die übliche Frustration, die dadurch entsteht, dass neu intendiertes Verhalten zunächst öfter miss- als gelingt, wird auf folgendem Wege aufgehoben: Wenn es dem Übenden gelingt, anstelle der hier üblichen Selbstdestruktion (Schuldgefühle, Selbstvorwürfe, Versagensgefühle) sobald als möglich den Ablauf einer Situation zu unterbrechen und die gerade misslungene Geschichte, unter Einbeziehung der geeigneten und eingeübten somatischen Marker, auf eine neue und gelingende Weise zu imaginieren, dann kann der Break-even-Point, an dem dieses neue Verhalten als Verhaltensroutine zur Verfügung steht, relativ schnell erreicht werden. In den biokainographischen Coachingsitzungen werden die dafür nötigen Wahrnehmungsfilter und die damit konditionierend verbundenen Routinen des Innehaltens und »Neuerzählens« systematisch eingeübt.

Nach und nach wächst die Möglichkeit, die eigene Lebenspraxis wie ein Künstler zu gestalten. Durch das Wachsen des Erkenntnis- und Verhaltensrepertoires sind die Arbeitsmittel erschlossen, den Anforderungen des Daseins auf einer im oben genannten Sinne »schönen Weise« zu begegnen.

Es würde den Rahmen dieser Überblicksarbeit sprengen, wenn wir hier auf die Vielzahl der notwendigen Begleitmethoden im Einzelnen eingehen würden. Dazu gehören familien- und beziehungssystemische Analysen, rekapitulierende Übungen zur Lösung von Energieblockaden, Traumawandlung, Werte-Neuschöpfung und schließlich das Erfinden eines Zukunftsbildes, in dem man sich glaubwürdig bewegen kann und das in imaginierter Gegenwart erlebt wird.

Außerordentlich große Bedeutung haben für viele Menschen Selbstaffirmation, Selbstvalidierung und Entängstigung. Auch hier existieren geeignete, individuell abzustimmende und alltagspraktisch taugliche Methoden.

Biokainographik ist ganz der Einzigartigkeit des einzelnen Menschen verpflichtet, Normierungs- und Normalisierungsansprüche sind ihr fremd und ihr Menschenbild ist das eines gesunden Kindes:

Ich bin ein unvoreingenommener Forscher, voller Neugierde in der Erweiterung der Spielräume, und erfindungsreicher Geschichtenerzähler, der erfolgreich und voller Freude handwerkend lebt.

Lebenslauf und Biografie

Lebensläufe machen Menschen einander ähnlich, in ihren Biografien unterscheiden sie sich. Was ist damit gemeint? Der kausale Zeitstrom, der sich aus der Vergangenheit in die Gegenwart entfaltet, soll hier »Lebenslauf« genannt werden. Der Mensch bringt eine genetische und möglicherweise auch eine über das Genetische hinausgehende epigenetische Disposition mit ins Dasein, von der Anteile, abhängig von den Umweltbedingungen (sozial, informatorisch, ernährungstechnisch, toxikologisch), entwickelt oder unterdrückt werden können. Prinzipiell unterscheidet sich also der Lebenslauf eines Menschen nicht von dem seines Hundes. Auch dieser bringt eine bestimmte biologische Ausstattung mit, die von den Umwelteinflüssen moduliert wird. Sein »Charakter« ergibt sich als Folge dieses Lebenslaufes, durch genetische und Umwelt-Einflüsse. Der Hund jedoch kann nicht in die Zukunft vorauseilen und vor allen Dingen kann er sein eigenes Sterben nicht antizipieren. Der Mensch hingegen ist dazu – jedenfalls der Möglichkeit nach – in der Lage. Aus der Position seines Sterbens heraus fügt er Wendpunkte in den Lebenslauf ein, die den Charakter der Selbstüberwindung tragen, sodass sich die konkrete Lebenspraxis dieses Menschen nach und nach zu unterscheiden beginnt von dem, was durch seinen Lebenslauf veranlagt ist. Dadurch kommt beim Menschen zum Zeitstrom der Kausalität, der aus der Vergangenheit in die Gegenwart gerichtet ist, der aus der Zukunft in die Gegenwart hineinreichende teleologische (von gr.: teleos = das Ziel) Zeitstrom hinzu.

Wohl wissend, dass er ein sterbliches Wesen ist, verhält sich der alltägliche Mensch, solange er von seinem Lebenslauf bestimmt wird, wie ein unsterbliches Wesen. Dadurch kann er es sich erlauben, das Wesentliche, das Spannende, das Bedeutsame, das Lebendige immer auf ein Demnächst zu verschieben. Sein Handlungsspielraum ist dadurch klein und für ihn selbst und für andere vorausberechenbar. Der seine Biografie verwirklichende Mensch ist belehrt von seiner

Sterblichkeit. Er fragt ganz in der Manier des wachbewusst sterbenden Menschen nicht mehr nach dem, was er falsch gemacht haben könnte. Er fragt nach dem, was er nicht versucht hat und findet den Mut, das Selbstzutrauen und die Hingabe an die Welt, es jetzt zu unternehmen.

Wir verlassen die Praxisräume und wir beginnen uns zu bewegen. Wir gehen auf ein freies Stück Erde, so viele Schritte lang, wie ein menschliches Dasein vermeintlich dauern könnte; sagen wir zwischen 80 und 100 Jahren bzw. Schritten. Wir markieren den Zeitpunkt der Empfängnis, wir sammeln die meist spärlichen Informationen über die Atmosphäre, in der wir empfangen worden sind, und machen einen ersten Schritt. Wenn wir nun zurück schauen, ist dieses eine Stück Lebenslauf der neun Monate umfassende Zeitraum der Schwangerschaft. Was können wir empfinden oder besser: welche Metapher können wir finden, die für diesen Lebensabschnitt steht, der noch nahezu vollständig ohne Bewusstsein gelebt wurde? Was wissen wir über die Umstände der Geburt und können wir nun, wenn wir zum zweiten Schritt ansetzten, diese äußeren Informationen ergänzen durch das konkrete gegenwärtige Erleben dieses unseres eigenen Sprunges ins Dasein? Wir werden diese Qualität am leichtesten finden, wenn wir uns verdeutlichen, welches Muster bisher bei uns auftrat, wenn der Übergang anstand oder ansteht, aus einem vertrauten, angenehmen, aber überreif gewordenen Zustand in die frische Lebendigkeit und die unkalkulierbare Gefahr einer neuen Dimension zu wechseln.

Wir gehen die ersten drei Schritte der ersten drei Lebensjahre und bemerken, wie die ersten diffusen, zumeist leibgerichteten Erinnerungen und die aus Fremderzählungen und dem Betrachten von Bildzeugnissen erzeugten anfänglichen Erinnerungen sich in uns bilden. Während wir im dritten Schritt nach der Geburt stehen bleiben, können wir uns das Erlebnis aufbauen, wie es war, das erste Mal seiner selbst bewusst zu werden. Wir gehen langsam und sorgfältig die nächsten Schritte, bemerken Verzögerungen und Beschleunigungen und versuchen die damit assoziierten Erlebnisse auszusprechen. Wir markieren insbesondere jene Schritte auf der Erde, bei denen wir den Verdacht hegen, dass sie aus dem Lebenslauf nicht oder nicht vollständig erklärbar sind. Oft sind dies Wendesituationen, manchmal aber auch umstülpende Erkenntnisse (Erkenntnisintuitionen), künstlerische oder spirituelle Ereignisse. Entsprechend der Zahl unserer gelebten Jahre sind wir nun bei der Gegenwart angelangt. Coach und Trainierender wenden sich nun um und betrachten noch einmal die zurückgelegte Strecke als ein Integral. Dann wenden sie ihren Blick wieder in die Zukunft, während sie ganz wach verbunden sind mit einem elastischen Band, das zurückreicht zur eigenen Empfängnis. Dieses Band bekommt nun eine zweite Fixierung dort, wo wir jetzt gerade die Gegenwart fixiert haben.

Jetzt macht der Übende ganz wach und behutsam einen Schritt in Richtung auf sein eigenes Sterben hin. Der Therapeut bleibt auf der Linie der Gegenwart stehen, zwischen beiden baut sich ein weiteres elastisches Band auf. Bei jedem weiteren Schritt fragt sich der seine Biografie Erforschende, ob er das elastische Band noch aufrecht erhalten kann. Das kann manchmal mit nur drei oder vier Schritten, das kann in seltenen Fällen auch einmal bis zum eigenen Sterben hin fortgeführt werden.

Ist der Punkt der maximalen Spannkraft dieses Bandes erreicht, wendet sich der Übende zum Therapeuten hin um und schildert ihm, in Gegenwartsform, Szenen eines beruflichen und privaten Alltags, den er als gelingend, voller Sinn und Freude erlebt. Der Therapeut hingegen hört, einem Aphasiker gleich, nur auf die Weise des Sprechens, während er dem Inhalt nur die gerade fürs Erinnern noch notwendige Beachtung schenkt. Immer dann, wenn Stimmmelodie, Stimmdynamik, Mimik, Körperhaltung und -bewegung inkohärent werden, unterbricht der Therapeut die Schilderungen und bittet, sie auf der Grundlage einer anderen Alternative neu zu erzählen.

Friedrich Nietzsche beschreibt diesen Verdichtungsvorgang folgendermaßen: »Der Eine sucht einen Geburtshelfer für seine

Gedanken, der Andre Einen, dem er helfen kann: So entsteht ein gutes Gespräch.«

Nicht selten leuchten dabei dem Betroffenen Lebens- und Arbeitsmodelle vollkommen glaubwürdig ein, auch wenn sie möglicherweise zuvor als unrealistisch und angstbesetzt eingestuft worden waren.

In den darauffolgenden Tagen beginnt nun der Übende, sich bei alltäglichen Tätigkeiten so zu verhalten, als wäre dieses als kohärent erlebte Zukunftsbild bereits gegenwärtige Wirklichkeit. Dadurch werden ihm noch nicht stimmige oder fehlende Details bewusst, um die das Bild dann modifiziert oder ergänzt wird. Damit werden praktisch die Mittel eingeübt, die den Resonanzboden bilden für die äußeren Notwendigkeiten und die Unbedingtheit der inneren Absicht, die Wirkung dieses fruchtbaren Zukunftsbildes bereits in der Gegenwart zu erleben.

Wertekonflikte

Schauen wir über einige Jahre zurück auf unseren Lebenslauf: Immer wieder machen wir mehr oder minder leidvolle Erfahrungen, entweder am eigenen Leib oder indem wir anderen – praktisch immer ungewollt – Leid zufügen. Einige dieser Ereignisse bleiben episodisch, andere, die große Mehrzahl, folgt bestimmten Mustern. Sind bestimmte Konstellationen gegeben, dann ist die Wahrscheinlichkeit hoch, dass wir unbewusst Dinge tun oder unterlassen, die zu Wiederholungen reaktiver Muster werden, die den Anschein erwecken, als liefen sie automatisch ab. Nicht selten liegen diesen Handlungen oder dem Verzicht auf eine Handlung Ideale zugrunde, die wir zur Grundlage unseres Verhaltens gemacht haben.

Jedem Handlungsmotiv liegt ein Wert zugrunde. Wir würden uns nicht bewegen oder eine intendierte Handlung nicht bremsen, wenn damit kein Wert für uns verbunden wäre. Es muss uns etwas wert sein, so zu handeln oder nicht.

Betrachten wir ein Beispiel: Ein Mann mittleren Alters verbringt mit seinem gerade erwachsen gewordenen Sohn einen Urlaub. Beide genießen ihre gemeinsame Zeit in guter Stimmung. Nach ein paar Tagen telefoniert der Mann mit seiner Frau, die ihm beiläufig erzählt, dass ein Mitarbeiter des gemeinsam geführten Betriebes sich sehr darüber empört habe, dass der Sohn, der ebenfalls im elterlichen Betrieb tätig ist, einfach so für eine Woche aus dem Betrieb in den Süden entfliehen könne. Voller Missgunst habe er im Betrieb herumerzählt, sich so etwas nicht leisten zu können, und habe sein Schicksal beklagt. Der Sohn erfährt davon zunächst nichts. Voller Freude über die schönen Ferien will er nun an die Mitarbeiter des Betriebes eine Grußpostkarte schicken (wie es eigentlich alle Mitarbeiter des Betriebes gewöhnlich tun, wenn sie Ferien machen). Als er dem Vater von seinem Vorhaben erzählt, entschließt sich dieser gegen seinen inneren Widerstand, dem ihm von seiner Frau berichteten Geschwätz Raum zu geben, aus dann doch überwiegender Sorge um die betriebliche Stellung seines Sohnes, ihm von den Geschehnissen zu Hause zu erzählen. Die restlichen Urlaubstage sind für beide getrübt.

Was ist geschehen? Welcher Wert lag dem väterlichen Eingreifen zugrunde? Fürsorge um den Sohn, Sorge um den betrieblichen Frieden, vielleicht auch der Vermeidungswunsch, nicht selbst nach dem Urlaub mit den vielleicht daraus entstehenden Problemen konfrontiert zu werden? Auf jeden Fall war es ihm wert genug zu handeln, also davon zu erzählen. Und der Sohn: Ahnte er ab einem bestimmten Punkt des Gesprächs, dass der Vater gleich eine Indiskretion begehen wird, mit der er sich und ihm den Urlaub versauert. Befragt danach, stimmt der Sohn dieser Vermutung zu. Was war sein Motiv, trotz des zu erwartenden Schmerzes zuzuhören. Neugierde, Kontrollsucht? Auf jeden Fall etwas, was ihm wert genug schien, das

Gespräch hier nicht zu unterbrechen und den Vater berichten zu lassen, also durch sein Zuhören erst dessen Sprechen zu ermöglichen.

Wir werden gleich zu diesem harmlosen und eigentlich unbedeutenden, deshalb aber so gut überschaubaren Beispiel zurückkommen. Unserem Handeln und Nichthandeln liegen Werte zugrunde. Die Folgen unseres Handeln und Nichthandels aber scheinen allzu oft den Werten zuwider zu laufen. Wovon also hängen die Folgen, die Wirkungen unserer Handlungen ab? Vom Zufall? Die meisten Menschen würden dies wohl bejahen.

Das seit dem Mittelalter bezeugte Wort »Zufall« ist eine Substantivbildung zum Verb »zufallen« (mhd.: zuovallen), das »zuteil werden« bedeutete. Seine heutige Bedeutung ist: »etwas, was nicht vorauszusehen war«. Kann es sein, dass einem etwas zuteil wird, weil man etwas nicht vorausgesehen hat? Und dass man etwas nicht vorausgesehen hat, weil man damit nicht gerechnet hat? Könnte es sein, dass es gar nicht mehr wie Zufall wirkt, wenn man dieses »Etwas« mitberücksichtigt in den Werten, die motivbildend fürs Handeln werden?

Unsere Werte stehen im Allgemeinen in Übereinstimmung mit der sozialen, sprachlichen, kulturellen und geschlechtlichen Gruppe, der wir angehören und/oder der wir entstammen. Mitunter sind wir auch solidarisch mit den Werten einer Gruppe von Berufsständigen, Gläubigen, Überzeugten oder Betroffenen irgendeines Schicksals (Krankheit, Umweltbelästigung, Minderheit usw.) und stimmen unsere Werte ebenso horizontal (innerhalb des waagrechten Gesichtsfeldes und Levels der Gruppe) ab. Dann sind die Motive unserer Handlungen ausgerichtet an den Werten, in denen wir mit anderen auf der horizontalen Ebene – mit Unseresgleichen – übereinstimmen.

Der ägyptische Begriff »Ma'at« drückt nach Ansicht des bekannten Ägyptologen JAN ASSMANN genau das Gegenteil dieser horizontalen Orientierung im Gegebenen aus: aus: Vertikale Solidarität = Einstimmung mit etwas Höherem.

Nun könnte es sein, dass es die Möglichkeit gibt, stattdessen Übereinstimmung abzustreben mit etwas, zu dem wir in einem vertikalen, in einem über uns hinaus reichenden Spannungsverhältnis stehen. Um aus der Gattungsbestimmung des Wertesystems einer Gruppe oder Gruppierung auszubrechen zum Geburtsrecht unserer individuellen Freiheit, brauchen wir genau dies: eine Dynamik, die über uns hinausreicht. Wenn wir nicht aus der Gewohnheit, nicht aus der Erfahrung, nicht aus moralischer Verpflichtung und nicht aus fremdbestimmenden Idealen heraus handeln, sind wir eingestimmt auf unser ureigenes Wesen, das die Grundlage eines jederzeit zum Anfang fähigen und ethisch individuellen Gewissens ist.

Unser Wesen bleibt uns jedoch meist vor unserem Erkennen verborgen. Was wir »sehen« können, ist unser subjektives, von seiner Vergangenheit geprägtes und unter den oben genannten Einflüssen stehendes Ich, aus dem die überwiegende Zahl unserer Handlungsmotive stammt. Aber immer dann, wenn unsere Handlungen leidvolle Folgen haben, leuchtet die Möglichkeit auf, auch einen kurzen Moment unseres Wesens inne zu werden. Wenn wir uns jetzt nicht als die Opfer fühlen, die beklagen, dass ihre gutgemeinte (!) Handlung (oder der entsprechend motivierte Verzicht darauf) zu negativen Wirkungen geführt hat, dann verwirklichen wir diese Möglichkeit. Wie? Ich bin überzeugt davon, dass es eine Quintessenz gibt, die bestimmend ist für den Menschen. Ich meine damit eine Quintessenz, die zeit- und kulturübergreifend seit Anbeginn und über alle Grenzen hinweg und immer wieder neu zum Träger der menschlichen Existenz wird. Um uns einen Erkenntniszugang zu dieser nicht definierbaren Quintessenz des Menschen zu ermöglichen, kann man sie in den Zusammenklang von Prinzipien gliedern, die den Wirkungen menschlichen Handeln jederzeit und überall zugrunde liegen. Mit Prinzipien ist der strikte Wortsinn gemeint: Anfänge. Dass man das Wort Prinzipien heute im Sinne von Prinzipienreiterei als moralische Regeln des Sollens missbraucht, möchte ich hier außer Acht lassen. Vielmehr leuchtet mir ein, dass eine tiefe mittelalterliche Spiritualität mit Prinzipien oder der griechischen Übersetzung »Archai« die Substanz geistiger Wesen (einer Engelhierarchie) bezeichnete, die für das Wesen des Anfangs oder das Wesen der Persönlichkeit standen.

Der Urgrund hat keinen weiteren Grund, er ist der Anfang und der Wille (die Intention).

Ein Principium ist der Urgrund oder die eigentliche wesensgemäße Substanz zusammen mit dem alles Wissen (das gewusst sein muss und dennoch es) ausklammernden Anfang, der allein das ureigene Gewissen aufleuchten lässt.

Was macht diesen Schritt so schwer? Immer schon wissen wir etwas, wenn wir mit etwas beginnen. Gewöhnlich meinen wir, wir könnten dieses Wissen im Hintergrund halten und unvoreingenommen in eine neue Situation eintauchen. Wir unterschätzen die ungeheure, aber gut verborgene Macht der durch das Vorwissen ausgerichteten Wahrnehmung und der durch sie bedingten Wirklichkeitsanschauung.

Wenn ein Wandel tatsächlich eintreten soll, dann setzt dies nicht ein Beginnen (mit dem doppelten Boden des gewohnten Begriffssystems), sondern einen Anfang voraus. Ein Anfang ist nur insofern ein Anfang, als es kein Davor geben kann. Also: kein Wissen und insbesondere auch keinen Grund. Das ist uns allen so selbstverständlich und dennoch in der Selbstvergessenheit meist untergegangen: Im Anfang eines Verliebens, im Augenblick der Glaubensgewissheit oder der Erkenntnis gibt es für das, was geschieht, keinen Grund. Es geschieht einfach. Wie absurd würde es uns anmuten, wenn uns jemand erzählte, er hätte sich auf Grund dieser oder jener Eigenschaft in einen anderen Menschen verliebt. Nicht anders verhielte es sich bei einem begründeten Glaubensentschluss, einer kausal deduzierbaren neuen Erkenntnis. Sie wären alle Widersprüche in sich selbst.

Für viele Menschen wird der Begriff »Engel« der Scheinwirklichkeit esoterischer Randgruppen angehören.. Darin liegt gewiss eine Berechtigung, wenn man beobachtet, wie in diesen Kreisen Sinnbilder einer vergangenen Zeit wörtlich genommen werden und wie versucht wird, sie wiederzubeleben. Engel aber bedeutet eigentlich nur Medium. Medien vermitteln. Genau so, nicht einmal ein wenig in die Richtung vergegenständlichter geistiger Phänomene gerückt, möchte ich hier den Begriff der Prinzipien verstehen: keine »feinstofflichen« Engel, aber ebenso wenig abstrakte Gesetze. Ich verstehe unter Prinzipien lebendige geistige Prozesse, in die wir uns einschwingen und in denen wir unsere Werte verankern können.

Bloße Orientierung an Werten basiert letztlich auf einem dem Säugetier vergleichbaren Ausrichten an Belohnung oder der Vermeidung von Bestrafung. Werte sind, wenn sie nicht in Prinzipien erneuert werden, Produkte der Vergangenheit und des Wissens. So kommen Werte immer miteinander in Konflikt. In uns und zwischen uns.

Das ist unmittelbar einleuchtend: Unsere Handlungen sind von unseren Werten bestimmt. Das aber ist etwas zunächst zutiefst Überraschendes: Die *Folgen* unseres Handelns hängen davon ab, ob die Werte, die zum Handeln oder Nichthandeln geführt haben, in Prinzipien gegründet waren.

Wahrscheinlich könnte man alle Prinzipien unter einem Prinzipium zusammenfassen: Liebe. Darunter verstehe ich nicht das sentimentale Gefühl, wie es uns von den gängigen Hollywoodfilmen vermittelt wird. Ich meine damit eine Tätigkeit, so wie sie alle Hochkulturen der Welt und ihre jeweilige Avantgarde auffassen: Liebe meint die Erkenntnistätigkeit, einem anderen (oder auch sich selbst) so gegenüberzutreten, dass auf der Basis rückhaltloser Achtung für das Wesen des anderen die Möglichkeiten (das noch nicht Soseiende) des anderen »gesehen« werden können. In diesem Sinne ist Liebe »blind« für das, was alle (der horizontale Kreis) sehen, und sie ist sehend für das, was noch »über« dem anderen (oder auch »über« der eigenen Person) im Raum seiner (oder meiner) Möglichkeiten liegt. Liebe als Gefühl läge in diesem Sinne in unserer Natur. Liebe als Erkenntniskraft für das Mögliche offenbart hingegen unsere Kultur.

Lebenspraktisch ist dies aber nicht umsetzbar. Liebe in diesem Sinne als Prinzip des Menschen, als sein Anfangswesen, ist ein Stück zu groß für unseren Alltag, meine ich. Deshalb kann es sinnvoll sein, dieses eine Prinzip, diese allumfassende Dynamik, zu gliedern. Glieder sind lebendige Organe eines Ganzen. Prinzipien sind lebendige Wesen des einen Prinzips der Liebe. Es ist nicht hilfreich, aus den Prinzipien Gesetze zu machen. Allzu rasch wird daraus wieder eine neue Forderung aus der Abteilung »Sollen und Müssen«. Eher so wie gute Freunde oder sanfte Stimmen, in die wir uns einstimmen, mit denen wir in Resonanz treten können, erscheinen mir die Prinzipien.

In wie viele Prinzipien man dabei die menschliche Substanzdynamik gliedert, unterliegt keiner Vorbestimmung. Ich habe mich für zwölf Prinzipien entschieden, weil diese Gliederung es gerade noch erlaubt, die menschliche Substanzdynamik als eine Ganzheit zu sehen, und weil sie doch so differenziert ist, dass der Umgang damit alltagstauglich wird.

- *Integrieren.* Integrität, Makellosigkeit, Unbestechlichkeit, Charakterstärke; »Ich spreche »vorne« wie »hinten« gleich«
- *Ausrichten.* Wägen/Wagen, Gerechtigkeit, Verträge und Versprechen einhalten, Fairness, Unvoreingenommenheit, Unparteilichkeit, Vorurteilsfreiheit, Objektivität
- *Gedulden.* »Der richtige Zeitpunkt«, »Jedes Ding hat seine Zeit«, »Öffne nicht gewaltsam, finde das Zauberwort, dass es sich von selber öffnet«, nicht drängen, nicht behaupten, Kairos
- *Ermutigen.* Das ist Geburtshilfe am Wesen des anderen und an meinem Selbst, Glaube an das Werden des anderen, Zurückhaltung für das Werden des anderen, auch und besonders schwer: Zurückhaltung der unterstützenden Hilfe
- *Einstimmen.* Konsonieren, Resonieren in der Vergegenwärtigung, Disziplin im ursprünglichen Sinne: Schülerschaft, Lern- und Übungswille, Erneuern

- *Hingeben.* Fürsorgen, (Los-)Lassen, auch akute Nothilfe (und nur die notwendige Nothilfe), Hilfsbereitschaft, Selbstfürsorge, ganz hingeben, aber nicht mehr
- *Beitragen.* Einen Beitrag leisten, Verehren, Unterstützen, Mitwirken, Synergetik = zusammen arbeiten
- *Fragen.* Forschen, wesentlich in Frage stellen, nach dem »Dahinter«, nach der Essenz fragen, mit Verantwortung fragen, Bedeutung verstehen (erst verstehen, dann verstanden werden), Potenzial durch das Infragestellen des Gewordenen erkennen
- *Aufrichten.* Vertikalspannung, Ehrlichkeit, Wahrhaftigkeit, Agogik (auch Päd-Agogik, das ist wörtlich: Aufrichthilfe für Kinder)
- *Vertrauen.* Ich traue mir selbst, und bin mir selbst treu, erst vertrauen, dann Vertrauen geschenkt bekommen, nur dem Vertrauenswürdigen trauen (sonst: Naivität)
- *Achten.* Respekt vor dem Selbstausdruck eines Wesens (auch Menschenwürde, auch Gewaltfreiheit), Raumschaffen für den anderen und für mich selbst (Selbstachten = Selbstwertgefühl)

Das Dilemma, das fast allen Burnout-Situationen zugrunde liegt, kann aufgehoben werden, wenn es uns gelingt, unsere Werte in Prinzipien zu gründen.

Erinnern wir uns an unsere Eingangsgeschichte. Das Ideal des Vaters war, den Sohn zu bewahren vor weiterem Unheil. Auch lag seinem Handeln ein Motiv zugrunde, weiteren Ärger zu vermeiden. Im Gespräch war es ihm leicht zu erkennen, dass seine Motive vor allem nicht in den Prinzipien »Integrieren« und »Ermutigen« ruhten. Traut er seinem Sohn wirklich zu, dass dieser mit den Herausforderungen seines Lebens erfolgreich umgehen kann (das ist lebendige Verwirklichung von Ermutigung)? Kann er, wenn auch schmerzhaft, integer sein dem Gerede gegenüber? Und der Sohn? Auch er meint, dass sein Zuhören nicht in Integrität gegründet war. Und beide freuen (!) sich, ihre Lebenspraxis an diesen Prinzipien auszurichten, und sie wissen, dass es ihnen schwerfallen wird. Sie wissen auch um die Freude der Vertikalspannung.

Meist sind es drei Prinzipien, in denen unsere Werte nicht verankert sind. Es kommt sehr viel Klarheit in die eigene Biografie, wenn man sich anhand der immer wieder auftretenden leidvollen Erfahrungen (solchen, die einem selbst zustoßen, und solchen, die man bei anderen bewirkt) klarmacht, welche drei Prinzipien dies im Einzelfall sind. Es bildet sich daraus ein sehr spannendes Übungsfeld. Immer weniger werden so die Prinzipien zu strafenden und ermahnenden Gesellen des Sollens, immer mehr werden sie zu Freunden, die einen zu einem selbst hin geleiten.

In sehr vielen Fällen kollidieren zentrale Aspekte dieses Zukunftsbildes mit tief eingeprägten Ängsten oder mit konkurrierenden Werten. Dabei fällt auf, dass unverbunden und konkurrierend im Bewusstsein um die Vorherrschaft ringend, verschiedene einander widersprechende Werte existieren. Dabei machen sich fremdbestimmte Werte (Elternhaus, Peergroup, Glaubens- oder Weltanschauungsgemeinschaft) dadurch bemerkbar, dass ihre Nicht-Beachtung mit Gefühlen der Angst einhergeht, während das Nicht-Beachten wesensimmanenter Werte mit Gefühlen des Sinnverlustes und der Depression einhergeht. So gelingt es nach und nach, heteronome und autonome Werte klar unterscheiden zu können und kleine, von Ängsten befreiende Übungen zu vereinbaren. Möglichst außerhalb der vertrauten Kontextstrukturen und in unbedeutend peripheren Bereichen kann eine auf den autonomen Werten basierende Lebenspraxis langsam eingeübt und damit die Voraussetzung geschaffen werden, dass daraus mittel- und langfristig erfolgreiche Strategeme in zentraleren Bereichen und innerhalb der vertrauten Kontexte realisierbar werden.

Kontext-Neugestaltung statt Wiedereingliederung

Ist die akute Burnout-Krise überstanden, ist normalerweise der nächste Schritt der der Rehabilitation oder Wiedereingliederung. Tatsächlich aber geht es für den Betroffenen nicht darum, sich wieder in strukturelle oder prozedurale Systeme einzubinden, die ja gerade als Kofaktoren seiner Krise gewirkt haben. Wirtschaftliche oder soziale Zwänge scheinen es zwar manchmal unmöglich zu machen, überhaupt den Gedanken an eine grundsätzliche Veränderung der äußeren Verhältnisse zuzulassen. Diese oft ängstigende Frage kann aber zunächst in der Tat *zurückgestellt* werden. Zunächst geht es ganz praktisch darum, *innerhalb der bestehenden Verhältnisse* den Kontext so zu variieren, dass die eigenen Spielräume zunehmen. Ein zentral wichtiger Punkt ist dabei das Pausenmanagement. Normalerweise *überschätzen* wir heute die Bedeutung von Urlaub und längeren Auszeiten und *unterschätzen* gleichzeitig die regenerierende Kraft regelmäßiger kürzerer Auszeiten. Dabei spielen, wie uns die chronobiologische Forschung zeigt, die folgenden Rhythmen eine zentrale Rolle fürs gesundheitsfördernde Gliedern von Arbeit und Entspannung:

- zirkalunare, das heißt Vier-Wochen-Rhythmen
- zirkaseptane: Wochenrhythmen
- zirkadiane: Tagesrhythmen
- 90-Minuten-Rhythmen (BRAC = Basic Rest Activity Cycle)

Äußerlich sichtbar ist der vierwöchige Grundrhythmus (zirkalunar) nur im Rhythmus der weiblichen Periode. Messbare biochemische und neurovegetative Prozesse zeigen hingegen vor allen Dingen dort zirkalunare Rhythmen, wo es um Regeneration, Heilung und langfristige Gedächtnisbildung geht. Aus der Vielzahl zirkalunarer Rhythmen erwähnen wir hier nur zwei und verweisen im Übrigen auf die Literatur: Der Eisengehalt des Blutes wirkt sich direkt und indirekt auf unsere Möglichkeit aus, den Antrieb zu eigenständigen

Handlungen finden und aufrecht erhalten zu können. Der Eisenspiegel unterliegt einem komplexen Steuerungsgeschehen, in dem das Eisen-transportierende Eiweiß, Transferrin, eine zentrale Rolle spielt. Der Transferrin-Spiegel unterliegt beim Gesunden einem regelmäßigen zirkalunaren Rhythmus. Schwere konsumierende Erkrankungen, wie zum Beispiel Krebs und schwere Depressionen, weisen ein charakteristisches Zusammenbrechen des Transferrin-Rhythmus auf. Charakteristischerweise gehen dabei der Chaotisierung des Transferrin-Rhythmus Frequenzverdoppelungen oder Vervierfachungen voraus, sodass vor dem Zusammenbruch der Transporteiweiß-Rhythmik an Stelle der 28-tägigen nun siebentägige Phasen auftreten können.

Dies scheint sich auch im subjektiven Zeiterleben der Betroffenen auszudrücken: quälende Zähigkeit des momentanen und extreme Beschleunigung des allgemeinen Zeitgefühls, sodass seelische Atemlosigkeit (die Hetze fehlender Spielräume) neben der Leere unerfüllter Zeit existiert. Es tritt das paradoxe Empfinden ein, viel zu wenig Zeit für das Erledigen anstehender Arbeiten zu haben, und zugleich das Empfinden, keine wirklich individuell sinnvolle Aufgabe zu haben.

Der zweite zirkalunare Rhythmus, den wir hier anführen wollen, ist die Konstitution des Langzeitgedächtnisses. Wie die Gedächtnisforschung zeigt, hängt die Langzeitspeicherung wesentlich mit der Bildung eines gegliederten 28-Tage-Rhythmus zusammen.

HILDEBRANDT war der Erste, der anhand arbeitsmedizinischer und kurmedizinischer Untersuchungen zeigen konnte, dass dem zirkalunaren Rhythmus ein zirkaheptaner (semanaler) Rhythmus überlagert ist. Dieser scheint sich stärker auf affektive als auf vegetative Zustände zu beziehen.

Entsprechende Trainingsbereitschaft vorausgesetzt, ist es dann möglich, mit dem Betroffenen eine Neugliederung seiner Arbeitspraxis und Lebensweise vorzunehmen. Allgemeine Empfehlungen lassen sich hier nicht aussprechen. Die selbstbestimmte Gliederung eines Vier-Wochen-Zyklus in vier zirkaseptane Perioden und die Gliederung des Wochenrhythmus selbst kann sich auf sehr unterschiedliche Lebensbereiche beziehen, je nach der Ausgangskonstitution des Betroffenen. Dies kann sich von rhythmischen Ernährungsereignissen, gegebenenfalls mit einem Fastentag pro Woche und einem ausgelassenen Ernährungsfest im Monat, über körperliche Übungen im Vier-Wochen-Rhythmus und Wahrnehmungsübungen in der Natur bis hin zu mentalen Übungsprogrammen gestalten. Traditionell lebende Gemeinschaften kennen solche Gliederungen wie selbstverständlich, die individuelle Neugliederung hingegen setzt einen nicht geringen Trainingswillen voraus, der möglicherweise erst durch die belastende Burnout-Erfahrung in Gang gesetzt wird.

Formal können wir uns dem Tagesrhythmus nicht entziehen, da er durch den Tag/Nacht- und Wach/Schlaf-Rhythmus vorgegeben zu sein scheint. Tatsächlich aber konkurrieren, bei einigen Menschen mehr, bei anderen weniger, zwei ungefähr tagesphasenlange Rhythmen um die Vorherrschaft: der mit der scheinbaren Sonnenbewegung (also mit der Erdrotation) einhergehende 24-Stunden-Rhythmus und ein mit der Gezeitenrhythmik periodengleicher, wenn auch oft phasenverschobener, am dynamischen Verhältnis von Erde und Mond orientierter zirkadianer Rhythmus, der meist mit 25 Stunden angegeben wird. Erde und Mond bilden ein dynamisches Schwerkraftsystem, bei dem die Erde sich am kurzen, der Mond am langen Hebel um ein gemeinsames Schwerpunktzentrum knapp unterhalb der Erdoberfläche bewegt. Die gewöhnliche mechanische Vorstellung eines am langen Arm um den Erdmittelpunkt herumgeführten Mondes ist physikalisch falsch. Das geschilderte dynamische Kräfteverhältnis führt auf der mondzugewandten Seite der Erde aufgrund der Anziehungskraft von Erde und Mond zu einem Flutberg der Meere. Auf der mondabgewandten Seite der Erde entsteht aufgrund der Fliehkraftwirkung ein zweiter Flutberg, sodass normalerweise der Tag zwei Fluten und zwei Ebben umfasst. Aufgrund der Eigenbewegung des Mondes schließt sich nach 29,5 Tagen der Kreislauf gleicher Stellungen von Erde und Mond, die täglichen Verschiebungen betragen also, wie leicht errechnet werden kann, knapp 50 Minuten, sodass der exakte zirkadiane Rhythmus 24 Stunden und 48 Minuten beträgt. Die Gesamtwassermasse eines Menschen ist zu klein, um in dieses Rhythmusgeschehen wirksam mit einbezogen werden zu können, vielmehr scheint dieser zirkadiane Rhythmus intrinsisch geworden zu sein, das heißt er hat sich im Laufe der Evolution des Lebens aus den Ozeanen heraus zwar als Grundrhythmus erhalten, ist in der Phasenlage aber vom realen Mondstand in unterschiedlicher Ausprägung abgelöst worden. Es liegen noch keine klaren Forschungsergebnisse über das körperliche Korrelat dieses Rhythmus vor, gut begründete Verdachtsmomente beziehen sich jedoch auf die kolloidalen Flüssigkeitskomponenten im Organismus, also jene Anteile, in denen Wasser und die Raumformen der Eiweiße (tertiäre und quartäre Proteinstrukturen) ein Kolloid (eine unechte, aber vorübergehend stabile Lösung) bilden.

Es ist leicht nachvollziehbar, dass die 48-minütige Verzögerung des zirkadianen gegenüber dem dianen Rhythmus sich täglich akkumulieren und in extremen Fällen zu kurios erscheinenden Symptomen führen kann. Bekannt geworden ist der Fall eines jungen Studenten, der in scheinbar unregelmäßigen Abständen immer wieder zu seinem und zum Leidwesen anderer zu verschiedenen Tageszeiten in Schlaf verfiel. Zunächst war bei ihm Narkolepsie diagnostiziert worden, eine milde Abart der Epilepsie, die mit plötzlichen Schlafattacken einhergeht. Ein aufmerksamer Kliniker bat den jungen Mann dann doch schließlich, genaue tägliche Aufzeichnungen von Vigilanz und Schlafbedürfnis anzufertigen. Nach der grafischen Umsetzung dieser Daten konnte leicht gezeigt werden, dass dieser Student Schlafbedürfnis und Erwachen entsprechend dem zirkadianen Rhythmus organisiert hatte. Dies tritt bei allen Menschen auf, wenn man sie in Bunkern hält, die neben dem direkten Rhythmusgeber der Tageshelligkeit auch andere tagesrhythmische Symbolgeber ausschaltet. Da unsere gesellschaftliche Ordnung in Arbeit und Freizeit diese Umstände nicht berücksichtigt und anzunehmen ist, dass die meisten Menschen milde Formen dieses extremen Einzelfalles aufweisen, kommt der täglichen Abstimmung zwischen dem dianen und zirkadianen Rhythmus eine herausragende Bedeutung zu. Dies kann einmal dadurch erreicht werden, dass klare vegetative oder kognitive Impulse jeden Tag zu exakt gleicher Uhrzeit gesetzt werden. Unabhängig von der Jahreszeit und ihrer unterschiedlichen Tageslänge wird, vor allen Dingen wenn diese Impulse mehrfach am Tag regelmäßig gesetzt werden, das am Sonnenlauf ausgerichtete diane Rhythmussystem präferiert. Dies kann in sehr effektiver Weise kombiniert werden mit einer Tagesgliederung, in Perioden von 90 Minuten, die ihrerseits als Rhythmusvielfache sowohl des dianen als auch des zirkadianen Rhythmus zwischen beiden elastisch vermitteln.

Ausgehend von den konkreten persönlichen Ressourcen und den kurzfristig nicht änderbaren sozialen Gegebenheiten erarbeiten nun Berater und Burnout-Betroffener einen Tages- und manchmal auch einen Wochen-, Vierwochen- oder gar Jahresplan, in den die jeweils individuell passenden der oben genannten Trainingsmethoden zu einem konkreten Trainingsplan zusammengestellt werden. Selbst wenn dies nur wenige drei- oder fünfminütige, also die normale Zigarettenpause nicht übersteigende Übungseinheiten sind, ist der Zuwachs an Energie und gefühlten Spielräumen enorm.

Arkadien

Der wenig bekannte Begriff »Arkadien« beschreibt einen Ort, den der Mensch aufsuchen kann, um dort Sicherheit und Geborgenheit zu empfinden. Das Gelingen der veränderten Lebenspraxis, der sich der von Burnout Betroffene verschrieben hat, um die Erkrankung erfolgreich zu überwinden, wird davon abhängen, dass ihm der folgende Dreischritt gelingt. Dies setzt ein konditionierendes Einüben voraus. Als Burnout-Betroffener war er aufs Weitermachen spezialisiert.

Weiterzumachen, auch wenn er nicht mehr wollte, und manchmal auch dann noch weiterzumachen, wenn er nicht mehr konnte. Der erste Schritt des Dreischritts besteht also im Anhalten.

Für viele Betroffene ist es im zweiten Schritt äußerst sinnvoll, sich in einem Diagramm jeden Tag den »Sense of Coherence« als eine Zahl zwischen 1 und 10 aufzuzeichnen, die ausdrückt, inwiefern Leben und inneres Wollen übereinstimmen. Zeigt die tägliche Aufzeichnung über die Dauer einer Woche nur Werte von 5 oder darunter, greift ein Notfallplan, der, als Anker zuvor präzise erarbeitet, das Anhalten auch ermöglicht. Dieser Notfallplan enthält ganz präzise Maßnahmen: Wer schreibt mich gegebenenfalls krank? Wer versorgt meine Kinder, meine Haustiere, meinen Garten? Wer regelt administrative Pflichten? Wer vertritt mich bei der Arbeit? Je mehr »Worst case«-Szenarien dabei berücksichtigt und gedanklich bis hin zu klaren Selbstvereinbarungen konkretisiert werden, umso mehr Spielräume schafft dieser Anker.

Der dritte Schritt ist Arkadien, der Zufluchtsort, der ein innerer oder äußerer Ort sein kann. Aufgrund des Notfallplanes ist es möglich, Arkadien aufzusuchen, wenn es noch nicht zwingend notwendig ist. Vielmehr reduziert sich die Burnout-Gefahr dramatisch, wenn Arkadien auch dann aufgesucht werden kann, solange noch Spielräume da sind.

Dieser Zufluchtsort kann eine Hütte in den Bergen sein, zwei oder drei Gesprächstermine mit einem Coach, ein Kurzaufenthalt in einer salutogenetischen Einrichtung, eine kurzzeitige, konzentrierte, kreative Schaffensperiode, ein Koch-, Körpertrainings-, Bogenschießen- oder Höhlenforschungskurs. Eines ist dabei zentral: Verfügbarkeit, Durchführbarkeit, Finanzierbarkeit und alle anderen Parameter des Gelingens müssen, wie bei jedem anderen guten Notfallplan auch, in detaillierter Konkretion zuvor festgelegt und verbindlich mit sich selbst vereinbart werden. Allein das Wissen und die Möglichkeit, sich imaginativ nach Arkadien versetzen zu können, verändern in manchen Situationen den vorhandenen Spielraum.

Zeitgliederung der Zukunftsimagination

Zum Prozess der Neugliederung gehört es auch, die im oben genannten Prozess gefundene Imagination der eigenen Zukunft nun in einen »Step by step«-Vorgang der praktischen Umsetzung überzuführen. Es ist außerordentlich wichtig, zwischen einer Absicht, die Vorsatz ist, und einer Absicht, die Vorhaben ist, unterscheiden zu lernen. Bei Ersterer springt man illusionär in ein Wunschgebilde hinein und gibt bei aufkommenden Widerständen den Vorsatz leicht wieder auf. Im Vorhaben verfügt man bereits jetzt über die kinästhetische Imagination dieses Zustandes. Das bedeutet, man kann sich im konkreten Habitus und den Handlungen der Gegenwart bereits jetzt so halten und verhalten wie jemand, der das Ziel bereits erreicht hat. Im Vorhaben habe ich bereits, wonach ich im Vorsatz strebe.

Liegt beispielsweise das Vorhaben sieben Jahre in der Zukunft und kann in der Gegenwart glaubwürdig innerlich erlebt beziehungsweise kinästhetisch imaginiert werden, dann ist durchaus klar und eindeutig erfühlbar, was in sechs Jahren bereits eingetreten sein muss. Und auf diese Weise, aus der Zukunft rückerinnernd, was in fünf, in vier, in drei, in zwei Jahren und schließlich, dies ist der wirklich spannende Blick, von dem die größte Durchschlagskraft abhängt, was in einem Jahr, in einem halben Jahr, in einem Monat, in einer Woche und: *heute eingetreten sein wird.*

Selbst für kurzfristige Planungen eignet sich dieser retrograde, aus der Zukunft in die Gegenwart gerichtete Zeitstrom hervorragend zur Strukturierung und zum Weglassen unnötiger, rücksichtsvoller, also von der Vergangenheit in die Gegenwart ausgerichteter, unvermeidbarer oder verpflichtender Seitenschleifen oder Sackgassen.

Ausblick

Immer wieder passiert es uns, dass wir eine dauerhafte Lösung für irgendeinen äußeren oder inneren Zustand anstreben. Die Frage an den Ingenieur lautet, ob mit dieser Reparatur das Problem endgültig gelöst sei, und die an den Arzt oder Therapeuten, ob mit dieser oder jener Maßnahme der Krankheits- oder Leidenszustand endgültig geheilt sei.

Lassen Sie uns zwei 14-Jährige betrachten, die zum ersten Mal auf Inline-Skatern stehen. Der eine, ein gelehriger Schüler, fragt den ihn Unterweisenden nach dem richtigen Vorgehen, wie er vermeiden kann hinzufallen. Der andere, obschon nicht ungeschickt erscheinend, lässt sich fallen und steht auf und lässt sich fallen und steht auf und lässt sich fallen und steht auf ... Wir wundern uns. Obwohl er die eine oder andere Macke davonträgt, scheint der zweite eine richtiggehende Freude daran zu entwickeln, manchmal fast demonstrativ erscheinend, das Gleichgewicht zu verlieren und hinzupurzeln. Vier Monate später treffen wir beide wieder. Der diszipliniert Bemühte bewegt sich innerhalb eines Sicherheitsrahmens, nicht ungeschickt, auf seinen Skatern, nach rechter Freude und Lebendigkeit sieht es nicht aus. Der zweite, der »Fallsüchtige«, schießt jauchzend über die Oberkante der Halfpipe hinaus, dreht sich um seine ganze Körperachse und rast voller lebendiger Hingabe das Halbrund hinunter. Dies ist ein zentraler Gesichtspunkt, Burnout zu vermeiden: Fallen zu lernen und – immer wieder neu – aufzustehen anstatt der Vermeidung des Unvertrauten und der Verharrung im Bezugsrahmen. Wenn wir uns stattdessen für das Leben entscheiden, eingedenk unseres intimsten Beraters, unseres Selbst im Status des Sterbens, dann wissen wir, dass wir keinen einzigen Fall bedauern, aus dem wir wieder aufgestanden sind. Im Gegenteil: Schmerzhafte Leere löst nur aus, was wir im Versuch, ein mögliches Fallen zu vermeiden, erst gar nicht erprobt haben.

Kinder wachsen derzeit in einer Welt auf, in der engagierte Eltern mit großem Aufwand vermeiden wollen, dass ihr Nachwuchs fällt. Ein solches Fallen könnte beim Erklettern von Bäumen geschehen, beim Toben in wildem Gelände, beim Erproben der eigenen Grenzen, aber auch wenn der Sprössling hohes Fieber hat, ja sogar – im Extremfall – bei einer gewöhnlichen Kinderkrankheit.. Wir reden hier nicht dem Hazardcurtum das Wort, wir sprechen nur davon, dass anfänglich vernünftiges Vorausplanen mittlerweile zu einer Reiseführer- und Versicherungsmentalität vereinseitigt wurde, mit der jede Lebenserfahrung peinlichst vermieden werden soll.

Aber auch die Behüteten, denen Hinfallen und selbstständiges Wiederaufstehen in ihrer Kindheit nicht erlaubt war, können in jedem Lebensalter damit beginnen. Sinnvollerweise übt man das Fallen und Wiederaufstehen nicht dort, wo man es am dringendsten brauchen könnte: in Beruf und Partnerschaft. Man übt das Fallen so, wie es freilassende und gerade deshalb liebevoll aufmerksame Eltern mit ihren Kindern einrichten. Man begrenzt die Fallhöhe auf ein erträgliches Maß. Das bedeutet, die Folgen des Fallens sollten nie die Schwelle überschreiten, dass einer sich nicht mehr selbst wieder aufrichten kann. Wir haben ein wunderbares Vorbild jederzeit anschaulich vor Augen: das Kind, das Stehen und Gehen lernt. Sinnvollerweise wird man die Treppe und den Gartenteich ausgrenzen, die einzelne Stufe und die wassergefüllte Plastikwanne aber nicht. Und wenn man sich einen Begriff von dem menschentragenden Prozess Vertikalspannung und des dadurch ausgelösten Aufrichtens machen möchte, so schaue man auf folgende Situation: Ein 18 Monate altes Kind fällt, ziemlich unsanft, über eine große Stufe hinunter. Ein kurzer Schrei des Erschreckens, ein vergewissernder Blick, ob ein Erwachsener heraneilt, es tröstet und bemuttert. Niemand reagiert, das Kind rappelt sich hoch, Stolz durchzieht den kleinen Leib; wir sehen den Blick eines kleinen »Helden«, der ein rechtes Abenteuer erfolgreich überstanden hat. Und nun, jetzt erst, kommt der Erwachsene mit warmer Anerkennung auf das Kind zu. Welch ein heilsames Bild im Gegensatz zu der »liebevoll« genannten, letztlich aber Resilienz verhinderten Bereitschaft, das Kind trösten, bemitleiden zu wollen und es damit zu schwächen.

Was wollen wir fördern? Die eigene Aufrichtekraft oder das Opferverhalten und die Abhängigkeit. GOETHE brachte es schlicht auf den Punkt: »*Worauf sich das Bewusstsein richtet, wächst.*«

Dies ist eine Situation, die sich wie das archetypische Vorbild für die Ausbildung des »effort based reward system«, des auf Anstrengung beruhenden Anerkennungssystems (irreführend »Belohnungssystem« genannt), ausnimmt. In einer Zeit, in der Krankheit, Schwäche und Probleme warm fürsorgliche Aufmerksamkeit bekommen, während Stärke, Erfolg und Selbstwirksamkeit auf neidvolles Desinteresse treffen, könnte eine Wende hin zur Förderung von Resilienz auch ein sinnvoller Beitrag zur Gesundung des Sozialsystems sein.

Im Flugzeug: wenn die Luft eng wird, wenn der Atemraum fehlt. Zieh ZUERST die Sauerstoffmaske zu dir, atme und versorge DANN Kleinkinder, Schwache. Warum? Weil du ihnen sonst nur kurz und, wenn überhaupt allemal frustran (d. h. beide würden verlieren) und schließlich gar nicht mehr helfen könntest.

Zwei Botschaften:

Wenn die Luft eng wird, sind alle anderen Themen zweitrangig. Was ist das, was Ihnen – nun im übertragenen Sinne – den Atemraum nimmt, und wie sorgen Sie dafür, dass Sie – unmittelbar! – wieder Luft = Spielraum bekommen?

Sie müssen erst für sich (Spielraum) und DANN für die anderen sorgen, sonst helfen Sie weder den anderen noch sich selbst.

Ich kann den Einwand vernehmen: In der Essenz dieser Betrachtungsweise von Burnout werde dem Egoismus das Wort geredet. Und ja, der Einwand ist zutreffend. Nur sollten wir nicht vorschnell urteilen. Egoismus ist – wertfrei – zunächst nur die Fähigkeit, für sich selber sorgen zu können. Egoismus, der dazu führt, dass einer das für ihn selbst Notwendige zuerst bekommt, ist Selbstwirksamkeit. Nach dieser Selbstfürsorge sich selbst immer noch weiter zu ‚füttern‘, erweist sich hingegen als ungesund.

Folgen wir zunächst der moralischen Forderung zum Altruismus: Die Bedürfnisse des anderen stehen über den meinen, und bevor ich mich freuen und etwas genießen kann, muss erst das Leid des anderen gemindert sein. So liest sich die Bedienungsanleitung zum Burnout-Syndrom. Eine Zeitlang hält man dies durch, eine Zeitlang leidet man am Ungleichgewicht und an der Ungerechtigkeit – und schließlich kann man gerade das nicht mehr tun, wofür man gerade angetreten war. Schauen wir uns im Gegensatz dazu den sogenannten Egoisten an. Er achtet zunächst auf seine eigene Freude. Beim Wachsen seiner Freude bemerkt er, wie sie steigerbar ist, wenn er sie teilt. Er erfährt, welche Freude für ihn selbst aus solidarischem Verhalten entspringt. Er teilt, schenkt, spendet und hilft aus egoistischen Motiven – weil es ihm große Freude bereitet. Auf eine ganz natürliche Weise führt Selbstwirksamkeit zum Wir. Keineswegs entsteht eine Schieflage oder ein Verpflichtungsgefühl oder gar eine Schuld bei dem, der von der eigenen solidarischen Tat des anderen profitiert. Beide gewinnen, der Beschenkte und der Schenkende. Der Leser mag es an sich selbst prüfen: Will er das, was ihm nützt, lieber annehmen aus dem Leid des verzichtenden Altruisten oder aus der Freude des im Überschuss solidarischen Egoisten? Im ersteren Fall werden sich viele Menschen schuldig fühlen, dem altruistischen Geber also etwas schuldig bleiben, oder – viel häufiger – es gar nicht annehmen können. Im zweiten Fall werden viele der Nehmenden anderen Bedürftigen, nicht aber unbedingt dem ursprünglichen Geber etwas wiedergeben wollen. Das heilsame Netzwerk der Solidarität bereitet den Raum für das Ich, das nur im Wir zur Freiheit gelangt.

Ich möchte mich selbst nicht ausnehmen, wenn ich behaupte, dass uns diese Haltung fremdartig, ja, wenn ich ganz offen hinschaue, mir selbst sogar verboten erscheint. Ich vermute, dies ist darauf zurückzuführen, dass wir nicht gelernt haben, die ungesunde Egolatrie vom gesunden Egoismus zu unterscheiden. Egolatrie ist der Despotismus eines Menschen, der sich mit Macht um sich selbst dreht. Egoismus hingegen führt zu wahrhafter Solidarität. Denn überraschenderweise nimmt man sich im Egoismus dadurch, dass man sich als gleichberechtigtes Glied der Menschheit empfindet, selbst nicht mehr so wichtig, wodurch man wiederum einen gesundheitsfördernden Blickwinkel einnimmt. Nur wenn es dem, mit dem ich mich als ein Ich identifiziere, gut geht, wird dieser in der Lage sein, langfristig solidarisch für andere zu handeln.

Obwohl mich diese Argumentation selbst überzeugt, fällt mir ihre Umsetzung im Alltag extrem schwer. Das Egoismusverbot scheint tief in uns zu sitzen. Der Mut, dennoch egoistisch zu handeln, und, schlimmer noch, trotz der Gefahr, als egoistisch gebrandmarkt zu werden, zumindest manchmal dieser eigenen Spur zu folgen, entspringt dann, wenn dieser Mut denn überhaupt möglich ist, regelmäßig der Liebe zu einem Kind. Mit jedem Mal, mit dem uns dieser Akt der Selbstüberwindung gelingt, richten wir uns nicht nur ein wenig mehr zu unserem Menschsein auf. Wir erhöhen zugleich die Wahrscheinlichkeit, dass sich das Feld des menschlichen Bewusstseins derart verändert, dass diesem geliebten Kind seine Zukunft leichter gelingen wird, als wenn ich mich im Verzicht auf meinen Egoismus selbst bescheide. Diese generationenübergreifende Solidarität ist so tragfähig, dass sie das eigentlich Unmögliche ermöglicht: Mich selbst als ein Du zu betrachten.

Zukunftsbildung und Absicht

Wir sind alle davon überzeugt, dass das einmal Geschehene nicht mehr geändert werden kann. Es wäre gewiss ein Zeichen mangelnder seelischer Gesundheit, daran zu zweifeln. Was wir jedoch – emotional und vegetativ-reaktiv – damit verbinden, vor allem das, was uns an diesen Erinnerung immer noch schwach macht und leiden lässt, wenn wir sie aktualisieren im Erinnern, liegt nicht in gleichem Maße fest. Immer mehr ist mir in den Jahren der therapeutischen Arbeit evident geworden, wie fruchtbar es für einen Menschen sein kann, wenn er die Emotionen und vegetativen Reaktionen, die er *damals* anläßlich des erinnerten Geschehens erlitten hat, durch ein neues und ihm gemäßeres Erleben und Handeln *überschreiben* kann. Zum Zeitpunkt des Ereignisses hatten wir diese Fähigkeiten nicht, im heutigen Ereignis des Erinnern jedoch können wir unsere bis jetzt erworbenen Möglichkeiten auch für die Neuerzählung des Erinnerten einsetzen.

Wie geht das?

Wir gehen *innerhalb* des erinnerten Hergangs soweit zurück, bis wir an einen Punkt gelangen, der uns, bezogen auf das eintretende Ereignis, noch halbwegs offen, noch einigermaßen »stimmig« erscheint. Das kann bedeuten, dass wir manchmal Stunden, Tage, Monate zurückgehen müssen, bis wir einen solchen Zustand der *Symmetrie* finden: An diesem Punkt hätte das Geschehen noch einen anderen Verlauf nehmen können. Jetzt nehmen wir unsere aktuelle Fähigkeit subtilen Empfindens zu Hilfe und schulen uns so, dass wir die *erste Unstimmigkeit* noch lange vor dem »Schlag« erkennen. Mit dem »Schlag« ist es asymmetrisch und damit eindeutig geworden. In der ersten Unstimmigkeit jedoch gibt es noch Spielräume: die Kugel ist noch nicht nach einer Seite gefallen. Wenn die Kugel noch »oben« ist, ist der Aufwand klein, ihr eine neue Richtung zu geben. Ist sie erst ins Tal gefallen, bedarf es großen Aufwandes für einen ganz anderen Weg.

Wenn unser Mit-Empfinden die erste, noch ganz unbedeutende Unstimmigkeit gefunden hat, dann setzt unsere geführte Fantasie ein. Wir stellen uns bildhaft (visualisierend) vor, wie wir das Bild, das wir aus der Erinnerung kennen, »zerschlagen«. Wie der Bilderstürmer, der Ikonoklast, zerbrechen wir die Unbedingtheit des einmal eingetretenen Verlaufes. Dann erzählen wir das Ereignis neu. Aber: wir visualisieren das Neue nicht, wir fühlen uns mit unserem

337

ganzen Leib, unserer ganzen Person *in diesem Geschehen* so lebendig, als würden wir es wie in einem Traum tatsächlich gegenwärtig erleben. Wenn dann die Geschichte in unserer innerleiblichen Erzählung einen neuen Verlauf nimmt, fühlen wir, wie der Schatten leidvoller Erinnerung sich löst und Freiraum entsteht in uns für Zukunft.

Normalerweise »trennt« die Gegenwart die Zeit in zwei Kompartimente: den Raum der Vergangenheit, in dem die Gesetze von Ursache und Wirkung herrschen und den Raum der Zukunft, der von der Absicht bestimmt wird. Hier müssen wir sehr vorsichtig sein. Absichten können leicht aus der Vergangenheit herüberschwappen: dann sind es Absichten, die sich am eigenen Wohlergehen oder Vorteil orientieren oder am Müssen und Sollen. Die Absicht, von der hier gesprochen wird, ist eine andere. Es ist die Absicht, die danach fragt, was *gut* ist für *uns*. Das ist eine seltsame Frage. Solange das uns noch aus Einzelnen besteht, *meiner* Partnerschaft, *meiner* Familie, *meinem* Betrieb, *meiner* Interessengruppe, ja sogar *meiner* Menschheit, ist die Absicht noch partikular. Die Absicht für uns aber ist universell orientiert: Tiere, Pflanzen, Wasser, Luft, Verstorbene und noch nicht Geborene kommen darin vor. Das Feld dieses Wir umfasst den ganzen Kosmos dessen, was wir gegenwärtig als Wirklichkeit empfinden können. Wenn man dies bloß liest, erscheint es einem vielleicht abstrakt oder zumindest zu schwierig. Wenn man es tut, wenn man also diese Frage wirklich stellt, steigt die Antwort leicht und einleuchtend aus dem Feld des eigenständigen Gewissens auf.

Diese große Polarität des Menschen – Wissen aus der Vergangenheit und Gewissen für die Zukunft – mündet hier in die konkrete Lebenspraxis.

Wenn die partikulare Absicht in die universelle Absicht sich aufzuheben beginnt, treten wir vom ersten Kreis der Wirklichkeit, in der wir uns immer wieder getrennt fühlen vom Wesentlichen, ein in den zweiten Kreis der Wirklichkeit, die wir ethisch mitverantworten.

Versuchen wir aus dem Wissen des schon eingetretenen Falls unsere Zukunft zu formen, machen wir bald eine sehr frustrierende Erfahrung. Wir betrachten aus dem, was bekannt ist, die erste Entscheidungsgabelung. Wir verfolgen diese beiden Zweige bis zu ihrer jeweils nächsten Gabelung. Soll ich nun diesen Weg oder jenen nehmen? Welchen nehme ich dann bei der nächsten Weggabelung, wenn ich jetzt diesen nehme? Oft fragen wir so: soll ich kündigen? Und dann, wenn ich gekündigt habe, und der Arbeitgeber macht mir ein besseres Angebot? Und wenn ich dann ja sage, und er seine Zusagen nicht einhält? Ein Schachbrett hat 64 Felder. Wenn ich nur 64 Schritte in die Zukunft gehen will auf eine solche Weise, und wenn ich für jede Entscheidung nur eine Sekunde benötigen würde, so bräuchte ich dennoch viel mehr Zeit, um alle Möglichkeiten zu prüfen, als das ganze Universum nach gängiger Ansicht bis heute zur Entwicklung brauchte. Genauer: einhundert Mal so viel.

Versuchen wir es einmal mit dieser naiv anmutenden Frage, die die Beschränkung des an der Vergangenheit orientierten Verstandes übersteigt: Ist dieser Schritt *gut* für *uns*? Hören wir dem Rationalisten und dem Skeptiker in uns zu, der hämisch fragt: auf welcher Basis, oder mehr noch, auf der Basis welcher Gewissheit willst Du das entscheiden können? Es ist so erschreckend einfach: auf der Basis des ethisch freien Gewissens.

Und doch können wir diesen für unser modernes Menschsein so notwendigen Instanzen der Ratio und des gesunden Zweifels in uns helfen, mitzukommen. Wir stellen gegenüber, was wir für ein tragfähiges Urteil über die Vergangenheit brauchen und was für die Gestaltung der Zukunft.

Die Sonne geht im Orient auf und im Okzident unter. Vom Orient zum jetzigen Sonnenstand in der Tagesmitte (in der Wachheit des Jetzt): Vergangenheit. Vom Jetzt zum Okzident: Zukunft.

Vergangenheit [Wissen] *Berechnen mit Wahrscheinlich-* *keiten*	< >	**Zukunft [Gewissen]** *Entscheiden an der Gewiss-* *heit universeller Absicht*
Bezwecken (*Was* will ich erreichen?)	< >	**Gestalten** (*Wie* wollen wir es bilden?)
Argumentieren (*Warum* soll es so werden?)	< >	**Erzählen** (*Wozu* wird es dienen?)
Begründung/Rechtfertigung	< >	**Einsicht/Verantwortung**
Assoziieren (Was uns dazu einfällt)	< >	**Fokussieren** (Worauf wir uns ausrichten)
Konzentration (Wie wir den Blick zentral ver- engen)	< >	**Weiten** (Wie wir den Blick in die Pe- ripherie – räumlich und zeit- lich – öffnen)
Rationalisieren	< >	**Einfühlen/Mitfühlen**
Begreifen (Mit den »Händen«/Begriffen greifen und anhaften)	< >	**Verstehen** (Verantworten, auf welchen Standort wir uns stellen)
Funktionieren und **Instrumentalisieren**	< >	**Spielen** (Kunsthandwerken)
Wiederholung mit Varia- tionen und Mechanisierung	< >	**Erfindung und Anfangen**
Anhäufen/Sammeln → Informieren	< >	**Ausscheiden und Ordnen** → Exformieren
Orientierung (vom Beginn an weitermachen)	< >	**Okzidentieren** (vom Ende her denken)
Beschleunigen des Zeitempfindens: das Ergebnis bestimmt den Erfolg	< >	**Entschleunigen** des Zeit- empfindens: das Werden bestimmt den Erfolg

Zwischen diesen beiden »Stühlen« findet und erfindet sich der Mensch als Spielender im Sinne SCHILLERS immer wieder neu und bringt sich in lebendige Balance.

Kein Opfer sein

Eine triviale Maschine – eine »Blackbox«: auf einen bestimmten Reiz hin erfolgt eine bestimmte Reaktion. Berechenbar, vorausberechenbar. Für einige Verhaltenspsychologen ist dies eine bereits hinreichende Beschreibung des Menschen. Aber ist sie in jedem Falle unzutreffend? Nein! Ich glaube, ich könnte eine Bedienungsanleitung schreiben, wie bestimmte Reaktionen zuverlässig erwartbar hervorgerufen werden können bei dem Menschen, der diese Zeilen gerade schreibt. Dies würde nicht für 24 Stunden des Tages gelten, aber durchaus für ein oder zweimal in der Woche, für vielleicht einige Minuten. Aber diese paar Minuten gehören zu seinen leidvollsten. Genau wissend, wie es geschieht, welche Umstände vorhanden sein müssen und welche »Knöpfe« jemand drehen muss, bleibt dieses Wissen ohne rechte Wirkung. Wie ein trivialer Automat läuft ein bestimmtes Programm – berechenbar und vorausberechenbar – ab. Wenn man diese Anleitung erst einmal erkennen und aufzeichnen kann, ist bereits ein erster Schritt getan.

Dann beginnen wir zu realisieren, dass es zwischen Wahrnehmung und Reaktion die Möglichkeit eines Raumes geben könnte. Nicht dass dies bereits dazu führen würde, dass es uns gelingt, diesen Raum auch zu nutzen. Aber wenn wir (uns) zugestehen, dass es diesen Raum geben kann, dann treten wir in kleinen Schritten aus unserer Opferrolle heraus.

Jetzt sind es nicht mehr der Partner, die Eltern, die Kinder, der Vorgesetzte, der Kollege, die Verhältnisse, die über mich bestimmen, so als wäre ich eine »Blackbox«: Tue dies – es wird das zuverlässig hervorrufen.

Manche Arbeitsverhältnisse sind furchtbar. Furchtbar unzeitgemäß. Sie sind immer noch so stark an Zwecken ausgerichtet, dass sie den einzelnen Menschen weitgehend instrumentalisieren und austauschbar machen.

Manche Familienverhältnisse sind furchtbar. Furchtbar belastend. Ein Familienmitglied mit einem Borderline-Syndrom etwa oder Arbeitslosigkeit ohne erkennbare Aussichten und mit fortlaufender Überschuldung.

Manche persönlichen Schicksale sind furchtbar. Furchtbar herausfordernd. Etwa wenn wesensbestimmende Prinzipien vollkommen unlebbar erscheinen und ihre Umsetzung wiederholt gescheitert ist.

Es fiele mir viel leichter, die folgenden Sätze zu jemandem zu sprechen, als sie zu schreiben. Mein Gegenüber könnte seiner Skepsis unmittelbarer Ausdruck verleihen und vielleicht würde es gelingen, aus meinen Worten doch die Glaubwürdigkeit jahrelanger Erfahrung herauszuhören. So aber, geschrieben, kann es möglicherweise so wirken, als komme zu all der Belastung des subjektiven Tiefpunktes des Burnouts noch ein Faktor der Verpflichtung und Anstrengung hinzu, der einen noch tiefer ins Scheitern hineintreibt. Dies wäre dann die Selbstverantwortung dafür, wie ich die Wahrnehmung in mir zur Wirklichkeit werden lasse oder neu: in eigener Verantwortung frei schöpfe. Und ob ich den Raum erkennen und nutzen kann, den Raum der Freiheit.

Und doch lade ich den geneigten Leser dazu ein. Kann ich einen Chef, der mich beständig gängelt, um Verzeihung bitten für den Groll, mit dem ich seit langem an ihn denke? Kann ich den Partner, der mich kritisiert, einschränkt, ablehnt, betrügt, in ehrlicher Weise um Verzeihung bitten für all jene aversiven Urteile, die ich ständig gegen ihn hege? Ja, Sie haben richtig gelesen: nicht ich verzeihe ihm oder ihr. Wie käme ich dazu, ihnen zu verzeihen, ich müsste sie ja zuvor für schuldig erklärt haben. Verantwortung kann ich nur für die Wirklichkeit übernehmen, die ich hervorbringe und an der ich leide. Und dies, woran ich leide, sind nicht die Taten des anderen, sondern das, was ich an ihnen erlebe. Kann ich mich bereit machen dafür, den Raum zwischen dem Wahrgenommenen und dem, was ich daraus mache, zu nutzen, um die volle Verantwortung für mich selbst zu übernehmen? Kann ich lernen, zwischen einer Welt der Geschehnisse und der Erlebnisse wirksam zu unterscheiden? Dann werde ich für meine Erlebnisse, aber nur für meine Erlebnisse, nicht aber für diejenigen anderer, die Verantwortung übernehmen. Erst aus dieser Freiheit der Selbstbestimmung heraus werde ich dann auch wirksam in die Geschehnisse eingreifen können, mit Leidenschaft und Erfolg.

Und dies werde ich nicht etwa aus moralischer Verpflichtung, sondern aus Selbstverantwortung im Sinne von Fürsorge für mich selbst tun. Weil alles andere, inklusive des Wechsels von Arbeitsstellen und Partnern, beinahe sicher zu keiner nachhaltigen Veränderung führt – diese Selbstfürsorge aber schon. Weil es mir dadurch besser geht. Das klingt so paradox, so abgrundtief unsinnig, so ganz gegen unsere Instinkte gerichtet, dass mich die Verantwortungsübernahme für meine Emotionen nicht noch zusätzlich schwächen, sondern in einem elementaren Sinne stärken wird.

Und doch: Der eine oder andere besonders Mutige oder Verzweifelte wird vielleicht zu diesem Strohhalm greifen und es tatsächlich tun. Und er würde sich dadurch gesellen zur wachsenden Zahl derer, die dies bereits getan haben und die hier und dort, wo sie es taten, das soziale Klima (dessen Problematik alle beklagen) wirksam verändert haben.

Wir hören dann auf, unser Menschenrecht der Selbstbestimmung an andere abzugeben. Wer die Schuld hat, hat die Macht: Er bestimmt. Wenn ich die Schuld beim anderen erkenne, bestimmt er über meinen seelischen Zustand.

Ich habe dann mein Geburtsrecht der Freiheit verkauft für die Linsensuppe der Selbstgerechtigkeit.

Untersuchen wir hingegen diese Zumutung der Freiheit. Die Zumutung, von sich selbst abzusehen. Und damit die Kette von Ursachen und Wirkungen, diesen mechanischen Zusammenhang fortgesetzten und sich fortsetzenden Leidens zu unterbrechen. Sie haben das Gefühl, dass Sie dorthin – nach einer erfolgreichen Kur – nicht mehr zurückkehren können, wo Sie in den Burnout geraten sind? Dass Sie dort nicht bleiben können, wo Sie immer wieder am Rande eines Burnout-Syndroms stehen werden? Sie wollen die Kette des Leidens unterbrechen, indem Sie weggehen?

Das ist so »intuitiv« (im Sinne von »instinktiv«) nachvollziehbar wie in den allermeisten Fällen gerade nicht dahin führend, wohin es beabsichtigt ist.

Eine begleitende Maßnahme, eine Therapie, eine Kur muss Sie so befähigt haben, dass Sie die bisherigen Bindungen innerhalb des Bestehenden zuerst lösen können. Und wenn Sie dann noch an ein Weggehen denken, dann sicher nicht mehr aus Gründen der Vermeidung. Sondern weil Sie irgendwo hingehen wollen, um das zu erreichen, was Sie dann anstreben – Ihr Annäherungsziel oder besser: Attraktionsvorhaben.

Sie suchen eine Einrichtung, die Ihnen aus der Burnout-Falle effektiv und nachhaltig heraushelfen kann. Das gerade genannte kann das Qualitätskriterium sein: werden meine Ressourcen gestärkt in Hinblick auf die Entdeckung und Verwirklichung meines ureigenen Vorhabens, mein Leben in Übereinstimmung mit meinem Wesen führen zu können?

Helfen und helfen lassen

Sie kennen jemanden, der Burnout-gefährdet ist? Sie kennen jemanden, der Ihnen gerne wirkliche Unterstützung schenken will, wenn Sie selbst betroffen sind? Sie wollen keine Ratschläge geben und keine hören?

Vielleicht haben Sie Freude daran, es einmal mit der Methode des Rücksichtslosen Zuhörens zu versuchen. »Was fehlt Dir, woran leidest Du« wäre die alles erlösende Frage gewesen, die Parzival im entscheidenden Augenblick nicht stellen konnte. Warum nicht? Weil es so rücksichtsvoll war! Er versuchte, so schildert es WOLFRAM VON ESCHENBACH in seiner frühmittelalterlichen Erzählung, zu berechnen, welche Wirkungen, Komplikationen, Hilflosigkeiten seine Frage hervorrufen könnte. Und   voller Rücksichtnahme – stellt er die Frage nicht. So wie wir alle es heute meistens auch tun: Beklommen vermeiden wir die erlösende offene Frage. Lieber geben wir Hinweise und Ratschläge – und stellen uns damit über den von Burnout Betroffenen oder Gefährdeten. Können wir mit ihm zusammen seine Lage verstehen wollen?

Wir wissen nichts, kategorisieren nichts, betonen und unterdrücken nichts, urteilen nicht, wenn wir nicht zurücksehen: auf unsere eigenen Begriffe, Einschätzungen und Vorurteile. Wir verhalten uns im allerbesten Sinne rücksichtslos, wenn wir stattdessen zu staunen und mitzuempfinden beginnen. Um uns davor zu schützen, uns in der Illusion eines selbstbezüglichen Staunens und Mitfühlens zu verfangen, üben wir *Rücksichtsloses Zuhören.*

Wir stellen eine offene Frage: »Ich habe – Ende offen – jetzt Zeit für Dich. Wie ist Dir?« Jetzt kann ein Gespräch beginnen. Der Betroffene spricht, der Zuhörende schildert ihm, was er verstanden hat und bittet darum, bei jedem kleinsten Missverständnis einzuhaken und solange fortzufahren, bis derjenige, der spricht, sich vollständig verstanden fühlt und dies glaubwürdig bekundet. Der Hörende schildert das, was er versteht, nicht das, was er wörtlich hört. Wir verstehen immer viel mehr, als wir in Worten hören, aber eben nicht immer gerade das, was der Sprecher meint. Wirklich neu daran ist, dass der Sprecher gar nicht wissen muss, was er meint (und tatsächlich weiß er dies in den seltensten Fällen zu Anfang dieses Dialogs). Vielmehr erlaubt ihm diese Art des aktiven empathischen Zuhörens gerade an dem, was der Hörer versteht und schildert, herauszufinden, was er meint.

Ein starkes geburtshilfliches Erlebnis kann eintreten. Jetzt sehe ich, wo ich stehe und welche Wege mir – beschwerlich vielleicht – doch noch offen stehen, Richtungen, die ich zuvor nicht sehen konnte. Niemand hat sie mir gezeigt. Der Hörraum des rücksichtslos Zuhörenden selbst hat den Freiraum zum Sehen geöffnet.

Eine Kultur solchen Zuhörens, in Familien, Betrieben, Institutionen, wäre meines Erachtens die beste Prophylaxe gegen Burnout. Erwachsene »Kinder« hören ihren Eltern rücksichtslos zu: ohne Defensive, ohne Hintergedanken, ohne eigene »Gefühle« während des Zuhörens, ganz dem Mitempfinden hingegeben. Eltern hören ihren pubertierenden Kindern zu, ohne Besorgnis, Beängstigung, Urteil und Normierungserwartung. Vorgesetzte »zahlen« auf diese Weise einen Beitrag auf ein Beziehungskonto (COVEY 2006) ein, das nachweislich profitabler ist als jede andere Form der Investition. Verantwortliche hören auf diese Weise demjenigen zu, von dem sie vor dem Gespräch eigentlich schon sicher waren, sich von ihm trennen zu müssen. Und Partner? Liebespartner und Geschäftspartner.

Wie COVEY in der »Der 8. Weg« zu Recht ausführt: Bei Sachen bedeutet langsam langsam, bei Menschen hingegen bedeutet langsam schnell. Das brauchen wir an dieser Stelle: langsam zu sein. Dann öffnet sich mit dem Hörraum die Möglichkeit, zwischen Wahrnehmung und Handlung (oder vielmehr oft: der Handlungsblockade) den Raum zu entdecken, in dem unsere Freiheit lebt. Manches Sichere kann während eines solchen Gesprächs wegbrechen. Gewissheiten, die uns zu tragenden Sicherheiten geworden waren und dennoch nicht trugen, Werte, die wir gelebt, aber nie selbst geschöpft hatten, Verträge, »intrinsische Verträge«, die wir eingehalten haben, ohne dass wir sie selbst jemals bewusst »unterschrieben« hatten, fallen weg, lösen sich auf, werden bedeutungslos.

Wir vermögen, was wir mögen

Sind diese Gewohnheitsgebäude dabei eingestürzt und ist vielleicht nur noch ein Fundament geblieben, dann ist doch dieses das eigene Fundament: die Werte, die ich als Prinzipien zu meiner Substanz, zu meiner Persönlichkeit mache. Das, was ich möchte, ohne dass ich es begründen könnte. Das, was ich nicht möchte, ohne dass ich mich dafür rechtfertigen oder es erklären müsste. Der ehrliche und von jeder Willkür freie Eigenwille des Menschen, der sich in seinen ureigenen Prinzipien ausdrückt.

Wir vermögen, was wir mögen. Und wir mögen, was uns mag. So hat MARTIN HEIDEGGER sinngemäß in einer beeindruckenden Vorlesung die Resonanz mit unserer Ungeborenheit formuliert.

Wir dürfen diese Frage stellen, ob wir etwas – als in der Tiefe unseres Herzen empfundene Kohärenz – mögen und ob wir etwas nicht mögen, ohne Grund, allein, indem wir unserem Organ für Stimmigkeit folgen. Wir dürfen fragen, ob wir diese Umgebung, diesen Zusammenhang, diese Redeweise, diese Handlung, diese Tätigkeit, diese Nähe, diese Verpflichtung, diese Regel, dieses Gesetz, dieses Ideal des Menschen mögen.

Und ganz allmählich kann eine Kultur wachsen, die ein einfaches »Ich möchte dies (jetzt) nicht« im freien Gewissen eines Menschen erstehen und im Austausch mit anderen gelten lassen kann, ohne nach Erklärungen zu verlangen. Diese Kultur würde sich – im Inneren wie im sozialen Diskurs – im Umkehrschluss durch ein ungewohntes oder unvertrautes »Ich möchte dies gerne« nicht bedroht, nicht einmal verunsichert fühlen.

»Das kohärente Selbst verbindet sich mit der Umgebung, so dass man die Umgebung in dem Maße beherrscht, wie man empfänglich ist.«
(HO 1996)

347

Gleichwohl: Wir brauchen feine Organe und ihre ständige Pflege, um bei uns selbst und anderen die innere Stimme des essenziellen Wollens vom Geschrei der Willkür und der Dumpfheit des Trotzes unterscheiden zu lernen. Dann aber erkennen wir, dass der Eigenwille des Menschen die nicht begründbare Quelle seiner Anfangsnatur ist. Anfänge haben keinen Grund, sie ereignen sich. So wie der Mensch, seiner Natur nach ein sich immer wieder neu Ereignender, ein werdendes Wesen ist. Burnout-Prophylaxe macht ernst damit, die »Würde des Menschen« aus den Festtagsansprachen in den Alltag zu entbinden.

Wir müssen diese Frage stellen. Sie ist unser Vermögen als Menschen, Freiheit und Sicherheit in Gegenwärtigkeit zu ereignen.

Stichwortverzeichnis

A

B

C

D

H

Literaturverzeichnis

Aamodt, Sandra/Wang, Samuel, *Welcome to Your Brain. Ein respektloser Führer durch die Welt unseres Gehirns,* München, 2009.

Afifi, Adel K./Bergman, Ronald A., *Neuroanatomía Funcional. Texto y atlas,* México D. F., 2006.

Albrecht-Buehler, G., *Rudimentary Form of Cellular »Vision«,* Proc. Natl. Acad. Sci. USA, 89, 1992.

Amara, Roy, et al., *Health and Health Care 2010. The Forecast, The Challenge,* San Francisco, 2003.

Antonovsky, Aaron, *Salutogenese. Zur Entmystifizierung der Gesundheit,* Forum für Verhaltenstherapie und psychosoziale Praxis, Band 36, Tübingen, 1997.

Aronson, F./Kafry, D., *Burnout. From Tedium to Personal Growth,* New York, 1981.

Assagioli, Roberto, *Psychosynthese. Prinzipien, Methoden und Techniken,* Zürich, 1988.

Assman, Jan, *Ma'at. Gerechtigkeit und Unsterblichkeit im Alten Ägypten,* München, 1990.

Balint, Enid, *Bevor Ich war. Imagination und Wahrnehmung in der Psychoanalyse,* Stuttgart, 1997.

Barfield, Owen, *Der Sprecher und sein Wort. Die Bewusstseinsentwicklung im Spiegel der Sprachgeschichte,* Dornach, 1967.

Barfield, Owen, *Evolution. Der Weg des Bewusstseins. Zur Geschichte des europäischen Denkens,* Aachen, 1991.

Bartlett, Richard, *The Physiscs of Miracles. Tapping into the Field of Consciousness Potential,* New York, 2009.

Basfeld, Martin, *Erkenntnis des Geistes an der Materie. Der Entwicklungsursprung der Physik,* Beiträge zur Bewusstseinsgeschichte, Band 12, Stuttgart, 1992.

Bateson, Gregory, *Geist und Natur. Eine notwendige Einheit,* Frankfurt am Main, 1982.

Batmanghelidj, F., *Wasser – die gesunde Lösung. Ein Umlernbuch,* Freiburg, 2002.

Bauer, Joachim, *Warum ich fühle, was du fühlst. Intuitive Kommunikation und das Geheimnis der Spiegelneurone,* Hamburg, 2006.

Becker, Robert O./Selden, Gary, *Body Electric. Electromagnetism and the Foundation of Life,* New York, 1985.

Becker, Robert O., *Cross Currents. The Perils of Electropollution. The Promise of Electromedicine,* New York, 1990.

Becker, A., et al. (Hrsg.), *Gene, Meme und Gehirne. Geist und Gesellschaft als Natur. Eine Debatte,* Frankfurt am Main, 2003.

Begley, Sharon, *Train Your Mind Change Your Brain. How a New Science Reveals Our Extraordinary Potential to Transform Ourselves,* New York, 2007.

Belitz, H. D./Grosch W., *Lehrbuch der Lebensmittelchemie,* Berlin, 1992.

Beloussov, L. V., et al., *Biophonetics and Coherent Systems in Biology,* New York, 2007.

Beloussov, L. V., *The Dynamic Architecture of a Developing Organism. An Interdisciplinary Approach to the Development of Organisms,* Dordrecht, 1998.

Belschner, Wilfried, et al. (Hrsg.), *Auf dem Weg einer Psychologie des Bewusstseins,* Transpersonale Studien 8, Oldenburg, 2003.

Belschner, Wilfred, et al., *Bewusstseinstransformation als individuelles und gesellschaftliches Ziel,* Psychologie des Bewusstseins, Band 1, Münster, 2005.

Bergner, Thomas M., *Burnout-Prävention. Das 9-Stufen-Programm zur Selbsthilfe,* Stuttgart, 2007.

Berns, Gregory, *Iconoclast. A Neuroscientist Reveals How to Think Differently,* Boston, 2008.

Bihlmeyer, Pius (Hrsg.), *Benedictus von Nursia. Mönchsregel des heiligen Benedikt,* Leipzig, 1926.

Biller, Karlheinz, »Der Sinnbegriff als zentrales Theorem der Logotherapie«, in: Kurz, W., F. Sedlak (Hrsg.), *Kompendium der Logotherapie und Existenzanalyse,* Tübingen, 1995.

Blackmore, Susan, *Consciousness. An Introduction,* Abingdon, 2003.

Blackmore, Susan, *The Meme Machine*, New York, 1999.

Blackmore, Susan, *Gespräche über Bewusstsein*, Frankfurt am Main, 2007.

Blackmore, Susan, *Die Macht der Meme oder Die Evolution von Kultur und Geist*, München, 2005.

Blakemore, Sarah-Jayne/Frith, Uta, *Cómo Aprende el Cerebro. Las Claves para la Educación* [Prólogo de José Antonio Marina], Barcelona, 2007.

Blakeslee, Sandra/Blakeslee, Mathew, *The Body Has a Mind of Its Own. How Body Maps in Your Brain Help You Do (Almost) Everything Better*, New York, 2008.

Bohm, David, *Casuality & Chance in Modern Physics*, Philadelphia, 1957.

Bohm, David, *On Creativity*, New York, 2004.

Bohm, David, *Tought as a System*, New York, 1992.

Bohm, David, *Der Dialog. Das offene Gespräch am Ende der Diskussionen*, Stuttgart, 2002.

Bohm, David/Peat, F. David, *Science, Order, and Creativity*, London, 2000.

Bohm, David, *Quantum Theory*, New York, 1989.

Bohm, David/Hiley, B. J., *The Undivided Universe. An Ontological Interpretation of Quantum Theory*, New York, 2005.

Bohm, David, *Unfolding Meaning. A Weekend of Dialogue with David Bohm*, Oxford, 1985.

Bohm, David, *Wholeness and the Implicated Order*, New York, 1980.

Boorstein, Seymour, et al. (Hrsg.), *Transpersonale Psychotherapie. Neue Wege in der Psychotherapie: Transpersonale Ansätze, Methoden und Ziele in der therapeutischen Praxis*, München, 1988.

Boscolo, Luigi/Bertrando, Paolo, *Die Zeiten der Zeit. Eine neue Perspektive in systemischer Therapie und Konsultation*, Heidelberg, 1994.

Bräuer, Kurt, *Gewahrsein, Bewusstsein und Physik. Eine populärwissenschaftliche Darstellung fachübergreifender Zusammenhänge*, Berlin, 2004.

Bräuer, Kurt, *Die fundamentalen Phänomene der Quantenmechanik und ihre Bedeutung für unser Weltbild. Physikalische Grundlagen der Phänomene und Gedanken berühmter Physiker, Biologen und Psychologen*, Berlin, 2000.

Breidbach, Olaf, *Die Materialisierung der Hirnforschung. Zur Geschichte der Hirnforschung im 19. und 20. Jahrhundert*, Frankfurt am Main, 1997.

Brekhman, I./Dardymov, I. V., »New Substances of Plant Origin Which Increase Nonspecific Resistance«, in: *Annual Review of Pharmacology,* 1969.

Brezsny, Rob, *Pronoia. El antídoto para la paranoia. Descubre como el universo entero está conspirado para cubrirte de bendiciones,* Barcelona, 2006.

Brooks, Janice E./Vogelsong, Jay A., *The Conscious Exploration of Dreaming, Discovering How We Create ans Control Our Dreams,* Bloomington, 2000.

Brocano, Fernando (Hrsg.), *La mente humana,* Enciclopedia IberoAmericana de Filosofía. 8, Madrid, 1995.

Bruhns, Erwin G./Zgraggen, Hans-Peter, *Der Wunderbaum Moringa. Ein Vitamingeschenk von Mutter Natur,* Saarbrücken, 2008.

Brunner-Traut, Emma, *Frühformen des Erkennens. Aspektive im Alten Ägypten,* Darmstadt, 1996.

Bruns, Timon/Praun, Nina, *Biofeedback. Ein Handbuch für die therapeutische Praxis,* Göttingen, 2002.

Bucay, Jorge, *De la Autoestima al Egoímo. Un diálogo entre tú y yo,* Barcelona, 2005.

Burger, Guy-Claude, *Die Rohkosttherapie. Der Weg zurück zur naturgemäßen Ernährung,* München, 1988.

Burisch, M., *Das Burnout Syndrom. Theorie der inneren Erschöpfung,* Heidelberg, 2006.

Buzsáki, György, *Rhythms of the Brain,* Oxford, 2006.

Cade, C. Maxwell/Coxhead, Nona, *The Awakened Mind. Biofeedback and the Development of Higher States of Awareness,* New York, 1979.

Caglioti, Giuseppe, *Symmetrieberechnung und Wahrnehmung. Beispiele aus der Erfahrungswelt,* Braunschweig, 1990.

Callahan, Roger J., *Der unwiderstehliche Drang. Süchte – und was Sie dagegen tun können,* Freiburg, 1991.

Calvin, William H., *Die Sprache des Gehirns. Wie in unserem Bewusstsein Gedanken entstehen,* München, 2000.

Cameron, Oliver G., *Visceral Sensory Neuroscience. Interoception,* New York, 2002.

Chartier, Dan/Kelly, Ned, *Complex EEG Assessment of the »IQ Tutor« and the ABR »24 Minute Nap«*, Raleigh, 2009.

Chartier, Dan/Kelly, Ned, *Complex EEG Assessment of the »Endorphin Trainer Tape«*, Raleigh, 2009.

Cherbuin, Nicolas, *Left Brain Right Brain Interactions. When and Why Do they Differ?*, Saarbrücken, 2005.

Cherniss,C., *Beyond Burnout. Helping Teachers, Nurses, Therapists, and Lawyers Recover from Stress and Disillusionment,* New York, 1995.

Chicurel, M. E./Chen, C. S. et al., *Cellular Control lies in the Balance of Forces,* Current Opinion in Cell Biology, 10:232–239, 1998.

Childre, Doc, *Kopf oder Herz? Lifeguide für Teens,* Freiburg, 2000.

Childre, Doc/Martin, Howard, *Die HerzIntelligenz-Methode. Grundlagen, Anwendungen, Perspektiven,* Freiburg, 2000.

Ciompi, Luc, *Außenwelt – Innenwelt. Die Entstehung von Zeit, Raum und psychischen Strukturen,* Göttingen, 1988.

Clynes, Manfred (Hrsg.), *Music, Mind and Brain. The Neuropsychology of Music,* New York, 1982.

Clynes, Manfred, *Auf den Spuren der Emotionen.* [Geleitwort von Yehudi Menuhin], London, 1989.

Coben, Robert/Padolsky, Ilean, *Infrared Imaging and Neurofeedback: Initial Reliability and Validity,* Journal of Neurotherapy, Volume 11, 3, 2007, 3–13.

Condreau, Gion/Hahn, Susanne/Meinhold, Werner J. (Hrsg.), *Das Herz. Rhythmus und Kreislauf des Lebens,* Düsseldorf, 1997.

Conrad, Emilie, *Life on Land – The Story of Continuum. The World-Renowned Self-Discovery and Movement Method,* Berkeley, 2007.

Cordes, C. L./Dougherty, T. W., *A Review and Integration of Research on Job Burnout,* Academy of Management Review, 18, 1993, 621–656.

Covey, Stephen R., *Der 8. Weg. Mit Effektivität zu wahrer Größe,* Offenbach, 2006.

Crane, Adam/Soutar, Richard, *Mindfitness Training. Neurofeedback and the Process,* New York, 2000.

Crick, Francis, *Was die Seele wirklich ist. Die naturwissenschaftliche Erforschung des Bewusstseins,* München, 1994.

Cyrulnik, Boris, *Die Kraft die im Unglück liegt – Von unserer Fähigkeit, am Leid zu wachsen,* München, 2001.

Cytowic, Richard E., *Farben hören, Töne schmecken. Die bizarre Welt der Sinne,* München, 1995.

Damasio, Antonio R., *Descartes' Irrtum. Fühlen, Denken und das menschliche Gehirn,* München, 1995.

Damasio, Antonio R., *Der Spinoza-Effekt. Wie Gefühle unser Leben bestimmen,* Berlin, 2005.

Damasio, Antonio R., *The Feeling of What Happens. Body and Emotion in the Making of Consciousness,* San Diego, 2000.

Dardik, Irving/Waitley, Denis, *Quantum Fitness. Breakthrough to Excellence,* New York, 1984.

Dawkins, Richard, *Der entzauberte Regenbogen. Wissenschaft, Aberglaube und die Kraft der Phantasie,* Hamburg, 2008.

Delbrück, Max, *Wahrheit und Wirklichkeit. Über die Evolution des Erkennens,* Hamburg, 1986.

Demmerling, Christoph/Landweer, Hilge, *Philosophie der Gefühle. Von Achtung bis Zorn,* Weimar/Stuttgart, 2007.

Demos, John N., *Getting Started with Neurofeedback,* London, 2005.

Deneke, Friedrich-Wilhelm, *Physische Struktur und Gehirn. Die Gestaltung subjektiver Wirklichkeiten,* Stuttgart, 2001.

Dengel, Sascha N., *Burnout-Syndrom – Krise oder Chance? ... oder wie ein Betroffener das Erschöpfungssyndrom erklärt,* Norderstedt, 2008.

Dennett, Daniel C., *Freedom Evolves,* New York, 2003.

Dennett, Daniel C., *Süße Träume. Die Erforschung des Bewusstseins und der Schlaf der Philosophie,* Frankfurt, 2007.

Desmouliere, A./Gabbiani G., *Modulation of Fibroblastic Cytoskeletal Features During Pathological Situations: The Role of Extracellular Matrix ans Cytokines,* Cell Motility and the Cytoskeleton, 29: 1994, 195–203.

Doidge, Norman, *The Brain that Changes itself. Stories of Personal Triumph from the Frontiers of Brain Science,* London, 2007.

Doidge, Norman, *Neustart im Gehirn. Wie sich unser Gehirn selbst repariert,* Frankfurt am Main, 2008.

Dossey, Larry, *Recovering the Soul. A Scientific and Spiritual Search,* New York, 1989.

Dueck, Gunter, *Wild Duck. Empirische Philosophie der Mensch-Computer-Vernetzung,* Heidelberg/Berlin, 2000.

Dürckheim, Karlfried Graf, *Erlebnis und Wandlung. Grundfragen der Selbstfindung,* Bern/München, 1992.

Ebe, Mitsuru/Homma, Isako, *Leitfaden für die EEG-Praxis. Ein Bildkompendium,* München, 2002.

Ebeling, Werner/Feistl, Rainer, *Chaos und Kosmos. Prinzipien der Evolution,* Heidelberg, 1994.

Eccles, John C., *Wie das Selbst sein Gehirn steuert,* Berlin/Heidelberg, 1994.

Eibl-Eibesfeldt, Irenäus, *Die Biologie des menschlichen Verhaltens. Grundriss der Humanethologie,* München, 1995.

Elmadfa, I./Leitzmann, C., *Ernährung des Menschen,* Stuttgart, 1988.

Endert, Elke, *Über die emotionale Dimension sozialer Prozesse. Die Theorie der Affektlogik am Beispiel der Rechtsextremismus- und Nationalsozialismusforschung,* Konstanz, 2006.

Evans, James R., *Forensic Applications of QEEG and Neurotherapy,* New York, 2005.

Evans, James R., *Handbook of Neurofeedback. Dynamics and Clinical Applications,* New York, 2007.

Evans, James R./Abarbanel, Andrew, *Introduction to Quantitative EEG and Neurofeedback,* California, 1999.

Feinstein, David/Eden, Donna/Craig, Gary, *The Promise of Energy Psychology. Revolutionary Tools for Dramatic Personal Change,* New York/London, 2005.

Feldenkrais, Moshé, *Die Entdeckung des Selbstverständlichen,* Frankfurt am Main, 1985.

Feldenkrais, Moshé, *Das starke Selbst. Anleitung zur Spontaneität,* Frankfurt am Main, 1989.

Feldenkrais, Moshé, *Abenteuer im Dschungel des Gehirns. Der Fall Doris,* Frankfurt am Main, 1977.

Fichtner, Ullrich, *Ernährungsweisheiten: Ratlose Ratgeber.* Spiegel Online vom 19. Oktober 2009

Figal, Günther/Heidegger, Martin, *Phänomenologie der Freiheit,* Weinheim, 2000.

Fish, Richard, et al., *Strategien der Veränderung. Systemische Kurzzeittherapie,* Stuttgart, 1997.

Fitzek, Herbert/Salber, Wilhelm, *Gestaltpsychologie. Geschichte und Praxis,* Darmstadt, 1996.

Flatten, Guido, et al., *Posttraumatische Belastungsstörung. Leitlinie und Quellentext,* Leitlinien Psychomatische Medizin und Psychotherapie, Stuttgart, 2004.

Flor, Herta, *Psychologie des Schmerzes,* Bern, 1991.

Fosha, Diana/Siegel, Daniel J./Solomon, Marion F., *The Healing Power of Emotion, Affective Neuroscience, Development & Clinical Practice,* New York, 2009.

Frankl, Viktor E., *Was nicht in meinen Büchern steht: Lebenserinnerungen,* Berlin, 1995.

Franklin, Eric N., *Bewegung beginnt im Kopf. Locker, leicht, dynamisch mit der Franklin-Methode,* Freiburg, 2007.

Franklin, Eric N., *Befreite Körper. Das Handbuch zur imaginativen Bewegungspädagogik,* Freiburg, 1999.

Frasch, Albrecht, *Eine neue Dimension: Geist und Psyche. Psychologisch und psychotherapeutisch relevante Aspekte des Tibetischen Buddhismus,* Seeth-Ekholt, 1999.

Freudenberger, E./North, G., *Burnout bei Frauen,* Frankfurt am Main, 1999.

Freudenberger, Herbert J., „Staff Burn-Out", in: *Journal of Social Issues, Vol. 30,* 1974.

Frost, Robert, *Applied Kinesiology. A Training Manual and Reference Book of Basic Principles and Practices,* Berkeley, 2002.

Funfack, Wolf, *Metabolic Balance – Das Stoffwechselprogramm. Das Standardwerk zur individuellen Stoffwechselumstellung,* München, 2010.

Gardner, Martin, *The New Ambidextrous Universe. Symmetry and Asymmetry from Mirror Reflections to Superstrings,* New York, 1969.

Gerber, Richard, *Vibrational Medicine. The #1 Handbook of Subtle-Energy Therapies,* Vermont, 2001.

Gershon, Michael D., *The Second Brain. A Groundbreaking New Understanding of Nervous Disorders of the Stomach and Intestine,* New York, 1998.

Gibson, James J., *Die Sinne und der Prozess der Wahrnehmung,* Bern, 1973.

Gibson, James J., *The Ecological Approach to Visual Perception,* New Jersey, 1979.

Gigerenzer, Gerd, *Bauchentscheidungen. Die Intelligenz des Unbewussten und die Macht der Intuition,* München, 2007.

Glas, Norbert, *Die Füße offenbaren menschlichen Willen,* Stuttgart, 1972.

Glasl, Friedrich, *Konfliktmanagement. Ein Handbuch für Führungskräfte und Berater,* Organisationsentwicklung in der Praxis, Band 2, Bern, 1990.

Globus, Gordon G./Pribram, Karl H./Vitello, Giuseppe (Hrsg.), *Brain and Being. At the Boundary Between Science, Philosophy, Language and Arts,* Philadelphia, 2004.

Göbel, Thomas, *Die Quellen der Kunst. Lebendige Sinne und Phantasie als Schlüssel zur Architektur,* Dornach/Schweiz, 1982.

Gödel, Kurt/Rodriguez-Consuegra, Francisco A. (Hrsg.), *Unpublished Philosophical Essays,* Boston, 1995.

Goldstein, Bruce E., *Cognitive Psychology (CogLab material). Connecting Mind, Research, and Everyday Experience,* Belmont, 2008.

Goodstein, David L./Goodstein, Judith R., *Feynmans verschollene Vorlesung. Die Bewegung der Planeten um die Sonne,* München, 1998.

Grawe, Klaus, *Neuropsychotherapie,* Göttingen, 2004.

Green, Elmer/Green, Alyce, *Biofeedback. Eine neue Möglichkeit zu heilen,* Freiburg, 1978.

Greenfield, Susan A., *Reiseführer Gehirn,* Heidelberg/Berlin, 2003.

Greenstein, George/Zajonc, Arthur G., *The Quantum Challenge. Modern Research on the Foundations of Quantum Mechanics,* Boston, 2005.

Groddeck Georg, *Das Buch vom Es – Psychoanalytische Briefe an eine Freundin,* München, 1978.

Günther, Gotthard, *Grundzüge einer neuen Theorie des Denkens in Hegels Logik*, Hamburg, 1978.

Günther, Gotthard, *Idee und Grundriß einer nicht-Aristotelischen Logik*, Hamburg, 1991.

Gut, Bernardo, *Die Verbindlichkeit frei gesetzter Intentionen. Entwürfe zu einer Philosophie über den Menschen*, Logoi. Philosophie, Geschichte, Literatur, Band 9, Stuttgart, 1990.

Habermann, Günther, *Stimme und Sprache. Eine Einführung in ihre Physiologie und Hygiene. Für Ärzte, Sänger, Pädagogen und andere Sprechberufe*, Stuttgart, 1986.

Hackl, Monica, *Time-Line – die neue Therapie. Zur Heilung von Traumata und körperlichen Beschwerden*, München, 2000.

Haley, Jay, *Die Psychotherapie Milton H. Ericksons*, Leben lernen, 36, Stuttgart, 2002.

Hameroff, Stuart/Penrose, Roger, »Orchestrated Reduction of Quantum Decoherence in Brain Micro Tubules. A Model for Consciousness«, in: *Mathematics and Computers in Simulation*. Vol. 40, Issues 3–4, 1996, 453–480.

Hameroff, Stuart, *The Neuron Doctrine is an Insult to Neurons*, Behavioral and Brain Sciences, 22(5): 1999, 838–839.

Hardtmuth, Thomas, *Denkfehler. Das Dilemma der Hirnforschung*, Heidenheim, 2006.

Hardtmuth, Thomas, *Das verborgene Ich. Aspekte zum Verständnis der Krebskrankheit*, Heidenheim, 2003.

Hartkemeyer, Martina/Harkemeyer, Johannes F./Dhority, Freeman L., *Miteinander denken. Das Geheimnis des Dialogs*, Stuttgart, 2010.

Hawking, Stephen/Penrose, Roger, *Raum und Zeit*, Hamburg, 1998.

Hayes, Steven C./Folette, Victoria M./Linehan, Marscha M. (Hrsg.), *Mindfullness and Acceptance. Expanding the Cognitive-Behaviorial Tradition*, New York, 2004.

Heath, Peter, *Allegory and Philosophy in Avicenna (Ibn sînâ)*, Philadelphia, 1992.

Heidegger, Martin, *Vom Ereignis.* Beiträge zur Philosphie, Band 65, Gesamtausgabe, Frankfurt am Main, 1989.

Heimer, Lennart et al., *Anatomy of Neuropsychiatry. The New Anatomy of the Basal Forebrain and its Implications for Neuropsychiatric Illness,* Amsterdam, 2007.

Heine, Hartmut (Hrsg.), *Matrixforschung in der Präventivmedizin. Einschließlich der adjuvanten Behandlung und Rehabilitation,* Stuttgart, 1989.

Hellige, Joseph B., *Hemispheric Asymmetry. What's Right and what's Left, Perspectives in Cognitive Neuroscience* [Stephen M. Kosslyn, Series Editor], London, 2001.

Hemmerich, Fritz Helmut, »Anthroposophische Medizin«, in: Ingrid Gerhard und Axel Feige (Hrsg.) *Geburtshilfe integrativ. Konventionelle und komplementäre Therapie,* München, 2005.

Hemmerich, Fritz Helmut, *Meditation Herzkraftfeld. Sprung in die Freiheit,* Augsburg, 2010.

Hemmerich, Fritz Helmut, »Das ärztliche Gespräch in der Krebsbehandlung«, in: Rolf Dorka et al., *Zum Erstaunen bin ich da. Forschungswege in Goetheanismus und Anthroposophie,* Dornach, 1998.

Hemmerich, Fritz Helmut, »Ist Empfängnisbereitschaft die wesentliche Voraussetzung menschlicher Sexualität?«, in: Thomas Göbel und Heinz Zimmermann: *Chiffren des 20. Jahrhunderts,* Stuttgart, 2000.

Hemmerich, Fritz Helmut, *In den Tod geboren. Ein Weg für Eltern und Helfer bei Fehlgeburt, Abbruch, Totgeburt,* Norderstedt, 2000.

Hemmerich, Fritz Helmut, *Anafonesis – Geführtes Tönen, Band 1: Basisübungen zur Entfaltung der impliziten Lebensenergie durch die menschliche Stimme,* Norderstedt, 2006.

Heraklit, *Fragmente griechisch und deutsch,* Mannheim, 2004.

Hildebrandt, Gunther et al., *Chronobiologie und Chronomedizin. Biologische Rhythmen, medizinische Konsequenzen,* Stuttgart, 1998.

Hill, Robert W./Castro, Eduardo, *Getting Rid of Ritalin. How Neurofeedback Can Succesfully Treat Attention Deficit Disorder without Drugs,* Charlottesville, 2002.

Ho, Mae-Wan, *The Biology of Free Will,* Journal of Conciousness Studies,
3: 1996, 231–244.

Hobson, J. Allan, *Schlaf. Gehirnaktivität im Ruhezustand,* Bibliothek von
Spektrum der Wissenschaft, Band 25, Heidelberg, 1990.

Hoerner, Wilhelm, *Zeit und Rhythmus. Die Ordnungsgesetze der Erde und des
Menschen,* Stuttgart, 1991.

Huron, David, *Sweet Anticipation. Music and the Psychology of Expectation,*
Massachusetts, 2007.

Husler, Frederick/Rodd-Marling, Yvonne, *Singen. Die physische Natur des
Stimmorganes – Anleitung zum Aufschließen der Singstimme,* Mainz, 1965.

Husserl, Edmund, *Philosophie als strenge Wissenschaft,*
Frankfurt am Main, 1965.

Hüther, Gerald, *Biologie der Angst. Wie aus Stress Gefühle werden,*
Göttingen, 1997.

Hüther, Gerald, *Bedienungsanleitung für ein menschliches Gehirn,*
Göttingen, 2001.

Hyman, Mark, *The UltraMind Solution,* New York, 2009.

Jacobs, Stefan/de Jorg, Anna, *EMDR und Biofeedback in der Behandlung von
posttraumatischen Belastungen. Ein neuropsychotherapeutisches Behandlungs-
programm,* Göttingen, 2007.

James, Tad/Woodsmall, Wyatt, *Time Line,* Paderborn, 2006.

Jaynes, Julian, *Der Ursprung des Bewusstseins durch den Zusammenbruch der
bikameralen Psyche,* Hamburg, 1988.

Joerden, Jan C., *Der Mensch und seine Behandlung in der Medizin. Bloß ein
Mittel zum Zweck?,* Berlin/Heidelberg, 1999.

Jung, C. G., *Synchronizität, Akausalität und Okkultismus,* München, 1990.

Kandel, Eric R., et al., *Neurowissenschaften. Eine Einführung,*
Heidelberg/Berlin, 1996.

Kaschka, Wolfgang P./Aschauer, Harald N. (Hrsg.), *Psychoimmunologie,*
Stuttgart, 1990.

Katsching, Heinz (Hrsg.), *Sozialer Stress und psychische Erkrankung.
Lebensverändernde Ereignisse als Ursache seelischer Störungen,* Fortschritte
der Spezialpsychiatrie, Band 5, München, 1980.

Katz, Lawrence C./Rubin, Manning, *Keep your Brain Alive. 83 Neurobic Exercices to Help Prevent Memory Loss and Increase Mental Fitness,* New York, 1999.

Kendall-Tackett, Kathleen (Hrsg.), *The Psychoneuroimmunology of Chronic Desease. Exploring the Links Between Inflammation, Stress, and Illness,* Washington, 2010.

Kesper, Gudrun/Hottinger, Cornelia, *Mototherapie bei Sensorischen Integrationsstörungen,* München, 2002.

Kiesling, Ulla/Klein, Jochen (Hrsg.), *Inge Flehmig – Sensorische Integration. Ein bewegendes Leben für eine sinn-volle Kindheit,* Dortmund, 2002.

Klünker, Wolf-Ulrich, *Selbsterkenntnis der Seele. Zur Anthropologie des Thomas von Aquin,* Beiträge zur Bewusstseinsgeschichte, Band 7, Stuttgart, 1990.

Koestler, Arthur, *Die Armut der Psychologie. Der Mensch als Opfer des Versuchs, irrationalem Verhalten mit rationalen Methoden beizukommen,* München, 1980.

Kolb, Bryan/Whishaw, Ian Q., *Neuropsychologie,* Heidelberg/Berlin, 1993.

Kradin, Richard, *The Placebo Response and the Power of Unconscious Healing,* New York, 2008.

Kramer, Ulrich, *Lebenserfolg – visionär organisiert. Management für mein Leben, meine Familie, meine Unternehmen, unsere Zukunft,* Münster, 2006.

Kringelbach, Morten L., *The Pleasure Center. Trust Your Animal Instincts,* Oxford, 2009.

Kröger, Christoph/Unckel, Christine (Hrsg.), *Borderline-Störung. Wie mir die dialektisch-behaviorale Therapie geholfen hat,* Göttingen, 2006.

Kuijsten, Marcel (Hrsg.), *Reflections on the Dawn of Conciousness. Julian Jaynes's Bicameral Mind Theory Revisited,* Henderson, 2006.

Kurthen, Martin, *Neurosemantik. Grundlagen einer Praxiologischen Kognitiven Neurowissenschaft,* Stuttgart, 1992.

Kurtz, Ron, *Körperzentrierte Psychotherapie. Die Hakomi Methode,* Essen, 1985.

Kurtz, Ron/Prestera, Hector, *Botschaften des Körpers. Bodyreading: ein illustrierter Leitfaden,* München, 2005.

LaBerge, Stephen, *Lucid Dreaming. A Concise Guide to Awakening in Your Dreams and in Your Life,* Boulder, 2009.

Lakoff, George/Johnson, Mark, *Leben in Methaphern. Konstruktion und Gebrauch von Sprachbildern,* Heidelberg, 2007.

Lambert, Kelly, *Lifting Depression. A Neuroscientist's Hands-on Approach to Activating Your Brain's Healing Power,* New York, 2008.

Larsen, Christian, *Füße in guten Händen. Spiraldynamik – programmierte Therapie für konkrete Resultate,* Stuttgart, 2003.

Larsen, Stephen, *The Healing Power of Neurofeedback. The Revolutionary LENS Technique for Restoring Optimal Brain Function,* Rochester, 2006.

Lassek, Heiko (Hrsg.), *Wissenschaft vom Lebendigen,* Berlin, 1999.

Lechtermann, Christina/Morsch, Carsten, *Kunst der Bewegung. Kinästhetische Wahrnehmung und Probehandeln in virtuellen Welten,* Publikationen zur Zeitschrift für Germanistik, Band 8, Bern, 2004.

LeDoux, Joseph, *Das Netz der Persönlichkeit. Wie unser Selbst entsteht,* Düsseldorf/Zürich, 2003.

Lee, Nam-In, *Edmund Husserls Phänomenologie der Instinkte,* Phaenomenologica 128, Dordrecht, 1993.

Lephart, Scott M./Fu, Freddie H. (Hrsg.), *Proprioception and Neuromuscular Control in Joint Stability,* Champaign, 2000.

Levine, Peter A./Frederick, Ann, *Trauma-Heilung. Das Erwachen des Tigers. Unsere Fähigkeit, traumatische Erfahrungen zu transformieren,* Essen, 1998.

Levine, Peter A./Kline, Maggie, *Verwundete Kinderseelen heilen. Wie Kinder und Jugendliche traumatische Erlebnisse überwinden können,* München, 2005.

Levitin, Daniel J., *This Is Your Brain on Music. The Science of a Human Obsession,* New York, 2006.

Lewin, Roger, *Making Waves. Irving Dardik and His Superwave Principles,* New York, 2005.

Libet, B., »Unconscious Cerebral Initiative and the Role of Conscious Will in Voluntary Action«, in: *Behavioral and Brain Sciences,* Cambridge, 1985.

Linehan, Marscha M., *Dialektisch-Behaviorale Therapie der Borderline-Persönlichkeitsstörung,* München, 1996.

Lipton, Bruce H./Bhaerman, Steve, *Spontane Evolution. Wege zum neuen Menschen,* Burgrain, 2009.

Lipton, Bruce H., *The Biology of Belief. Unleashing the Power of Consciousness, Matter and Miracles,* Santa Rosa, 2005.

Lisanby, Sara H. (Hrsg.), *Brain Stimulation in Psychiatric Treatment,* Preview of Psychiatry, Volume 23. No. 1, Arlington, 2004.

Lievegoed, Bernard, *Der Mensch an der Schwelle. Biographische Krisen und Entwicklungmöglichkeiten,* Stuttgart, 1986.

Lloyd, David/Rossi, Ernest (Hrsg.), *Ultradian Rhythms from Molecules to Mind. A New Vision of Life,* New York, 2008.

López Curbelo Marisela, *Manual práctico del entrenamiento en biofeedback. Para el tratamiento de la fobia a viajar en avión: guía para el terapeuta,* Serie Psicología 1, Universidad de La Laguna, 1998.

Loye, David, *Gehirn, Geist und Vision. Das Potential unseres Bewusstseins die Zukunft vorauszusehen und zu gestalten,* Basel, 1986.

Lubar, Joel F. (Hrsg.), *Quantitative Electroencephalographic Analysis (QEEG) Database for Neurology. Description, Validation and Application,* New York, 2003.

Malmivuo, J./Plonsey R., *Bioelectromagnetism. Principles and Applications of Bioelectric and Biomagnetic Fields,* Oxford, 1995.

Marleau-Ponty, Maurice, *Phänomenologie der Wahrnehmung,* Phänomenologisch-Psychologische Forschung, Band 7, Berlin, 1966.

Marlock, Gustl/Weiss, Halko (Hrsg.), *Handbuch der Körperpsychotherapie,* Stuttgart, 2006.

Martens, Karin (Hrsg.), *Kindliche Kommunikation. Theoretische Perspektiven, empirische Analysen, methodologische Grundlagen,* Frankfurt am Main, 1979.

Maslach, Christina/Jackson, Susan E., »The Measurement of Experienced Burnout«, in: *Journal of Organizational Behaviour, Vol.2–2,* 1981, 99–113.

Matthiesen, Stephan/Rosenzweig, Rainer (Hrsg.), *Von Sinnen. Traum und Trance, Rausch und Rage aus der Sicht der Hirnforschung,* Paderborn, 2007.

Maturana, Humberto R., *Was ist erkennen?,* München, 1996.

Maturana, Humberto R./Varela, Francisco J., *Der Baum der Erkenntnis. Die biologischen Wurzeln des menschlichen Erkennens,* Bern/München, 1987.

McEwen, B.S., *Stress, Adaptation, and Disease: Allostasis and Allostatic Load*, Ann NY Acad Sci 840: 1998, 33–44.

McMahon, Carol F., *Where Medicine Fails*, New York, 1986.

Medina, John, *Brain Rules. 12 Principles for Surviving and Thriving at Work, Home, and School*, Seattle, 2008.

Meier, R., et al., *Ritalin, eine neuartige synthetische Verbindung mit spezifischer zentralerregender Wirkungskomponente*, Journal of Molecular Medicine 10.1007/BF01466968, Heidelberg, 2005, 445–450.

Meletis, Chris, et al., *Adrenal Fatigue. Enhancing Quality of Life for Patients with a Functional Disorder*, Alternative and Complementary Therapies, 8(5): Oktober 2002, 267–272.

Metzinger, Thomas, *Bewusstsein. Beiträge aus der Gegenwartsphilosophie*, Paderborn, 1995.

Middendorf, Ilse, *Der Erfahrbare Atem in seiner Substanz*, Paderborn, 2000.

Miller, Alice, *Die Revolte des Körpers*, Frankfurt am Main, 2004.

Mitra, Partha P./Bokil, Hemant, *Observed Brain Dynamics*, Oxford, 2008.

Moody, Raymond/Perry, Paul, *Das Licht von Drüben. Neue Fragen und Antworten*, Hamburg, 2004.

Müller, Berndt/Reinhardt, J., *Neural Networks. An Introduction*, Berlin/Heidelberg, 1990.

Murgatroyd, Chris, et al., *Dynamic DNA Mythylation Programs Persistent Adverse Effects of Early Life Stress*, Nature Neuroscience, November 2009.

Neher, A., *Auditory Driving Observed with Scalp Electrodes in Normal Subjects*, Journal of Electroencephalography and Clinical Neurophysiology, Vol. 13, 1961, 449–451.

Neumann, Erich, *Ursprungsgeschichte des Bewusstseins*, Düsseldorf/Zürich, 2004.

Neumann, Karl E. (Hrsg.), *Buddha. Die Reden Gotamo Buddhos*, München, 1928.

Nietzsche, Friedrich, *Menschliches, allzu Menschliches*, Teddington, 2006.

Noble, Elizabeth, *Primäre Bindung. Über den Einfluss pränataler Erfahrungen*, Frankfurt am Main, 1996.

Noe, Alva/Thompson, Evan, *Vision and Mind. Selected Readings in the Philosophy of Perception,* Massachusetts, 2002.

Nørretranders, Tor, *The User Illusion,* New York, 1991.

Nørretranders, Tor, *Spüre die Welt. Die Wissenschaft des Bewusstseins,* Hamburg, 2000.

Obrist, Willy, *Die Natur. Quelle von Ethik und Sinn. Tiefenpsychologie und heutige Naturkenntnis,* Zürich, 1999.

Ornstein, Robert, *The Right Mind. Making Sense of the Hemispheres,* Orlando, 1997.

Ornstein, Robert, *Evolution of Consciousness. The Origin of the Way We Think,* New York, 1991.

Oschman, James L., *Energy Medicine. The Scientific Basis,* Edinburgh, 2000.

Oschman, James L., *Energy Medicine in Therapeutics and Human Performance,* Amsterdam, 2003.

Oschman, James L., *Energiemedizin. Konzepte und ihre wissenschaftliche Basis,* München, 2006.

Ouspenski, P. D., *Tertium Organum – Der dritte Kanon des Denkens. Ein Schlüssel zu den Rätseln der Welt,* Bern, 1988.

Panossian, A./Wikman, G., »Adaptogens Exert a Stress-Protective Effect by Modulation of Expression of Molecular Chaperones«, in: *Phytomedicine,* Amsterdam, 2009.

Pascual-Leone, Alvaro, et al. (Hrsg.), *Handbook of Transcranial Magnetic Stimulation,* London, 2002.

Patel, Aniruddh D., *Music, Language and the Brain,* Oxford, 2008.

Pauen, Michael/Roth, Gerhard (Hrsg.), *Neurowissenschaften und Philosophie,* München, 2001.

Peat, David F., *Infinite Potencial. The Life and Times of David Bohm,* USA/Canada, 1997.

Peat, F. David, *Synchronizität. Die verborgene Ordnung,* Bern/München, 1991.

Penrose, Roger, *Das Große, das Kleine und der menschliche Geist,* Heidelberg/Berlin, 1998.

Penrose, Roger, *Schatten des Geistes. Wege zu einer neuen Physik des Bewusstseins,* Heidelberg, 1995.

Perelson, Alan S. (Hrsg.), *Theorical Immunology. Studies in the Science of Complexity,* Vol. 2, Redwood City, 1988.

Persinger, Michael A., *Neuropsychological Bases of God Beliefs,* New York, 1987.

Pert, Candace, *Molecules Of Emotion. The Science Behind Mind-Body Medicine,* Scribner, 1999.

Petsche, Hellmuth, *Musik. Gehirn. Spiel,* Beiträge zum vierten Herbert von Karajan-Symposium, Basel, 1989.

Pinel, John P. J., *Biopsychologie,* Heidelberg/Berlin, 2001.

Pines, A., »Characteristics of Staff Burnout in Mental Health Settings«, in: *Psychiatric Services,* Arlington, 1978.

Pink, Daniel H., *A Whole New Mind. Why Right-Brainers will Rule out the Future,* New York, 2006.

Pischinger, A., »Über das vegetative Grundsystem«, in: *Physik Med Rehab,* Uetzen, 1969.

Pöppel, Ernst, *Der Rahmen. Ein Blick des Gehirns auf unser Ich,* München, 2006.

Porter, Michael E./Olmsted Teisberg, Elizabeth, *Redefining Health Care. Creating Value-Based Competition on Results,* Boston, 2006.

Portig, Gustav, *Das Weltgesetz des kleinsten Kraftaufwandes in den Reichen der Natur, in der Mathematik, Physik und Chemie,* Band 1, Stuttgart, 1903.

Portig, Gustav, *Das Weltgesetz des kleinsten Kraftaufwandes in den Reichen der Natur, in der Astronomie und Biologie,* Band 2, Stuttgart, 1904.

Prigogine, Ilya, *Die Gesetze des Chaos,* Frankfurt, 1998.

Prior, Manfred, *MiniMax-Interventionen. 15 minimale Interventionen mit maximaler Wirkung,* Heidelberg, 2007.

Ramachandran, Vilayanur S., *Eine kurze Reise durch Geist und Gehirn,* Hamburg, 2006.

Ramachandran, Vilaynur S./Blackslee, Sandra, *Die blinde Frau, die sehen kann. Rätselhafte Phänomene unseres Bewusstseins,* Hamburg, 2001.

Riedl, Rupert, *Biologie der Erkenntnis. Die stammesgeschichtlichen Grundlagen der Vernunft,* München, 1988.

Riedl, Rupert, *Strukturen der Komplexität. Eine Morphologie des Erkennens und Erklärens,* Berlin, 2000.

Rief, Winfried/Birbaumer, Niels (Hrsg.), *Biofeedback-Therapie. Grundlagen, Indikation und praktisches Vorgehen,* Stuttgart, 2000.

Riemann, Fritz, *Grundformen helfender Partnerschaft. Ausgewählte Aufsätze,* Stuttgart, 2004.

Rilke, Rainer Maria, *Archaischer Torso Apollos,* Asnières sur Seine, 2001.

Rivkees, Scott A., *Developing Circadian Rhythmicity in Infants,* PEDIATRICS Vol. 112, No. 2, 2003, 373–381.

Rizolatti, Giacomo/Sinigaglia, Corrado, *Empathie und Spiegelneurone. Die biologische Basis des Mitgefühls,* Frankfurt am Main, 2008.

Robbins, Jim, *A Symphony in the Brain. The Evolution of the New Brain Wave Biofeedback,* New York, 2000.

Rohen, Johannes W., *Funktionelle Neuroanatomie. Lehrbuch und Atlas,* Stuttgart, 2001.

Rompelman, O., »Rhythms and Analysis Techniques«, in: J. Strackee und N. Westerhof (Hrsg.), *The Physics of Heart and Circulation,* Institute of Physics Publishing, Bristol, 1993.

Rosenzweig, Mark R., et al., *Biological Psychology. An Introduction to Behavorial and Cognitive Neuroscience,* Sunderland, 2005.

Rossi, Ernest Lawrence (Hrsg.), *Vom Wesen der Hypnose. Gesammelte Schriften von Milton H. Erickson.* Band 1, Heidelberg, 1995.

Rossi, Ernest Lawrence, *Dream Consciousness. The Quantum Experience of Self-Reflection and Co-Creation,* Arizona, 2000.

Rossi, Ernest Lawrence, *The Psychobiology of Mind-Body Healing. New Concepts of Therapeutic Hypnosis,* New York , 1993.

Rossi, Ernest Lawrence/Nimmons, David, *20 Minuten Pause. Wie sie seelischen und körperlichen Zusammenbruch verhindern können,* Paderborn, 1993.

Roth, George, *The Matrix Repatterning Program for Pain Relief. Self-treatment for Musculoskeletal Pain,* Oakland, 2005.

Roth, Gerhard, *Aus Sicht des Gehirns,* Frankfurt am Main, 2003.

Roth, Gerhard, *Fühlen, Denken, Handeln. Wie das Gehirn unser Verhalten steuert,* Frankfurt am Main, 2001.

Roth, Gerhard/Grün, Klaus-Jürgen (Hrsg.), *Das Gehirn und seine Freiheit. Beiträge zur neurowissenschaftlichen Grundlegung der Philosophie,* Göttingen, 2006.

Rothgänger, Hartmut, *Bioakustik des Menschen. Eine Gesamtdarstellung der nonverbalen und verbalen Kommunikation,* Bielefeld, 1999.

Rothschild, Babette, *Der Körper erinnert sich. Die Psychophysiologie des Traumas und der Traumabehandlung,* Essen, 2002.

Rothschild, Babette/Rand, Marjorie, *Help for the Helper. Self-Care Strategies for Managing Burnout and Stress. The Psychophysiology of Compassion Fatigue and Vicarious Trauma,* New York, 2006.

Rowan, A. James/Tolunsky, Eugene, *Primer of EEG. With a Mini-Atlas,* Philadelphia, 2003.

Sachse, Ulrich, *Traumazentrierte Psychotherapie. Theorie, Klinik und Praxis,* Stuttgart, 2004.

Safranski, Rüdiger, *Wieviel Wahrheit braucht der Mensch? Über das Denkbare und das Lebbare,* Frankfurt, 2008.

Sánchez Aneas, Asela, *El valor de la inteligencia emocional. Ser emocionalmente inteligente para hallar la felicidad y mejorar la calidad de vida,* Jaén, 2009.

Schaaf, Helmut, *Gleichgewicht und Schwindel der Seele. Ratschlag für Betroffene von Schwindelkrankheiten,* München, 2004.

Schaefer, Hans, *Vom Nutzen des Salutogenese-Konzepts.* [Mit Beiträgen von Heide Berndt und Johannes G. Gostomzyk], Münster, 2002.

Schandry, Rainer, *Lehrbuch Psychophysiologie. Körperliche Indikatoren psychischen Geschehens,* Weinheim, 1998.

Schandry, Rainer, *Biologische Psychologie. Ein Lehrbuch,* Berlin, 2003.

Schaufeli, Wilmar/Ensmann, Dirk, *The Burnout Companion to Study and Practice: A Critical Analysis,* Oxford, 1998.

Schedlowski, Manfred/Tewes, Uwe (Hrsg.), *Psychoneuroimmunologie,* Heidelberg/Berlin, 1996.

Schettgen, Peter, *Heilen statt Hauen! Aikido-Erweiterungen in Therapie und beruflicher Bildungsarbeit,* Augsburg, 2002.

Schiller, Friedrich, *Über die aesthetische Erziehung des Menschen. In einer Reihe von Briefen,* Stuttgart, 2004.

Schmid, Alfred, *Traktat über das Licht,* Bonn, 1957.

Schmidt, Robert F., et al., *Grundriss der Sinnesphysiologie,* Berlin/Heidelberg, 1985.

Schmitz, Hermann, *Leib und Gefühl. Material zu einer philosophischen Therapeutik,* Innovative Psychotherapie und Humanwissenschaften, Band 48, Paderborn, 1989.

Schulkin, J., *Rethinking homeostasis. Allostatic Regulation in Physiology and Pathophysiology,* London, 2003.

Schulte, Günter, *Neuromythen. Das Gehirn als Mind Machine und Versteck des Geistes,* Frankfurt am Main, 2000.

Schwartz, Jeffrey M./Begley, Sharon, *The Mind & The Brain. Neuroplasticity and the Power of Mental Force,* New York, 2003.

Schwartz, Mark S./Andrasik, Frank (Hrsg.), *Biofeedback. A Practitioner's Guide,* New York, 2003.

Schnalke, Thomas/Wiesemann, Claudia (Hrsg.), *Die Grenzen des Anderen,* Sozialwissenschaftliches Forum, Band 28, Köln, 1998.

Seifert, Jan, *Ereigniskorrelierte EEG-Aktivität,* Lengerich, 2005.

Selg, Peter, *Mysterium Cordis von der Mysterienstätte des Menschenherzens. Studien zur sakramentalen Physiologie des Herzorganes,* Dornach, 2003.

Sheldrake, Rupert, et al., *Denken am Rande des Undenkbaren. Über Ordnung und Chaos, Physik und Metaphysik, Ego und Weltseele,* München, 1993.

Siefer, Werner/Weber, Christian, *Ich. Wie wir uns selbst erfinden,* Frankfurt am Main, 2006.

Siegel, Daniel J., *The Mindful Brain. Reflection and Attunement in the Cultivation of Well-Being,* New York, 2007.

Siegel, Daniel J., *Das achtsame Gehirn,* New York, 2007.

Siegel, Daniel J., *Mindsights, The New Science of Personal Transformation,* New York, 2010.

Singer, Wolf, *Der Beobachter im Gehirn. Essays zur Hirnforschung,* Frankfurt am Main, 2002.

Sloterdijk, Peter, *Zur Welt kommen – Zur Sprache kommen. Frankfurter Vorlesungen,* Frankfurt am Main, 2004.

Soentgen, Jens, *Die verdeckte Wirklichkeit. Einführung in die Neue Phänomenologie von Hermann Schmitz,* Bonn, 1998.

Sonnenschmidt, Rosina/Knauss, Harald, *Die Sinne verfeinern. Vom verantwortlichen Umgang mit erweiterten Wahrnehmungen,* Freiburg, 2002.

Souci, S. W./Fachmann, W. et al. (Hrsg.), *Die Zusammensetzung der Lebensmittel. Nährwert-Tabellen,* London, 1994.

Spitzer, Manfred, *Musik im Kopf. Hören, Musizieren, Verstehen und Erleben im neuronalen Netzwerk,* Stuttgart, 2004.

Spitzer, Manfred, *Selbstbestimmen. Gehirnforschung und die Frage: Was sollen wir tun?,* München, 2004.

Spitzer, Manfred, *Neue Geschichte vom Gehirn*, Frankfurt am Main, 2006.

Springer, Sally P./Deutsch, George, *Left Brain – Right Brain. Perspectives from Cognitive Neuroscience,* New York, 1998.

Starkmuth, Jörg, *Die Entstehung der Realität. Wie das Bewusstsein die Welt erschafft,* Bonn, 2009.

Steiner, Rudolf/Schad W. (Hrsg.), *Dokumentarischer Anhang. Teil 2,* Stuttgart, 1992.

Steiner, Rudolf, *Anthroposophie. Ein Fragment,* Dornach, 2009.

Steiner, Rudolf, *Wahrheit und Wissenschaft. Vorspiel einer Philosophie der Freiheit,* Dornach, 1989.

Sterling, P./Eyer J., »Allostasis: A New Paradigm to Explain Arousal Pathology«, in: S. Fisher and J. Reason (Hrsg.), *Handbook of Life Stress, Cognition and Health,* New York, 1988.

Sterling, P., »Principles of Allostasis: Optimal Design, Predictive Regulation, Pathophysiology, and Rational Therapeutics«, in: J. Schulkin (Hrsg.), *Allostasis, Homeostasis, and the Costs of Physiological Adaptation,* Cambridge, 2004.

Stern, Daniel N., *Der Gegenwartsmoment. Veränderungsprozesse in Psychoanalyse, Psychotherapie und Alltag,* Frankfurt am Main, 2005.

Sternberg, Ester M., *The Balance Within. The Science Connecting Health and Emotions,* New York, 2001.

Stevens, John O., *Die Kunst der Wahrnehmung. Übungen der Gestalttherapie,* Utah, 2002.

Stevenson, Ian, *Reinkarnation – Der Mensch im Wandel von Tod und Wiedergeburt. 20 überzeugende wissenschaftlich bewiesene Fälle,* Braunschweig, 2003.

Stone, Hal/Stone, Sidra L., *Embracing Our Selves. The Voice Dialogue Manual,* Novato, 1989.

Storch, Maja, *Mein Ich-Gewicht. Wie das Unbewusste hilft, das richtige Gewicht zu finden,* München, 2007.

Storr, Anthony, *Music and the Mind,* New York, 1992.

Straile, Karl Friedrich, *Paradigmenwechsel in der Gehirnforschung,* Berlin, 2009.

Straub, Rainer H., *Lehrbuch der klinischen Pathophysiologie komplexer chronischer Erkrankungen,* Band 1 und 2, Psycho-Neuro-Endokrino-Immunologie, Göttingen, 2006.

Straub, Rainer H., *Vernetztes Denken in der biomedizinischen Forschung.* Psycho-Neuro-Endokrino-Immunologie, Göttingen, 2006.

Striebel, H. W., *Therapie chronischer Schmerzen. Ein praktischer Leitfaden,* Stuttgart, 1992.

Sturma, Dieter (Hrsg.), *Philosophie und Neurowissenschaften,* Frankfurt am Main, 2006.

Tarshis, Gerome, *Claude Bernard. Phase of Experimental Medicine,* New York, 1968.

Taylor, Eldon, *Wellness. Just a State of Mind,* Big Bear City, 1992.

Taylor, Eldon, *Mind Programming. From Persuasion and Brainwashing to Self-Help and Practical Metaphysics,* Carlsbad, 2009.

Tiller, William A./Dibble, Walter E., Jr./Kohane, Michael J., *Conscious Acts of Creation. The Emergence of a New Physics,* Walnut Creek, 2001.

Tinius, Tim (Hrsg.), *New Developments in Blood Flow Hemoencephalography,* New York, 2004.

Tomatis, Alfred, *Der Klang des Lebens,* Hamburg, 2003.

Toomin, Herschel/Carmin, Jeffrey, »Hemencephalography. Photon-based Blood Flow Neurofeedback«, in: Thomas H. Budzynski et al., *Introduction to Quantitative EEG and Neurofeedback. Advanced Theory and Applications,* London, 2009.

Trimble, Michael R., *The Soul In The Brain. The Cerebral Basis of Language, Art and Belief,* Maryland, 2007.

Vaitl, Dieter/Petermann, Franz (Hrsg.), *Entspannungsverfahren. Das Praxishandbuch,* Basel, 2004.

van den Tweel, Jan G., et al., *Immunologie. Das menschliche Abwehrsystem,* Heidelberg, 1999.

van der Kolk, Bessel A., et al., *Traumatic Stress. Grundlagen und Behandlungsansätze.* Theorie, Praxis und Forschung zu posttraumatischem Stress sowie Traumatherapie, Innovative Psychotherapie und Humanwissenschaft. Band 62, Paderborn, 2000.

Varela, Francisco J./Thompson, Evan, *Der Mittlere Weg der Erkenntnis. Die Beziehung von Ich und Welt in der Kognitionswissenschaft – der Brückenschlag zwischen Theorie und menschlicher Erfahrung,* München, 1992.

Vasanta, Roy J., *Gehirn-Training mit EEG-Neurofeedback. Mit angewandten Neurowissenschaften bewusster leben, klarer denken, die Lebensenergie steigern, Ziele erreichen und Körper, Geist und Seele harmonisieren,* Heilbronn, 2007.

von Eschenbach, Wolfram, *Parzival,* Frankfurt, 1994.

von Foerster, Heinz, *Sicht und Einsicht. Versuche zu einer operativen Erkenntnistheorie,* Heidelberg, 1999.

von Foerster, Heinz, *Der Anfang von Himmel und Erde hat keinen Namen. Eine Selbsterschaffung in 7 Tagen,* Horn, 1999.

von Foerster, Heinz/Schmidt, Siegfried J. (Hrsg.), *Wissen und Gewissen. Versuch einer Brücke,* Frankfurt am Main, 1993.

von Foerster, Heinz/von Glasersfeld, Ernst, *Wie wir uns erfinden. Eine Autobiographie des radikalen Konstruktivismus,* Kempten, 1999.

von Franz, Marie-Louise, *Psyche und Materie,* Einsiedeln, 2003.

von Uexküll, Thure/Wesiak W., *Theorie der Humanmedizin,* München, 1998.

von Weizsäcker, C. F., *Die Tragweite der Wissenschaft,* Stuttgart, 1990.

von Weizsäcker, Viktor, *Der Gestaltkreis. Theorie der Einheit von Wahrnehmen und Bewegen,* Stuttgart, 1996.

Wallace, Alan P., *Contemplative Science. Where Buddhism and Neuroscience Converge,* Chichester, 2007.

Walsh, Vincent/Pascual-Leone, Alvaro, *Transcranial Magnetic Stimulation. A Neurochronometrics of Mind,* Massachusetts, 2003.

Watzlawick, Paul, et al., *Lösungen. Zur Theorie und Praxis menschlichen Wandels,* Bern, 2001.

Watzlawick, Paul/Nardone, Giorgo (Hrsg.), *Kurzzeittherapie und Wirklichkeit,* München, 1999.

Werner, E. E./Smith R. S., *Vulnerable, But Invincible: A Longitudinal Study of Resilient Children and Youth,* New York, 1982.

Werner, Petra, *Otto Warburg. Von der Zellphysiologie zur Krebsforschung,* Berlin, 1988.

Werth, Reinhard, *Hirnwelten. Berichte vom Rande des Bewusstseins,* München, 1998.

Williams, Linda Verlee, *Teaching for the Two-sided Mind. A Guide to Right/Left Brain Education,* New York, 1983.

Wilson, Lawrence, *The Manual of Sauna Therapy,* Wilson Consultants, Inc., 2003.

Wilson, Frank R., *Die Hand – Geniestreich der Evolution. Ihr Einfluss auf Gehirn, Sprache und Kultur des Menschen,* Stuttgart, 2000.

Winfree, Arthur T., *The Geometry of Biological Time,* Tucson, 2001.

Winfree, Arthur T., *Biologische Uhren. Zeitstrukturen des Lebendigen,* Bibliothek von Spektrum der Wissenschaft, Band 17, Heidelberg, 1988.

Winston, David/Maimes, Steven, *Adaptogenes. Herbs for Strength, Stamina and Stress Relief,* Rochester, 2007.

Wisser, Richard, *Kein Mensch ist Einerlei. Spektrum und Aspekte »kritisch-krisischer Anthropologie«,* Würzburg, 1997.

Wittgenstein, Ludwig, *Letzte Schriften über die Philosophie der Psychologie (1949-1951). Das Innere und das Äußere,* Frankfurt am Main, 1993.